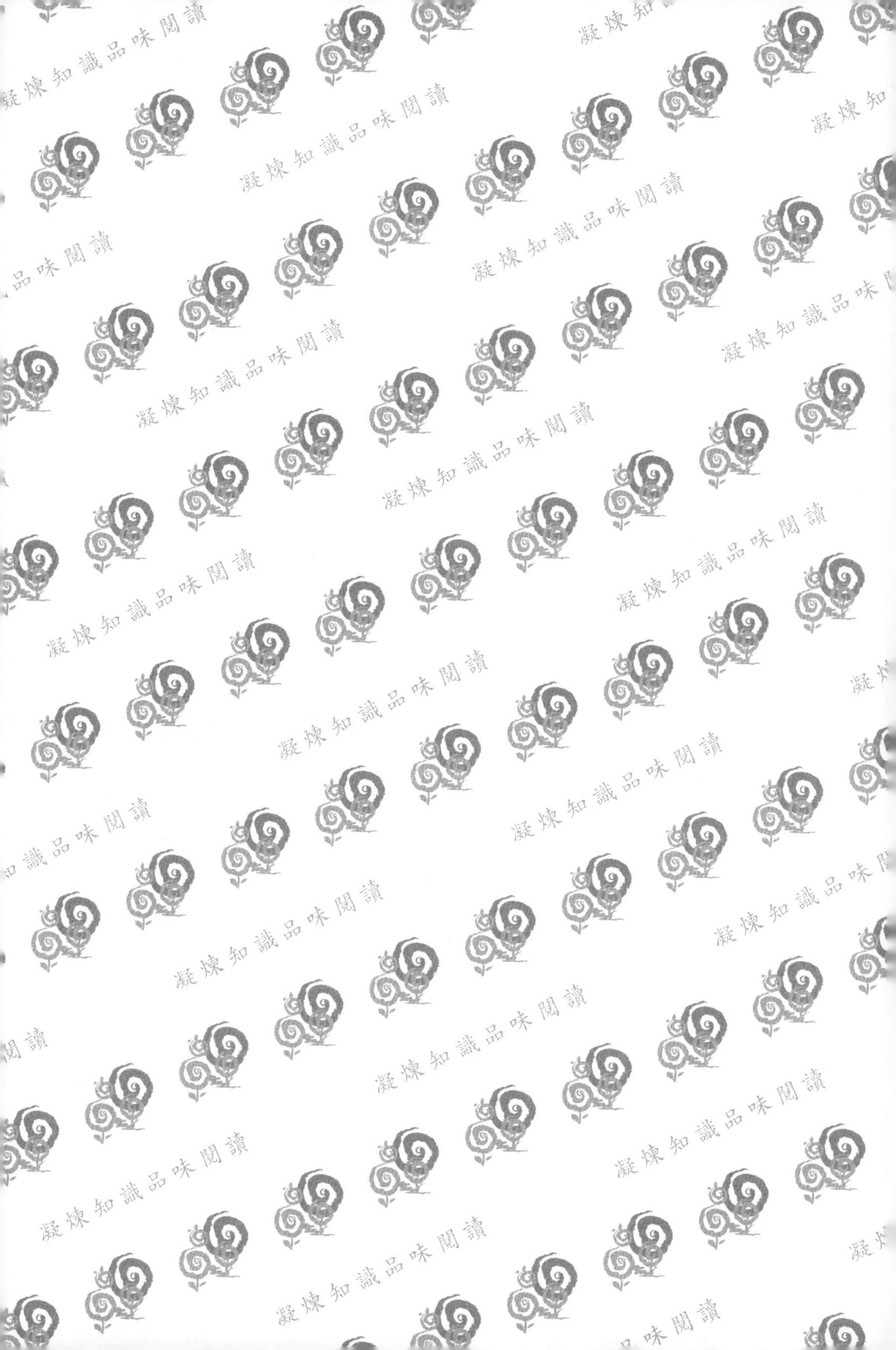
凝煉知識品味閱讀

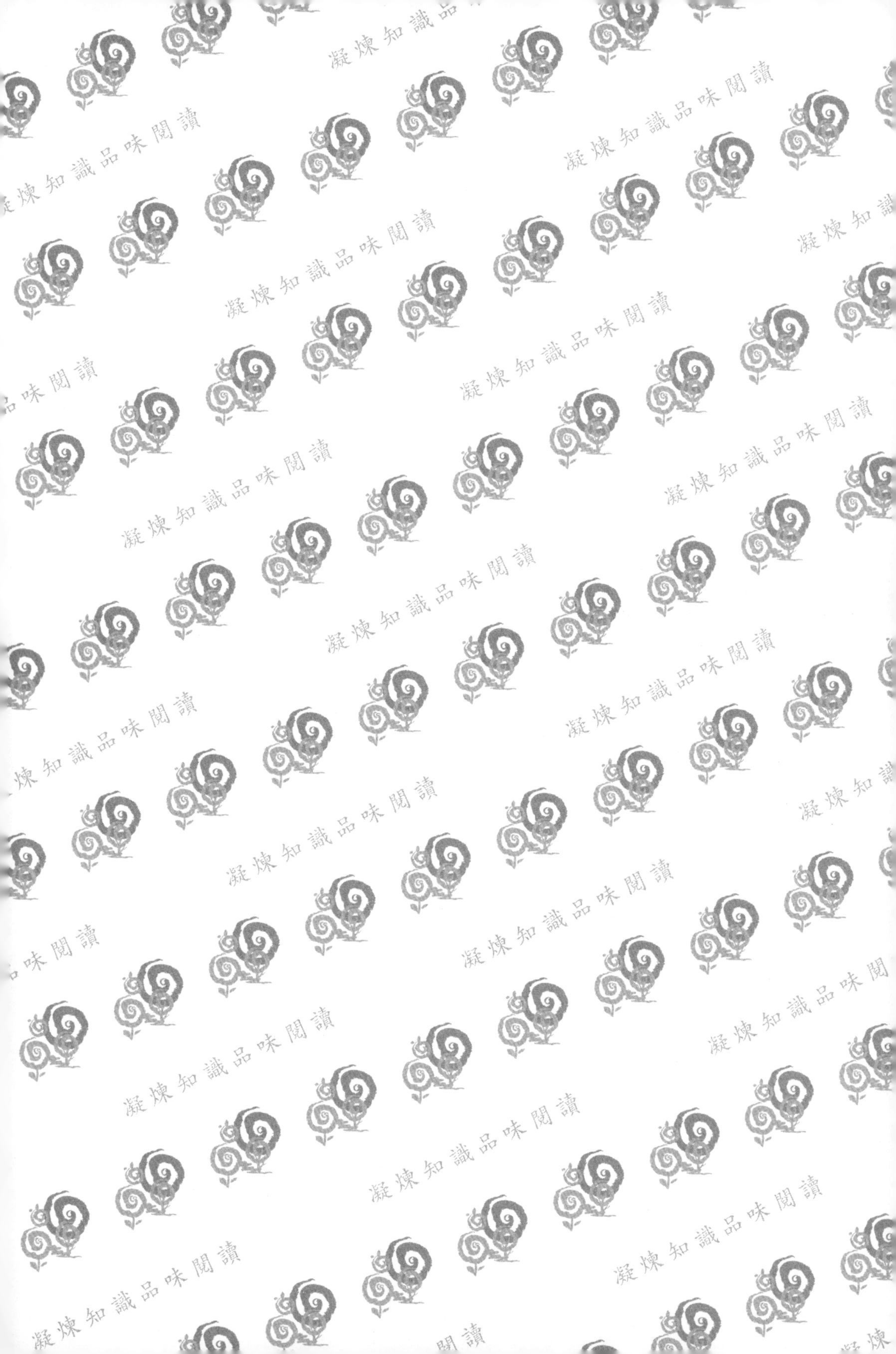
凝煉知識品味閱讀

圖解系列

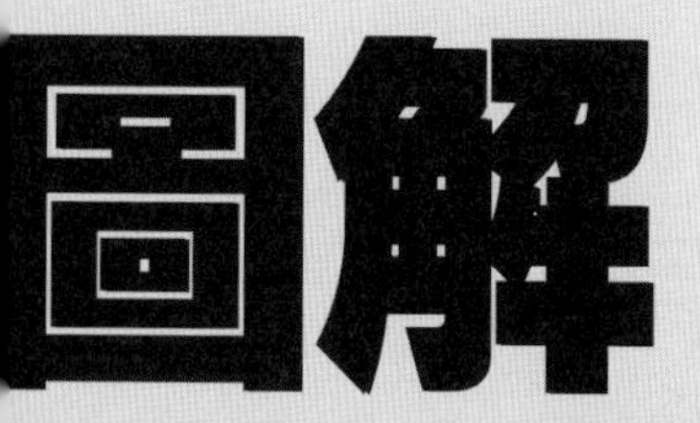

五南圖書出版公司 印行

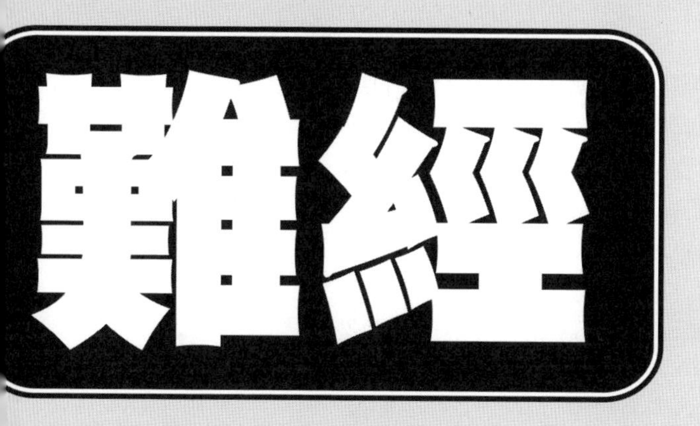

李家雄 / 著

閱讀文字

理解內容

圖解讓

難經

更簡單

觀看圖表

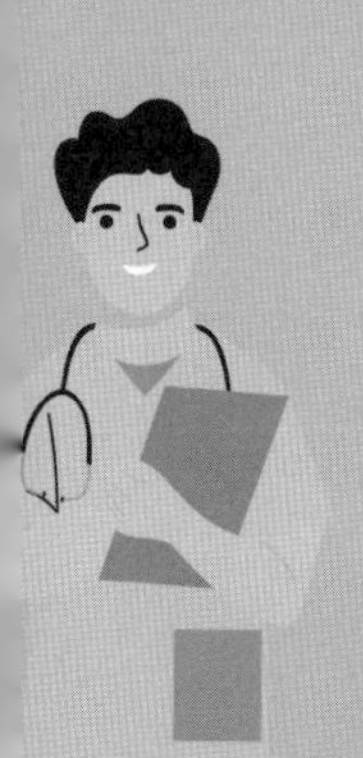

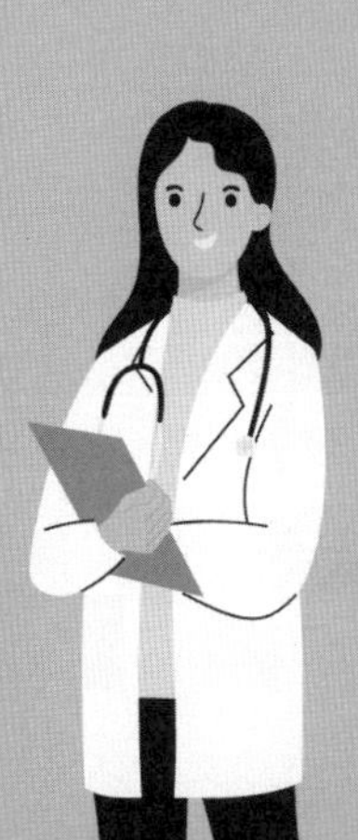

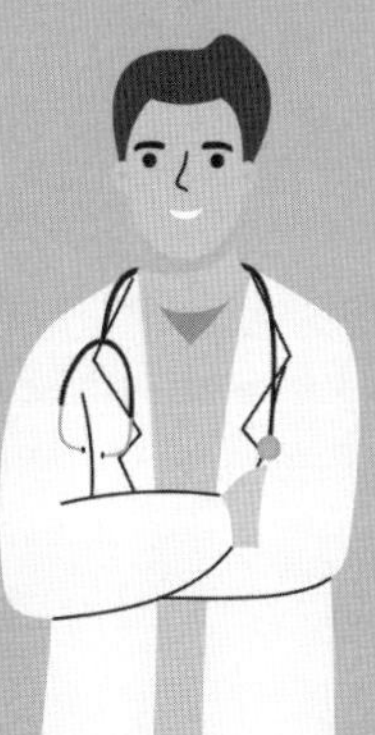

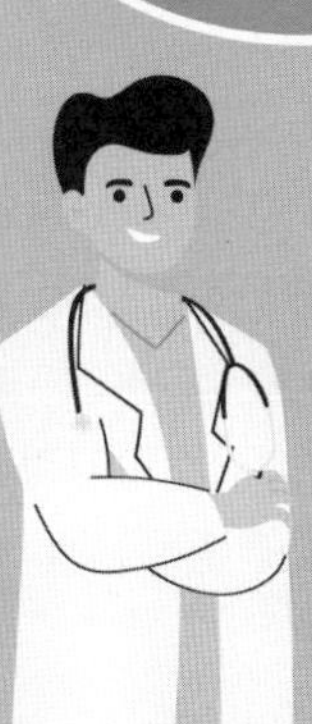

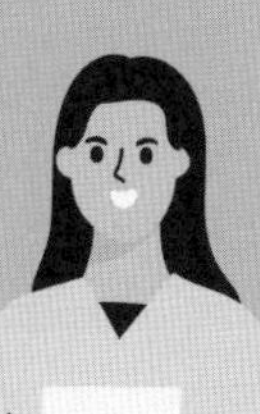

序

中國醫史四大經典之作：《內經》、《傷寒論》、《金匱要略》、《難經》，其中《內經》掛名黃帝，《難經》掛名秦越人，《傷寒論》與《金匱要略》是張仲景團隊與後代學者專家的成就。今，筆者編撰《圖解難經》即是分享、琢磨先代醫賢之心得，著墨完成。《難經》是我國古代中醫著作《黃帝八十一難經》簡稱，共三卷，其書名的含義，一以難字為「困難」——入門《內經》困難，二以難字為「問難」——精益求精，難易自在人心。《難「ㄋㄢˋ（nàn）」經》是闡發《內經》疑難和要旨的第一部書。

《難經》分八十一篇稱八十一難，以六大主題闡述中國醫學基礎理論，依序為：

1. 脈學：一至二十二難。
2. 經絡：二十三至二十九難。
3. 臟腑：三十至四十七難。
4. 疾病：四十八至六十一難。
5. 俞穴：六十二至六十八難。
6. 針法：六十九至八十一難。

《難經》基於《內經》基礎有所發展，開宗明義闡述「獨取寸口」脈診法，對經絡、臟腑、命門、三焦、腎間動氣、奇經八脈等的論述，影響後世中醫理論及臨床辨證極大，開啟傳統醫學診治之門鑰。

《史記．扁鵲倉公列傳》及《漢書．藝文志》均未記載本書，《傷寒雜病論》及《隋書．經籍志》雖提及此書，但未言及作者姓名，直至唐朝楊玄操《難經注》和《舊唐書．經籍志》才提出本書作者為戰國時秦越人（扁鵲）。從書的內容看，成書當在東漢以前，大約撰於西漢時期。學者根據明朝名臣劉伯溫《郁離子》一書中關於戰國時人言論的記載，推算《素問》、《難經》成於楚懷王以前。

《難經》全書字數約一萬二千字，雖年代久遠，惟用語美妙，推敲字裡行間的語意總有很多聯想，《難經》中，「謂」是叮嚀；《論語》中有78個「謂」字，14個「子謂」，是默而識之；《難經》「謂」字，是學而不倦。《難經》八十一難：「是病，非『謂』寸口脈」與「『謂』病自有虛實。」兩個『謂』字絕妙，日文「是非」是「一定」的意思，「是非」是「一定的」提綱挈領。

《難經》從一難到八十一難，無疑就是診疾治病的要領，一難診病「獨取寸口，決五藏六府死生吉凶」，獨「取」寸口，從橈動脈的跳動即知心臟與主動脈的生理狀態。八十一難治病「實實虛虛，損不足而益有餘」，臨床應用的要領，都是氣之來去；從一難到八十一難，抽絲剝繭，每一難逐一分而論之，深入瞭解，就可從八十一難回讀到一難，參而合之，漸入佳境。

前言

韓愈《雜説二 ・ 醫説》：「善醫者，不視人之瘠肥，察其脈之病否而已矣；善計天下者，不視天下之安危，察其紀綱之理亂而已矣。天下者，人也；安危者，肥瘠也；紀綱者，脈也。脈不病，雖瘠不害；脈病而肥者，死矣。通於此説者，其知所以為天下乎！夏、殷、周之衰也，諸侯作而戰伐日行矣。傳數十王而天下不傾者，紀綱存焉耳。秦之王天下也，無分勢於諸侯，聚兵而焚之，傳二世而天下傾者，紀綱亡焉耳。是故四支雖無故，不足恃也，脈而已矣；四海雖無事，不足矜也，紀綱而已矣。憂其所可恃，懼其所可矜，善醫善計者，謂之天扶與之。《易》曰：『視履考祥。』善醫善計者為之。」

長江陰柔似母似雙手，黃河陽剛如父如雙腳，父嚴母慈，剛柔並濟。長江是亞洲第一長河和世界第三長河，是世界上完全在一國境內的最長河流，全長 6300 公里，其流域覆蓋中國大陸五分之一陸地面積，養育了中國大陸三分之一的人口。長江經濟帶也是中國最大的經濟帶，如人之六手經脈。黃河是中國的第二長河，有如人之六足經脈。

《內經．經脈》有人迎與寸口的比較診，在《傷寒論》中人迎與寸口脈診從缺，仲景將實用的脈診表現在《傷寒論》條文 420.：「疾病至急，『倉卒尋按，要者難得』。」寸口脈的寸部、關部與尺部帶有「肌肉性」的觸動感覺，橈動脈屬分配型動脈，中膜含平滑肌較多，彈性纖維不多，又稱肌肉型動脈，透過血管收縮與擴張來調節血流量，屬於擁有較厚肌肉的血管，因此，「獨取寸口，決五藏六府死生吉凶」是取其方便又實用的情況。

生命資產負債表 (Statement of assets)

指甲床與指節角度大於 160° 甚至達到 190° 就是杵狀指，隨著角度增加肺臟與免疫問題加大。人體老化常見慢性肺臟阻塞與間質性肺炎，使得基本的肺呼吸功能變差，嚴重則會造成死亡，老化過程當中，指甲床與指節角度就會醜化。手指如新蔥如鮮蒜的人命好，是因這種人比較勤勞，就像松樹承受了風霜雨雪的磨練而更加蒼勁。因此一個人愈努力、愈勤奮、愈堅持，就有愈亮麗的人生。年長者多器官衰退老化，體弱虛寒、血虛寒凝、手腳冰冷、四肢末梢如乾蔥、老蒜，因為長久膽固醇累積在血管壁，下肢動脈逐漸狹窄，末梢血液循環不良，指甲床與指節角度會醜化，尤其是大拇指指甲，幾乎等同生命資產負債表，是五臟六腑累積的債務，多在手大拇指指甲與腳大拇趾趾甲透露訊息。

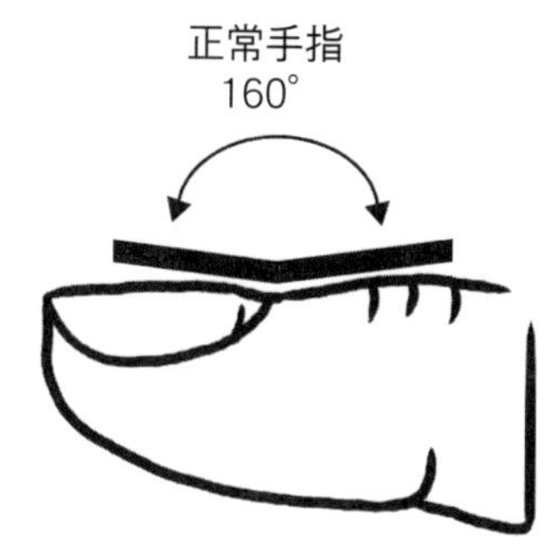

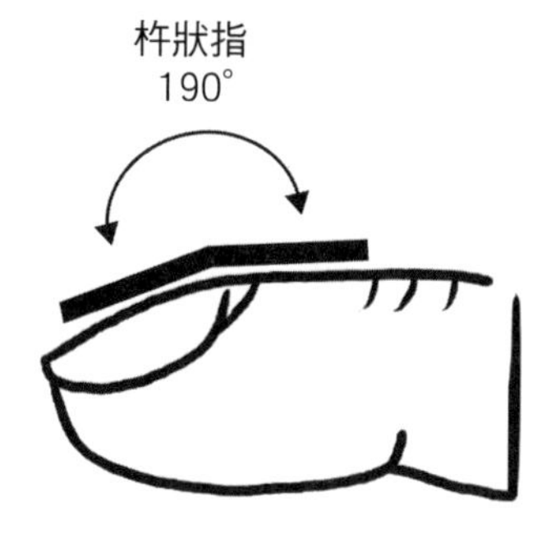

手腳大拇指（趾）

1. 半月瓣：血液活動、心臟功能。
2. 指甲角度：氣血運作、肺臟功能。
3. 指甲色澤：生命活力、營養狀況。
4. 周圍肉質：生活態度與品質、活動情形。

手大拇指為肺經脈終止部反應氣魄與行為

手大拇指	狀態	氣魄與行為解說
半月瓣	小或沒有	多心臟結構有問題，上肢活動量不足
指甲色澤	缺乏血色、蒼白、灰黑、紫黯	胸腔血液循環不良，體內營養失調、運動量及活動量都不足
周圍肉質	枯澀、肉刺多、灰黯、黑紫	消化吸收問題多，飲食習慣不良
指甲角度	大於 160 度至 190 度	多肺臟結構有問題，因空氣汙染、運動不足致長期肺泡細胞運作不良

腳大拇趾為肝脾經脈起始部反應魂、意智與思考

腳大拇趾	狀態	魂（潛意識）、意智（意識）與思考解說
半月瓣	小或沒有	多肝臟結構有問題，下肢活動量不足
趾甲色澤	缺乏血色、蒼白、灰黑、紫黯	腹腔血液循環不良，體內營養不良、運動活動量不足
周圍肉質	枯澀、肉刺多、灰黯、黑紫	排泄問題多，飲食習慣不良
趾甲角度	大於 160 度至 190 度	多脾臟與造血功能有問題，因空氣汙染、運動不足致長期肺泡運作不良

除了飲酒、吸菸之外，暴飲暴食及偏食也是現代人的通病，只是輕重程度不同而已。主要的原因就是忙碌、壓力，抗壓力不良，造成肝膽胃功能失調，呼吸功能隨之下降，需要充分的休閒活動與持恆運動，均勻食飲、和諧呼吸是生活習慣的重點。

CONTENTS 目錄

第三章　臟腑：三十至四十七難

第四章　疾病：四十八至六十一難

CONTENTS 目錄

導讀

第一難牽繫著第八十一難，反覆閱讀經文，體悟異同處，融會貫通，通徹領會。

第一難（獨取到認識自己）連繫著第八十一難（掌握虛實到堅守醫者崗位），「獨取」是「特別的」生理狀態，讓學習者記憶《難經》的來龍去脈，臨床上靈活運用《難經》各難。《金匱要略》即延續十二難與八十一難之「實實虛虛」，用於臨床：「上工（良醫）治未病，見肝病，知肝傳脾，當先實脾，脾不受邪，即勿補之；肝病『補用酸，助用焦苦，益用甘味之藥調之，如此實脾』則肝自愈。此治肝補脾之要妙也。肝虛則用此法，肝實則不用之。虛虛實實，補不足，損有餘，正是實實虛虛之本義也。」

《難經》有重複兩次的經文，筆者反覆閱讀，確有柳暗花明又一村，讓人驚嘆連連之境。第七十八難：「不得氣，乃與男外女內；不得氣，是為十死不治。」重複「不得氣」兩次，前者是與男外之於衛氣，女內之於榮氣，是「得不得到生氣」的濃縮語；後者是細辨男女陰陽表裏後，「不得氣」者則為十死不治，是「不得不放棄」，可說是請病人另覓他醫之隱語。

第八十難：「所謂『有見如入』是左手見氣來至乃內針；針入見氣盡乃出針，是『有見如入，有見如出』。」第一次「有見如入」是左手見氣來至，右手乃內針。第二次「有見如入」放於「有見如出」之前，強調的是「針入」見氣盡乃「出針」。換言之，「有見如入」是「針入」，「有見如出」是「出針」，具體呈現是「見入針入」與「見出出針」，更容易理解臨床實用之道。韓愈（西元 768~824 年）《師說》之「師者，所以傳道、受業、解惑，……聞道從而師之，道之所存，師之所存。」《難經》之難與易不也明矣。

第七十三難：「當刺『井』者，以『滎』瀉之，補者不可以為瀉，瀉者不可以為補。」補瀉當刺井只瀉其滎，若當補井必補其合。第七十九難：「瀉手心主『俞』，是迎而奪之；補手心主『井』，是隨而濟之。」心病，虛者補手心主井，實者，瀉手心主俞。理論上，兩難看似矛盾，臨床上是互有關連的，彼此佐證醫理論點，互相輝映臨床效果，是權宜之計，是變通有道。

八十一難關鍵字句，作心象記憶，仔細閱讀經文，比較差異處，融會貫通，大益實力。背誦歌訣如下：

一難：一呼三定六，日夜萬三五，五十百刻，陽陰二五，五十手太，寸口五六。

二難：關尺內陰，關魚寸內。

三難：魚溢外關內格，尺覆內關外格。

四難：滑長浮陽，濇沉短陰。

五難：三肺六心九脾，十二肝骨腎。

六難：大小輕重，言行尺寸收放。

七難：少陽陽明太陽，太陰少陰厥陰；少陽太太少厥，三陽陰王。

八難：經脈生原，根本腎動。

九難：數府熱諸陽，遲藏寒諸陰。

十難：五邪剛柔一脈十。心急肝心微膽小。心大心心微小小。心緩脾心緩胃小。心澀肺心微大小。心沉腎心微膀小。

十一難：吸陰入，呼陽出，腎肝還。

十二難：腎肝絕內補心肺，心肺絕外補腎肝，實實虛虛醫殺之。

十三難：青弦急赤浮大散；黃緩大白浮濇短；黑沉濡滑，數急緩濇滑。

十四難：(1) 至再平，三離四奪，五死六絕。損一離再奪，三死四絕。(2) 一損皮二脈，三肌四筋五骨，上下骨死下上毛。(3) 損肺氣心榮。脾調適。肝緩腎益。(4) 一呼三病，前大頭目，前小胸短。四甚，洪大煩沉細腹，滑熱濇霧。五困，沉細夜浮大晝，不大小可；大小難。六死沉細夜浮大晝。一呼一損著床再呼一行屍。(5) 上有下無吐不死。上無下有困無害，有尺根元。

十五難：春弦夏鉤，秋毛冬石。厭聶榆平。益實竿病。急勁弓死。纍環琅平。益數雞病。曲居鉤死。藹蓋大平。不上下羽病。蕭索風毛死。上大兌雀喙平。啄連微曲病。解索彈死。脾平不見，雀啄水漏脾衰。

十六難：(1) 肝潔青怒。臍左牢痛。肢滿閉、癃溲便難筋。(2) 心赤乾笑（喜笑~忘我）臍上牢痛。煩心痛，掌中熱而口宛（微笑~苦笑）。(3) 脾黃噫思味。臍牢痛。腹脹食不，體重節，怠惰嗜，肢不收。(4) 肺白嚏悲愁哭。臍右牢痛。喘咳灑寒熱。(5) 腎黑恐欠。臍下牢痛。逆氣少急，洩下重，脛寒逆。

十七難：(1) 閉肝強急長，反肺浮短濇死。(2) 目渴心下牢，脈緊實數反沉濡微死。(3) 吐血衄衃脈沉細，反浮大牢死。(4) 譫妄熱脈洪大，反厥逆沉細微死。(5) 大腹洩脈微細濇，反緊大滑死。

十八難：三部四經 (1) 手太明金，足少太水，金水下。(2) 足厥少木，手太少火，木火上。(3) 手主少火，足太明土，火生土。(4) 三寸關尺，九浮中沉。(5) 上天胸頭，中人膈臍，下地臍足。(6) 沉滯久積聚，右脅積肺結，結積甚微。右脅積氣肺不見，右手脈沉伏。(7) 外痼疾，結脈時一止無常。伏脈行筋下。浮脈肉上行。(8) 脈結伏內無積聚，脈浮結外無痼疾；積聚脈不結伏，痼疾脈不浮結，脈不應病，病不應脈死病。

十九難：男寅木陽，女申金陰。男關上女下，男尺弱女盛。男女不足內，女男過四，病脈左左右右。

二十難：伏匿陰陽乘伏。居陰見陽乘陰，沉濇短陽伏陰。居陽見陰乘陽，浮滑長陰伏陽。重陽狂陰癲；脱陽鬼陰盲。

二十一難：形病脈不生反者死。形病脈不息不脈。

二十二難：一脈二，是動氣所生血。邪氣動血所生。氣呴血濡。氣留不行先，血壅不濡後。

二十三難：手三陽頭五三零。陰胸三點五二一。足三頭八四八。三陰胸六點五三九。足蹻目七點五一五。督任四點五一六二。

二十四難：足少骨齒枯髮戊，足太脈唇肉滿甲，足厥筋縮卵舌庚，手太皮毛津液丙，手少脈血面黧壬。三陰目眩瞑志，六陽陰陽汗氣。

二十五難：十二五六一，經心主別；焦表裡有名無。

二十六難：十二十五三，絡陽陰蹻脾。

二十七難：奇八陽陰維蹻，衝督任帶，絡脈滿經不拘。

二十八難：督下脊風腦，任中毛腹關咽，衝氣明臍胸，帶季迴身，陽蹻跟外池，陰蹻內咽衝，陽維會陰維交。八不環十二不拘，邪腫熱砭。

二十九難：陽維寒熱陰心。陰蹻陽緩急，陽蹻陰緩急。衝逆氣裡急。督脊強厥。任內苦結男七女瘕。帶腹滿腰溶水。

三十難：穀胃五六，清榮濁衛，榮中衛外，營五十隨。

三十一難：三水穀道氣始，上心下鬲胃上，內不出膻中，中胃中不上下，腐熟穀臍旁，下膀上清濁，出不內導臍下，焦氣街。

三十二難：心血肺氣，血榮氣衛；營周外心肺上。

三十三難：肝非純木。乙角庚柔，陰陽夫婦，釋陽吸陰。樂金行陰，肝得水沉。肺非純金。辛商丙柔，釋陰婚火。樂火行陽。肺得水浮。肺熟沉辛庚，肝熟浮乙甲。

三十四難：肝青燥酸呼泣，心赤焦苦言汗，脾黃香甘歌涎，肺白腥辛哭涕，腎黑腐鹹呻唾，五七肝魂肺魄心神，脾意智腎精志。

三十五難：心榮肺衛上；大小腸陰下。府陽清淨。大小胃膀不淨，小受盛，大傳道，膽淨胃穀膀津。小心大肺，膽肝胃脾膀腎。小赤大白，膽青胃黃，膀黑下治。

三十六難：藏一腎兩，左腎右命，命神精舍原繫；男藏女繫胞。

三十七難：五九肝目黑白。心舌五味脾口穀味。肺鼻香臭。腎耳五音。五不九不；六不留癰。邪六陽不邪五陰。陰太陽格，陽太陰關，陰陽盛關格死。氣獨五不營六，陰五陽六，內藏府外腠理。

三十八難：藏五府六三，原別諸氣，名無形少。

三十九難：六藏腎兩左腎右命。命舍男藏女繫；命腎通六。五藏一府三，不五府五。

四十難：肝色心臭，脾味肺聲腎液。鼻肺香臭，耳腎聞聲。肺西金巳，巳南火舌心臭，鼻香臭。腎北水申，西金肺聲，耳聞聲。

四十一難：肝東木春，生幼無親，太陰近太陽不遠，猶兩心兩葉木葉。

四十二難：胃大一五徑五長二六，水穀三五，二斗水一五。小大二點半，徑點八少半，長三二零，受二四，水六點三合大半。迴大四徑一點半，長二一零，一斗水七點半。廣大八徑二點半，長二八，受九點四二五。腸胃五八點四，受水穀八七點七二五。肝四四，左三右四七魂。心十二，七孔三毛汁點三神。脾重二三，廣三長五，膏半零血五意。肺三三，六兩八魄。腎兩重一一志。膽肝短葉間，三點三汁點三。胃二二，長二六，大一五，徑五，二斗水一五升。小二十四，長三二，廣二點半，徑點八少半，左迴疊十六曲，盛二四，水六點三合大半。大二十二，長二一，廣四，徑一，右十六，一斗水七點半。膀九點二，縱九，溺九點九。口二點半，唇齒點九，齒厭三點半，大點五。舌十，長七廣二點半。咽十，廣二點半，長一六。喉十二，廣二，長一二九節。肛十二，大八，徑二點大半，長二八，受九三點四二五（點是寸、兩、合）。

四十三難：胃二斗，水一五，日再圊，一行二零半日五，七三五盡七日死。

四十四難：七衝唇飛齒戶會厭吸，胃賁太倉下口幽，大小腸闌下極魄。

四十五難：府太藏季，筋泉髓絕，血鬲骨杼，脈淵氣乳。熱內八會。

四十六難：少血肌氣榮衛，晝精夜不寤。老衰不滑澀，晝不精夜不寐。

四十七難：頭諸陽會。諸陰至頸胸還，諸陽上頭面耐寒。

四十八難：三虛實脈病診 1. 脈濡虛牢實。2. 病出虛入實，言虛不實，緩虛急實。3. 診濡虛牢實，癢虛痛實；外痛快外實虛，內痛快內實虛。

四十九難：1. 五正 (1) 憂心，(2) 寒肺，(3) 怒肝，(4) 倦脾，(5) 濕腎。2. 五邪 (1) 風，(2) 暑，(3) 倦，(4) 寒，(5) 濕。3. 心病 (1) 心風赤，肝色青心赤脾黃，肺白腎黑，肝心邪赤，身熱脅滿痛，浮大而弦。(2) 心暑惡臭，心臭焦，脾香肝臊，腎腐肺腥，心病暑惡臭，身熱煩心痛，浮大而散。(3) 心食倦，脾味甘，虛不食實欲食。肝酸肺辛，腎鹹心苦，脾邪心喜苦，身熱體重臥，肢不收，浮大而緩。(4) 心寒譫妄，肺聲哭，肝呼心言，脾歌腎呻，肺心譫妄，身熱灑灑惡寒喘咳，浮大而澀。(5) 心濕喜汗出，腎液自唾，肝泣心汗，脾涎肺涕，腎邪心汗不止，身熱小腹痛，脛寒逆，沉濡大。

五十難：病五邪虛實賊微正 1. 五邪 (1) 後虛，(2) 前實，(3) 不勝賊，(4) 所勝微，(5) 自正。2. 心病 (1) 風虛，(2) 暑正，(3) 食倦實，(4) 寒微，(5) 濕賊。

五十一難：病寒人府陽。溫不人藏陰，閉戶處，惡人聲。

五十二難：藏止不移不離處。府上下行居無常。

五十三難：七傳勝。間藏子。心傳肺肝脾腎心，一藏不再七傳死。間藏生，心傳脾肺腎肝心，子母傳竟復始生。

五十四難：藏難傳勝。府易傳子。七傳間藏同。

五十五難：積陰氣沉伏，氣積積五藏，始常處痛不離，上下終始左右窮。聚陽氣浮動，氣聚聚六府，始無根痛無常無止。

五十六難：1. 肝肥左脅覆頭足。久咳逆瘧不已，肺肝脾季肝肺，肺不留積，肥季戊己。2. 心伏臍上臂心下。久煩心，腎心肺秋王，腎不留積，伏秋庚辛。3. 脾痞胃覆大如盤。久肢不收，發疸食不肌膚，肝脾腎冬脾肝，肝不留積，痞冬壬癸。4. 肺息右脅覆大杯。久灑淅寒熱喘咳發肺壅，心肺肝春肺心，心不留積，息春甲乙。5. 腎賁少腹心下豚。久喘逆骨痿少氣，脾腎心夏腎脾，脾不留積，賁夏丙丁。

五十七難：泄五 1. 胃飲黃。2. 脾脹注嘔。3. 大食大腸。4. 小溲少。5. 大裡數莖。

五十八難：1. 傷寒有五 (1) 中風陽浮滑陰濡弱。(2) 濕溫陽浮弱陰小急。(3) 傷寒陰陽盛緊濇。(4) 熱病陰陽浮，浮滑沉散濇。(5) 溫病脈隨經。2. 傷寒汗 (1) 陽虛陰盛汗愈下死。(2) 陽盛陰虛，汗死下愈。3. 寒熱病 (1) 皮不近席毛焦，鼻槁不汗。(2) 肌皮痛唇舌槁無汗。(3) 骨無所安，汗不休齒本槁痛。

五十九難：狂少臥不饑，自高辨倨，妄笑好歌行不休。癲意不樂，僵仆直視脈三盛。

六十難：手三陽風寒伏厥頭痛，腦真頭痛。五藏干厥心痛甚心，手足青真心痛。真心痛旦夕夕旦死。

六十一難：望知神，聞知聖，問知工，切知巧。望五色病。聞五音病。問欲味病所起在。脈寸口虛實病藏府。外知聖內知神。

六十二難：藏井滎五府六，府陽焦行諸陽置俞原，府六三焦共氣。

六十三難：十變五藏六府滎合，井始東方春，物始生蚑行喘，蜎飛蠕，生物春生，歲數始春，日數始甲，井為始。

六十四難：十變陰井木陽金；陰滎火陽水；陰俞土陽木；陰經金陽火；陰合水陽土。陰陽剛柔。陰井乙木，陽井庚金，陽井庚，庚乙剛，陰井乙，乙庚柔，乙木陰井木，庚金陽井金，餘倣此。

六十五難：出井東春萬物始生，入合北冬陽氣入藏。

六十六難：十原肺淵心陵，肝衝脾白，腎溪少陰兑，膽丘胃衝，三陽膀京，大合小腕。十二俞原五俞三行止。三俞原臍下腎動，十二根原。三原別，通三（宗營衛）歷五六，原三止輒原，五六病原。

六十七難：陰行陽募陰，陽行陰俞陽。

六十八難：五六井滎俞經合 (1) 出井心下。(2) 流滎身熱。(3) 注俞體節。(4) 行經喘熱。(5) 入合逆泄。

六十九難：虛補母實瀉子，先補後瀉。不虛實經取，正經自病不中邪「母子取經」。

七十難：春夏陽上，氣上淺取；秋冬陽下，氣下深取。春夏溫一陰，初針沉腎肝，得引持之陰；秋冬寒一陽，初針淺浮心肺部，得推內之陽。

七十一難：針陽臥針刺；刺陰左攝針俞處，氣散（右）內針，刺榮無衛，刺衛無榮。

七十二難：隨逆順取迎隨。內外表裏隨陰陽，調氣陰陽。

七十三難：井肌薄氣少，井木滎火火木子，刺井滎瀉，補不瀉瀉不補。

七十四難：春井肝夏滎心，季夏俞脾，秋經肺冬合腎。肝心脾肺腎繫春夏秋冬，五藏病輒五色，肝病色青臊臭，喜酸呼泣。病眾多針妙秋毫。

七十五難：東實西虛，瀉南補北。金木水火土。東木西金，木實金平；火實水準；土實木平；金實火平；水實土平。東肝肝實，西肺肺虛，瀉南方火，補北方水。南火木子；北水木母。水勝火，子母實，母子虛，瀉火補水，金不平木。不治虛何問餘。

七十六難：補衛取氣；瀉榮置氣。陽不足陰餘，補陽瀉陰；陰不足陽餘，補陰瀉陽。

七十七難：上工治未，肝病傳脾先實脾。中工肝病治肝治已病。

七十八難：補瀉非必呼吸出內針。知針信左，不知針信右，刺時左壓針俞處，彈努爪下，氣來動脈狀，順針刺得氣推內補；動伸瀉。不得氣男外（衛）女內（榮）；不得氣十死不治。

七十九難：迎奪瀉子，隨濟補母。心病瀉心主俞迎奪；補心主井隨濟。氣來實牢得，濡虛為失，若得若失。

八十難：有見如入，左見氣來內針；針入見氣盡出針，有見如入，有見如出。

八十一難：是病非寸口，病有虛實。肝實肺虛，肝木肺金，金木更相平，金平木。肺實肝虛，微少氣，針不補肝重實肺，實實虛虛，損不足益餘，中工害。

第一章

脈學：一至二十二難

1-1 一難：寸口決死生(源自《內經．五十營》)

1-2 二難：脈有尺寸

1-3 三難：脈太過不及，陰陽相乘，覆溢關格

1-4 四難：脈有陰陽之法(參考二十難)

1-5 五難：脈有輕重

1-6 六難：脈有陰盛陽虛，陽盛陰虛

1-7 七難：王脈

1-8 八難：寸口脈平而死

1-9 九難：別知藏府之病

1-10 十難：一脈十變

1-11 十一難：一藏無氣者，腎氣先盡

1-12 十二難：實實虛虛，損不足益有餘(參考八十一難)

1-13 十三難：色脈相勝與相生

1-14 十四難：脈有損至(參考二十一難)

1-15 十五難：四時脈弦鉤毛石

1-16 十六難：五藏脈之內外證與病證

1-17 十七難：切脈知死生存亡

1-18 十八難：三部九候與積聚痼疾

1-19 十九難：男脈與女脈

1-20 二十難：脈有伏匿(參考四難、五十九難)

1-21 二十一難：形病與脈病(參考十四難)

1-22 二十二難：是動與所生病

1-1 一難：寸口決死生(源自《內經・五十營》)

十二經皆有動脈，獨取寸口，以決五藏六府死生吉凶之法，何謂也？

1.寸口者，脈之大會，手太陰之脈動。

2.人一呼脈行三寸，一吸脈行三寸，呼吸定息，脈行六寸。人一日一夜，凡一萬三千五百息，脈行五十度周於身。漏水下百刻(古人以銅壺刻紋漏水以計時，定百刻為一晝夜)，榮衛行陽二十五度，行陰亦二十五度，為一周也，故五十度復會於手太陰。

3.寸口者，五藏六府之所終始，故法取於寸口也。

《內經》脈診多以寸口脈為主，危急存亡取寸口脈，最為精準，可快速決五臟六腑死生吉凶。

1.只取獨一無二的寸口決死生。

2.獨取太淵穴區知吉凶。

寸口脈(太淵穴區)主要分布的是橈動脈：

1.橈動脈穿梭於橈骨、舟狀骨與大菱形骨、第一掌骨之間。

2.太淵穴區尺側為橈側屈腕肌腱，橈側為拇長展肌腱。

3.太淵穴區有前臂外側皮神經，與橈神經淺支。

4.橈動脈從列缺穴(腕後一寸五分)、經渠穴(腕後一寸)下行，經太淵穴(腕關節橫紋外側)深處，走向鼻煙窩(又稱鼻煙壺，為陽溪穴位置，於手背外側部的淺凹，亦即虎口上凹陷處，當大拇指充分外展時更明顯)；橈動脈掌淺支於太淵穴內緣，沿橈側腕屈肌腱鞘外緣入掌。橈動脈及其掌淺支都有小的伴行靜脈。

診脈時，患者將手腕放置在診墊上，醫生多會調整其手腕的角度，即調整尺側、橈側屈腕肌腱與橈側拇長展肌腱，讓手腕放在最佳的診脈位置，從初持脈第一下脈動開始到結束，都要用心琢磨。《傷寒論》條文420.：「疾病至急，倉卒尋按，要者難得，故重集『諸可』與『不可』方治，比之三陰三陽篇中。」診斷治療，都要分而論之以確診無誤，參而合之以確保療效，更避免發生如十二難之憾：「如此死者，醫殺之耳。」

《內經・離合真邪論》：「邪入於經脈，寒則血凝泣，暑則氣淖澤，虛邪因而入客，亦如經水之得風也，經之動脈，其至亦時隴起，其行於脈中循循然，其至寸口中手，時大時小，大則邪至，小則平，其行無常處，在陰與陽，不可為度，從而察之，三部九候，卒然逢之。」

小博士解說

《內經・平人氣象論》：「脈盛滑堅者，曰病在外。脈小實而堅者，病在內。脈小弱以濇，謂之久病。脈滑浮而疾者，謂之新病。」

《傷寒論》：「脈病人不病，名曰行尸。以無王氣，卒眩仆，不識人者，短命則死。人病脈不病，名曰內虛。以無穀神，雖困無害。」

診脈有八個主要動脈部位(頸橈顏肱、股膝脛足)：

1.頸動脈(人迎穴) 2.橈動脈(太淵穴)
3.顏面動脈(聽宮穴) 4.肱動脈(青靈穴)
5.股動脈(五里穴) 6.膝窩動脈(陰谷穴)
7.脛骨後動脈(太溪穴) 8.足背動脈(衝陽穴)

十二經脈皆有動脈對應

手經脈	對應之動脈與穴道	足經脈	對應之動脈與穴道
手太陰	鎖骨下動脈：中府、雲門 腋窩動脈：天府、俠白 橈動脈：太淵	足太陰	股動脈：箕門 髂動脈：衝門
手陽明	第一背側掌動脈：合谷 橈動脈背側腕枝：陽溪 顏面動脈的外鼻枝：迎香	足陽明	足背動脈：衝陽 顏面動脈：大迎 頸動脈：人迎 髂動脈：氣衝
手少陰	腋窩動脈：極泉、青靈 尺動脈：神門	足少陰	腓後動脈：太溪 膕動脈：陰谷
手太陽	頸內動脈：天窗	足太陽	膕動脈：委中
手厥陰	掌弓動脈：勞宮	足厥陰	足背動脈：太衝 股動脈：五里、陰廉
手少陽	顳淺動脈：和髎、耳門	足少陽	顏面動脈：瞳子髎、上關、聽會 足背動脈：丘墟

《難經》與《內經》之寸口論比較

出典	醫理說明
《難經》一難	寸口者，脈之大會，手太陰之脈動
《難經》四十五難	脈會太淵
《內經・五臟別論》	胃者，水穀之海，六府之大源，五味入口，藏於胃以養五藏氣，變見於氣口
《內經・玉版》	行奇恆之法，自太陰始
《內經・經脈別論》	肺朝百脈，輸精於皮毛，氣口成寸，以決死生

＋ 知識補充站

心臟送出血液，經大動脈、中動脈、小動脈，流到全身微血管，又經小靜脈、中靜脈和大靜脈，返回心臟。血液如此循行，速度很快，體內循環一圈只需二十秒鐘，人體血液一小時內，循環全身一百八十圈，一年一百五十七萬六千八百(1,576,800)餘圈，人活八十歲，血液體內循環一億兩千六百一十四萬四千(126,144,000)餘圈。常人呼吸，平均每分鐘十五次，一天二十四小時，大約二萬一千六百次(21,600)。

1-2 二難：脈有尺寸

脈有尺寸，何謂也？

1.尺寸者，脈之大要會。

2.從關至尺是尺內，陰之所治也；從關至魚際是寸內，陽之所治也。

3.故分寸為尺，分尺為寸，故陰得尺內一寸，陽得寸內九分，尺寸終始一寸九分，故曰尺寸也。

《內經‧脈要精微論》：「夫脈者，血之府也，渾渾革至如湧泉，病進而色弊，綿綿其去如弦絕，死。」寸口脈，分寸、關、尺三部位：

(一)脈位：脈動位置(寸脈與尺脈、關脈居其中)

1.寸部診察胸喉中事，即胸腔與上肢及頭面，指太淵到魚際，包括太淵到魚際的血絡(魚際診)，細察有無「外」離之脈。

2.尺部診察少腹腰腹膝脛足中事：即腹腔及下肢，指經渠穴到列缺穴。包括經渠到尺澤的血絡(尺膚診)，比較寸部與尺部，嚴重者為病本，次者為標。

(二)脈象：脈動的形象(滑濇大小浮沉)

1.滑脈滑溜清楚，血管滑動有力結實，陰氣有餘，多汗身寒。

2.濇脈若有若無，血管滑動無力浮動，陽氣有餘，身熱無汗。

3.脈若滑若濇，陰陽有餘，無汗而寒。

4.脈粗大者，陰不足，陽有餘，為熱中。

5.脈沉細數，少陰厥。脈沉細數散者，寒熱。

6.脈浮而數，眩仆。脈浮不躁，在陽為熱，有燥在手。

7.脈細而沉，在陰為骨痛，有靜在足。

8.脈數動一代，病在陽，洩及便膿血。

(三)脈動：脈動觸碰到的剎那速度(疾徐快慢)

1.來疾去徐，上實下虛，為厥巔疾(頭痛、思考不清楚)；一摸到脈脈走得很快，再仔細摸脈，脈走得慢。

2.來徐去疾，上虛下實，為惡風(怕冷、怕風)，陽氣受也。一摸到脈脈走得很慢，再仔細摸脈，脈走得快。

小博士解說

扁鵲《難經》八十一難，將《內經》抽絲剝繭，化繁為簡。張仲景(西元150~219年)著《傷寒雜病論十六卷》，其方子是寶，診治理念更是臨床之指導方針，穿針引線，精益求精，將《內經》、《難經》之診治合而為一，針、灸、砭、藥、導引按蹻盡在其間。中國醫學在漢朝已經很完備，爾後發展仍秉持此一脈相傳。

寸關尺的位置、尺寸及其治療

三部	穴道	位置	尺寸	治療
寸	太淵	從關至魚際，腕關節橫紋外側橈動脈中，橈側屈腕肌外側	陽得寸內九分	陽所治
關	經渠	掌後高骨之分，寸後尺前兩境之間，橈骨莖突內緣，旋前肌中，太淵上量一寸	陽得寸內九分	陰陽界限
尺	列缺	從關至尺澤，橈骨莖突上方，肱橈肌與外展拇長肌之間，太淵上量一寸五分	陰得尺內一寸	陰所治

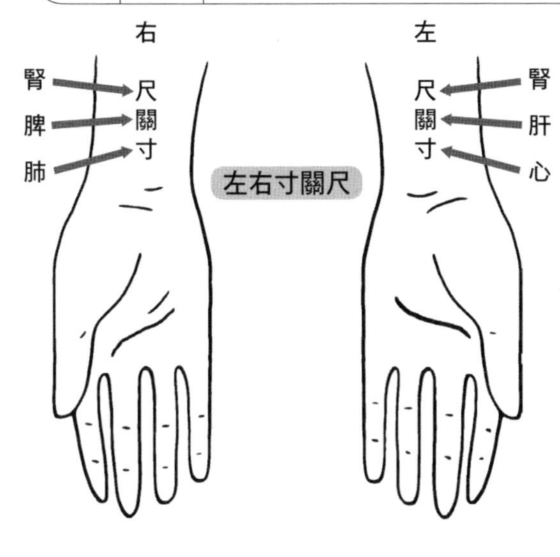

《內經．脈要精微論》九脈象及其病理

脈象	病理	脈象	病理
長	氣治	上盛	氣高
短	氣病	下盛	氣脹
數	煩心	代	氣衰
大	病進	細	氣少
		濇	心痛

＋ 知識補充站

《內經·脈要精微論》：「尺內兩傍，則季肋，尺外以候腎，尺裏以候腹。中附上(即關)，左外以候肝，內以候鬲；右外以候胃，內以候脾。上附上(即寸)，右外以候肺，內以候胸中；左外以候心，內以候膻中。前以候前，後以候後。上竟上者，胸喉中事也；下竟下者，少腹腰股膝脛足中事也。」內與外，是診脈的時候出現在指腹的前方或偏外側為外，後方或偏內側為內；在內的部位是功能表現，在外的部位主要是臟腑結構情形，離動出現在外，有乖離不和之象。

1-3 三難：脈太過不及，陰陽相乘，覆溢關格

脈有過，有不及，有陰陽相乘，有覆有溢，有關有格，何謂也？

1.關之前者，陽之動也，脈當見九分而浮。過者，法曰太過；減者，法曰不及，遂上魚為溢，為外關內格，此陰乘之脈也。(外溢、內覆)

2.關之後者，陰之動也，脈當見一寸而沉。過者，法曰太過；減者，法曰不及，遂入尺為覆，為內關外格，此陽乘之脈也。

3.覆溢，是其真藏之脈，人不病而死也。

覆溢之脈，孤陰孤陽，上下相離，曰真臟之脈，無胃氣和之，某臟腑功能有衰竭傾向，得此脈雖不病猶死，不死也大病一場。仔細診脈「遂上魚為溢，外關內格」與「遂入尺為覆，內關外格」，「遂」(到達)只見寸部「上魚為溢」，或只見尺部「入尺為覆」，甚至同時見「上魚為溢」、「入尺為覆」，都是不見關脈的「覆溢之脈」，才是「真臟之脈」。

《傷寒論》：「脈來微去大名反，病裏；脈來頭小本大名覆，病表。上微頭小汗出；下微本大『關格』不通，不得尿。頭無汗者可治，有汗者死。趺陽脈伏而濇，伏則吐逆，水穀不化，濇則食不得入，曰關格。」

《傷寒論》：「初持脈，來疾去遲，此出疾入遲，曰內虛外實。初持脈，來遲去疾，此出遲入疾，曰內實外虛。」初持脈，是診脈三~五秒內的脈象，診脈三~五秒後，可能會出現不一樣的脈象，甚至是相反的脈象，「關格」常是診脈三~五秒鐘後才可能出現的脈象。

《內經·脈要精微論》：「反四時，有餘為精，不足為消。應太過不足為精；應不足有餘為消，陰陽不相應曰『關格』。」

《內經·脈度》：「邪在府則陽脈不和，陽脈不和則氣留之，氣留之則陽氣盛矣。陽氣太盛則陰脈不利，陰脈不利則血留之，血留之則陰氣盛矣。陰氣太盛，則陽氣不能榮也，故曰關。陽氣太盛，則陰氣弗能榮也，故曰格。陰陽俱盛不得相榮，曰『關格』不得盡期而死。」

《內經·終始》：「人迎一盛病在足少陽，一盛而躁病在手少陽。人迎二盛病在足太陽，二盛而躁病在手太陽。人迎三盛病在足陽明，三盛而躁病在手陽明。人迎四盛且大且數，名曰『溢陽』，溢陽為『外格』。脈口一盛病在足厥陰，厥陰一盛而躁在手心主。脈口二盛病在足少陰，二盛而躁病在手少陰。脈口三盛病在足太陰，三盛而躁在手太陰。脈口四盛且大且數，名曰『溢陰』為『內關』，內關不通，死不治。人迎與太陰脈口俱盛四倍以上，名曰『關格』，關格者與之短期。」

小博士解說

寸口脈與尺脈相互比診，要察知上焦與下焦的病變本末，「三部脈的大小是第一道訊息，寸脈浮大，久按之還是浮大，是剛開始生病；久按之不浮大者，不是病將癒，就是病很久了。」脈動以緩和有力為貴，診脈要耐心等待，並詢問大致的生活狀況，隨即記錄下來，診脈之後再比較其他相關診斷資料以確診及處方。

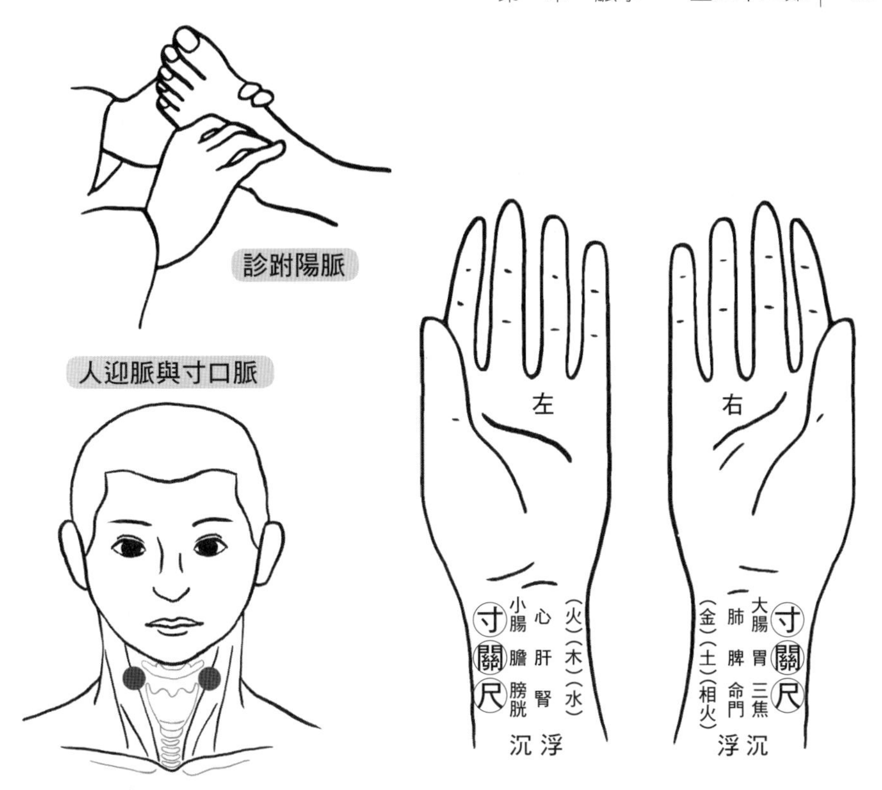

✚ 知識補充站

《傷寒論》：「寸口脈浮而大，浮為虛，大為實，在尺為關，關則不得小便，在寸為格，格則吐逆。」寸口脈浮而大，是寸口關上尺中三部合起來的脈象，獨見於尺中（列缺穴區）是關（即關閉下面而不得小便）。倘若獨見於寸口（太淵穴區）則為格關，而會吐逆。《傷寒論》：「寸脈下不至關，為陽絕，若陽氣前絕，陰氣後竭者，其人死身色必青；尺脈上不至關，為陰絕，陰氣前絕，陽氣後竭者，其人死身色必赤。」

寸口脈太過與不及，是比較寸口、關上、尺中三部分的脈，寸口脈浮大而尺中部分明顯，是尺中脈浮大，表示下半身循環不好，多是小便方面出問題；寸口浮大而寸口部分明顯，是寸口脈浮大，是上半身循環不好，多是食道與胃出問題。陽絕為寸脈不過關，關尺皆無脈，或寸脈獨強，關尺脈皆弱；陰絕為尺脈獨強無法上過關與寸，或獨有尺脈而寸關脈無，都是不治之脈。

陰陽絕竭之脈象及病理

病名	陰陽絕竭	脈象	病證	病理影響
陽絕	陽氣前絕，陰氣後竭	寸脈下不至關	其人死，身色必青	消化系統
陰絕	陰氣前絕，陽氣後竭	尺脈上不至關	其人死，身色必赤，腋下溫，心下熱	循環系統

1-4 四難：脈有陰陽之法(參考二十難)

1.呼出心與肺，吸入腎與肝，呼吸之間，脾受穀味也，其脈在中。浮者陽也，沉者陰也，故曰陰陽也。

2.心肺俱浮，何以別之？

(1)浮而大散者，心也；

(2)浮而短濇者，肺也。

3.腎、肝俱沉，何以別之？

(1)牢而長者，肝也；

(2)按之濡，舉指來實者，腎也；

(3)脾者中州，故其脈在中，是陰陽之法也。

4.脈有一陰一陽，一陰二陽，一陰三陽；有一陽一陰，一陽二陰，一陽三陰。如此之言，寸口有六脈俱動耶？

(1)非有六脈俱動也，謂浮、沉、長、短、滑、濇也；

(2)浮者，陽也；滑者，陽也；長者，陽也。

(3)沉者，陰也；短者，陰也；濇者，陰也。

5.各以其經所在，名病逆順也：

(1)一陰一陽者，謂脈來沉而滑；

(2)一陰二陽者，謂脈來沉滑而長；

(3)一陰三陽者，謂脈來浮滑而長，時一沉也。

(4)一陽一陰者，謂脈來浮而濇也；

(5)一陽二陰者，謂脈來長而沉濇也；

(6)一陽三陰者，謂脈來沉濇而短，時一浮也。

《內經．經脈》有人迎與寸口的比診，在《傷寒論》中人迎與寸口脈診從缺，人迎脈無法快速診斷出病證，仲景將實用脈診整合，最後以條文420.敘明：「疾病至急，『倉卒尋按』，要者難得，故重集諸『可』與『不可』方治，比之三陰三陽篇中，此易見也。又時有不止，是三陰三陽，出在諸『可』與『不可』中也。」此「倉卒尋按」一語中的。 脈動是動脈跳動，橈動脈與肱動脈直徑0.1毫米~10毫米(1公分)大小，屬分配型動脈，中膜含平滑肌多，彈性纖維不多，稱肌肉型動脈，是透過血管收縮與擴張調節血流量，屬於擁有較厚肌肉的血管。寸口脈有「肌肉性」觸動感覺，是很敏感的血管。

人迎所在的頸總動脈屬於傳導型動脈，是1公分以上較大直徑的動脈，中膜沒有大量的平滑肌，取代以大量彈性纖維，稱彈性動脈。彈性動脈的外板較薄，有利於在心室舒張期血液仍向前趨出的機能。血液從心臟透過彈性動脈(主動脈、頭臂動脈、頸總動脈、鎖骨下動脈、椎動脈、肺動脈、髂總動脈)輸出，彈性動脈因血液(壓力的)而伸展，短時間內貯蓄了機械性的能量；彈性動脈的大量彈性纖維，擁有壓力貯藏器的機能，貯蓄(潛在的)能量轉換成機械能量，將血液輸出，讓血液在心室舒張時，也不會停留而繼續輸出。心臟病方面，頸動脈的人迎脈診斷，比橈動脈的診斷更精確；然而，五臟六腑的新陳代謝與身體所有器官系統的運作是否協調，從橈動脈的寸口來診脈是較方便實用的。

小博士解說

關於脈診，《傷寒論》條文1.「太陽之為病脈浮」與條文260.「少陰之為病脈微細」為重要指標，脈浮與脈微細分太陽與少陰，條文1.「太陽之頭項強痛而惡寒」與條文260.「少陰之欲寐也」，臨床上，脈診與望、聞、問診之參照，可提升治病療效。《傷寒論》條文477.：「脈，肥人責浮，瘦人責沉。肥人當沉，今反浮，瘦人當浮，今反沉，故責之。」

脈有陰陽法之屬性

五臟	呼吸	脈象	陰陽屬性	
心	呼出	浮而大散	陽	陽中之陽
肺	呼出	浮而短濇	陽	陽中之陰
脾	呼吸間	中州，其脈在中	中	脾受穀味，灌溉諸臟，諸臟接受氣脾土，主中宮之義也
肝	吸入	牢而長者	陰	陰中之陽
腎	吸入	按之濡舉指來實	陰	陰中之陰

寸口六脈及其脈象

寸口六脈	脈象
一陰一陽	脈來沉而滑
一陰二陽	脈來沉滑而長
一陰三陽	脈來浮滑而長，時一沉
一陽一陰	脈來浮而濇
一陽二陰	脈來長而沉濇
一揚三陰	脈來沉濇而短，時一浮

特別提示

《難經》第四難說「各以其經所在，名病逆順也」。其中的「逆」，指的是脈象與疾病不相應，如脈象浮卻病在腎，「順」是指的是脈象與疾病相應，如脈象沉且病在腎。

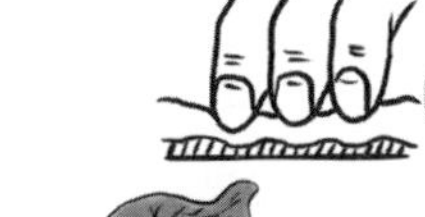

六種基本脈象

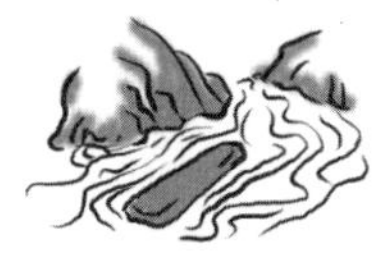

浮脈
輕按皮表即可感覺到脈象泛泛在上，如水漂木

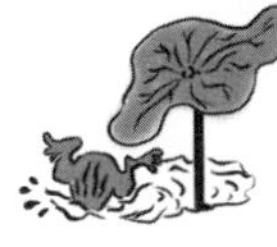

沉脈
沉取才可見的脈象

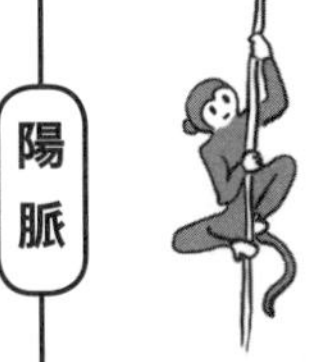

長脈
脈動長度超過本位的脈象如循長竿，脈動長度超過 6 分

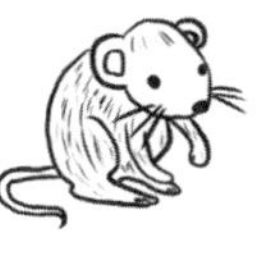

短脈（首尾皆短）
脈動長度短於本位的脈象脈動長度不到 6 分

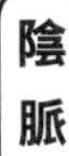

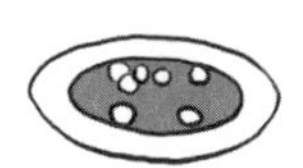

滑脈
往來流利，遲而有力的脈象，即「滑脈如珠，往來旋轉」

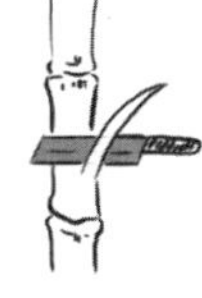

濇脈
細而遲，往來艱濇的脈象，即濇脹如輕刀刮竹

＋ 知識補充站

《傷寒論》：「脈有陰陽，凡脈大、浮、數、動、滑，陽也；脈沉、濇、弱、弦、微，陰也。凡陰病見陽脈者生，陽病見陰脈者死。」陰是臟腑虛弱之病，影響肝門靜脈輸入下腔靜脈供應心臟營養之效能；主動脈輸出乏力而弱，脈象是沉、濇、弱、弦、微等。若脈象出現大、浮、數、動、滑等陽脈，表示有生機；反之，一般外感或非臟腑虛損，不影響主動脈的輸出，應該不會乏力而弱，卻出現心臟乏力的沉、濇、弱、弦、微等脈象，凶多吉少。

1-5 五難：脈有輕重

1.初持脈，如三菽之重，與皮毛相得者，肺部也。
2.如六菽之重，與血脈相得者，心部也。
3.如九菽之重，與肌肉相得者，脾部也。
4.如十二菽之重，與筋平者，肝部也。
5.按之至骨，舉指來疾者，腎也。
故曰輕重也。

《傷寒論》脈診薈萃了《內經》的精華，辨別肺(寸與上頭)與腎(尺與下尾)的千變萬化。《內經·玉機真藏論》所言：「藏之藏府，每旦讀之」，以及《內經·脈要精微論》「分而論之，參而合之」的概念，其關鍵是部位的陰陽：寸口為陽，則尺為陰；脈動的陰陽：浮為陽，則沉為陰。

《傷寒論》脈診，脈之浮、沉、輕、重各有意義，從底線審思：

1.條文478.：「人以指按之，如三菽之重者肺氣；如六菽之重者心氣；如九菽之重者脾氣；如十二菽之重者肝氣；按之至骨者腎氣。假令下利，寸口、關上、尺中，悉不見脈，然尺中時一小見脈，再舉頭者，腎氣也。」

2.條文479.：「寸口脈，浮為在表，沉為在裏，數為在府，遲為在藏。假令脈遲，此為在藏也。」

3.條文480.：「陽脈浮大而濡，陰脈浮大而濡，陰脈與陽脈同等者，名曰緩也。」

《傷寒論》診脈最重要是「初持脈」，把脈時觸得的第一下脈動，需要用心、耐心，長期累積經驗，《傷寒論》之脈診從寸口著手：

1. 條文471.診脈從寸口「三部下手」。
2.條文473.、474.初持脈確實「掌握第一下脈動」。
3.條文476.衛氣與營氣盛衰，脈動「緩遲的狀況」。
4.條文477.病人肥瘦不同，脈動「浮沉的價值」。
5.條文478.脈浮沉輕重，寫實「肺、心、肝、脾、腎」的現狀。
6.條文479.遲脈在藏，「不是常人脈」；條文476.緩而遲，常人脈。
7.條文480.緩脈為陰脈與陽脈「同等」，都是「浮大而濡」。

小博士解說

診孕婦脈以「左關脈」最重要，孕婦的肝臟功能，與維繫胎兒命脈的胎盤，其狀況全面呈現於左關脈。左關脈有力與否，顯示孕婦的肝臟與胎盤營養狀況：

1. 脈動緩和有力居本位，幾近滿分，孕婦情緒平和愉悅，生活習慣好。
2.左關脈過本位，脈動有力而乖違，孕婦多不愉快，或心情違和。配合望診太陽穴區，靜脈曲張右側多，顯示飲食失調，肝胃經脈不順暢；左側靜脈曲張多，多是情緒失衡，極度缺乏安全感，產後憂鬱症比例相對較高。
3.左關脈無力或痿弱，臉色萎黃或蒼白，此多見於非心甘情願的情況下懷胎，醫師宜多鼓勵孕婦，讓孕母轉換心情。這種例子不多，惟臨床上，醫者當將心比心，謹慎處理。

五臟脈輕重之比擬

五臟	脈之輕重	脈動觸感	相關組織	相關穴道
肺	三菽之重	皮毛相得	皮毛	太淵
心	六菽之重	血脈相得	血脈	神門
脾	九菽之重	肌肉相得	肌肉	太白
肝	十二菽之重	筋平	筋	太衝
腎	按之至骨，十五菽之重	舉指來疾者	骨	太溪

切脈的五種力度（一）

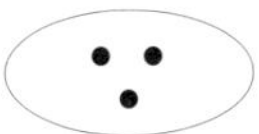

三顆黃豆的力度：切診肺脈

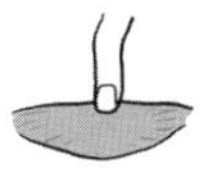

六顆黃豆的力度：切診心脈

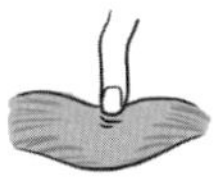

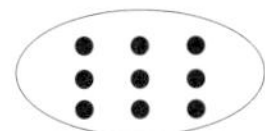

九顆黃豆的力度：切診脾脈

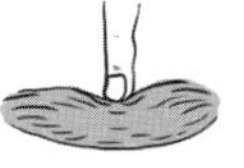

十二顆黃豆的力度：切診肝脈

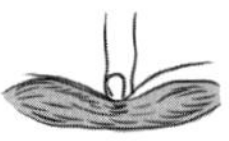

按至骨骼

按至骨骼：切診腎脈

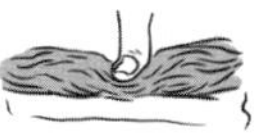

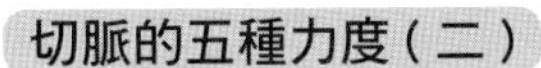

切脈的五種力度（二）

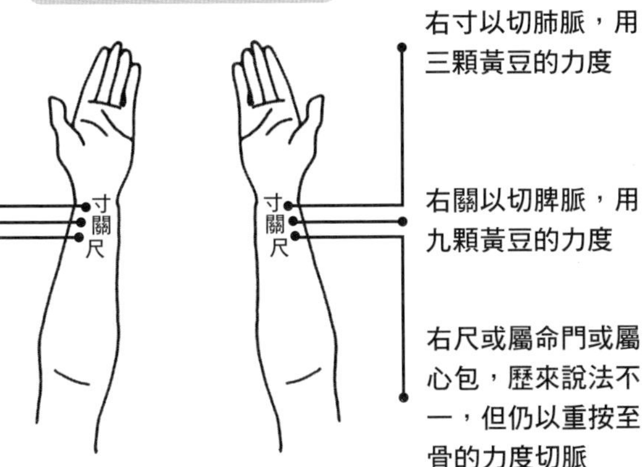

左寸以切心脈，用六顆黃豆的力度

左關以切肝脈，用十二顆黃豆的力度

左尺以切腎脈，以重按觸骨的力度

右寸以切肺脈，用三顆黃豆的力度

右關以切脾脈，用九顆黃豆的力度

右尺或屬命門或屬心包，歷來說法不一，但仍以重按至骨的力度切脈

此兩種切脈力度一定要靈活掌握，因為有時寸部之浮脈可見於尺部，尺部之沉脈亦可見於寸部。

＋ 知識補充站

《內經》共一百六十二篇，《傷寒論》共五百五十二條條文，兩者相互對應，詳析其內容對應到生理結構，人體不是僵硬的工程架構，人類血管有十萬公里長，可以繞地球兩周，微血管有一千億條，這使人得以維生；當生病時，微血管不正常的新生，就會造成某部位動脈的栓塞；而脈動不正常，也會造成靜脈栓塞，出現各種靜脈曲張，不只是小腿、手臂而已，甚至是肝病嚴重時出現的食道靜脈曲張。診脈之大小輕重，一如言行的尺度收放，蛛絲馬跡都反映在脈管上。

1-6 六難：脈有陰盛陽虛，陽盛陰虛

脈有陰盛陽虛，陽盛陰虛，何謂也？是陰陽虛實之意也。

1.浮之損小，沉之實大，故曰陰盛陽虛。

2.沉之損小，浮之實大，故曰陽盛陰虛。

脈浮損小沉實大，陰盛陽虛。偏暑之濕為濕溫，多脾足太陰證，宜溫養脾胃助益消化。人動氣在左，多呼氣，以雙腳的脾經脈為主，與下腔靜脈及腰骶部神經關係密切；橫膈膜下的引流靜脈，是右下橫膈靜脈進入下腔靜脈；左下橫膈靜脈，分兩條，一條從食道裂孔橫切進入下腔靜脈，另一條與左副腎靜脈合流，這些靜脈與消化功能息息相關。

脈沉損小浮實大，陽盛陰虛。偏暑之熱為暑溫，多肺手太陰證，宜清肺，暢快呼吸。人動氣在右，多吸氣，以雙手的肺經脈為主，與奇靜脈、上腔靜脈、頸臂部神經關係密切。橫膈膜上的引流靜脈是心膜橫膈靜脈、筋橫膈靜脈進入胸內靜脈，進入上腔靜脈，右側是上橫膈靜脈進入下腔靜脈，後方彎曲部的小靜脈，進入奇靜脈與半奇靜脈，這些靜脈與呼吸功能關係密切。

《內經·陰陽應象大論》敘及擅長診病之良醫，有其方法：「善診者，察色按脈，先別陰陽，審清濁而知部分，視喘息，聽音聲，而知所苦，觀權衡規矩而知病所主。按尺寸，觀浮沉滑濇，而知病所生，以治無過，以診則不失矣。」

又言善於治療者：「病之始起，可刺而已，其盛可待衰而已；因其輕而揚之，因其重而減之，因其衰而彰之。形不足者，溫之以氣；精不足者，補之以味。其高者因而越之；其下者引而竭之；中滿者瀉之於內；其有邪者，漬形以為汗；其在皮者，汗而發之；其慓悍者，按而收之；其實者，散而瀉之。審其陰陽，以別柔剛，陽病治陰，陰病治陽，定其血氣，各守其鄉，血實宜決之，氣虛宜掣引之。」治療有順序可循，依其證給予適當的治療。

《內經·調經論》：「血氣者，喜溫而惡寒，寒則泣不能流，溫則消而去之，故氣之所并為血虛，血之所并為氣虛。氣并則無血，血并則無氣，今血與氣相失故為虛。絡之與孫絡俱輸於經，血與氣并則為實。血之與氣并走於上為大厥，厥則暴死，氣復反則生，不反則死。」「虛實之要，九候若一，命曰平人。夫邪之生，生於陽者得之風雨寒暑；生於陰者得之飲食居處，陰陽喜怒。」說明血氣之虛實，按理血屬陰當歸於陰，氣屬陽當歸於陽，今血離其所居而并於陽，氣并於陰，是以血與氣相失故為虛。如果血氣相通，陰陽交互，是為虛實平和。

小博士解說

《傷寒論·痙濕暍病篇》治療風濕相搏之桂枝附子湯、白朮附子湯和甘草附子湯都是溫服，服用次數與服量，以「微汗」或「輕微麻痺狀」或「暈冒狀」為病解，停後服。白朮附子湯服後「身如痺」、「如冒狀」是水氣未除盡，致體內組織液加快回流心臟。甘草附子湯服後「微汗」則解，「汗止復煩」再服。組織液回流心臟越順暢，動脈與靜脈正常，免疫能力因此加強，微汗清肺，暢快呼吸功能。服用桂枝湯與桂枝加附子湯後，要追加熱稀粥助藥力，熱稀粥的量要比藥量大，以溫養脾胃，暢通消化功能。

陰陽盛虛之脈象及其把脈手感

陰陽（盛虛）	脈象（浮沉小大）	把脈觸感（手感輕重）
陰盛陽虛	浮之損小，沉之實大	輕手取之減小，重手取之實大
陽盛陰虛	沉之損小，浮之實大	重手取之損小，輕手取之而見實大

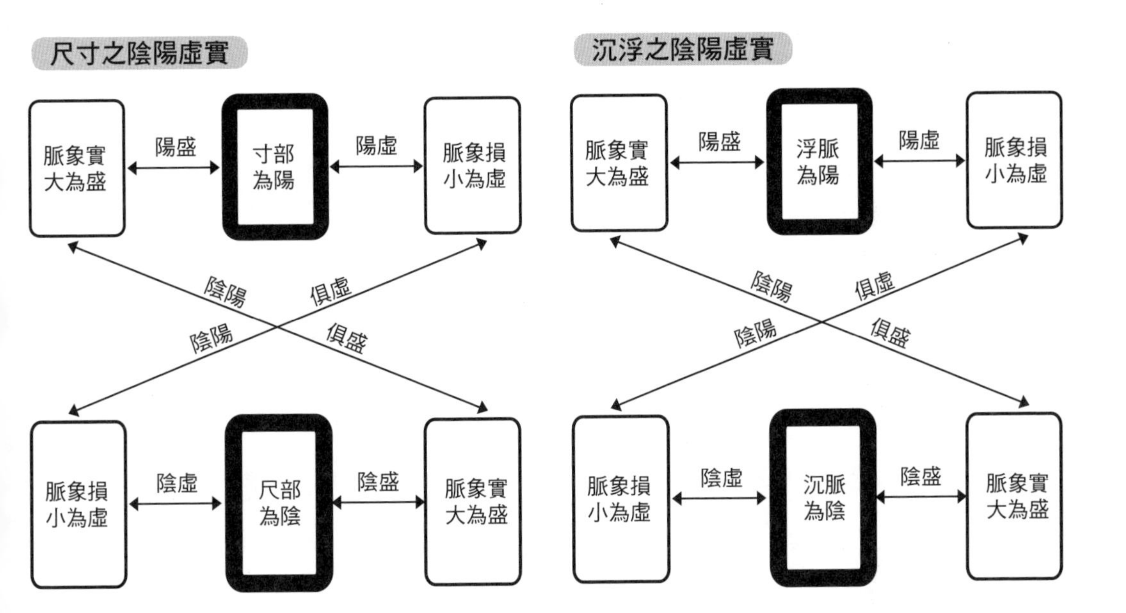

＋ 知識補充站

《溫病條辨》：「暑兼濕熱，偏於暑之熱者為暑溫，多手太陰證而宜清，偏於暑之濕者為濕溫，多足太陰證而宜溫；濕熱平等者兩解之。長夏受暑，過夏而發者，名曰伏暑。頭痛微惡寒，面赤煩渴，舌白，脈濡而數者，雖在冬月，猶為太陰伏暑也。暑溫、濕溫，古來方法最多精妙。」《內經・熱論》「先夏至日者為病溫，後夏至日者為病暑」，暑與溫，流異而源同，不得言溫而遺暑，言暑而遺濕。手太陰證之宜清，暑之熱多傷肺手太陰經脈，屬呼吸方面的問題，如肺脹滿而胸悶，或呼吸困難，或咳嗽，或肩背痛等，以適度發汗來改善肺經脈循環。足太陰證之宜溫，暑之濕多傷脾足太陰經脈，多腹脹而心下不舒服，或胃痛，或肢體沉重等，溫之以靈活身體肢節。

1-7 七難：王脈

1.此六者，是平脈邪？將病脈耶？皆王脈也。
(1)少陽之至，乍小乍大，乍短乍長；
(2)陽明之至，浮大而短；
(3)太陽之至，洪大而長；
(4)太陰之至，緊大而長；
(5)少陰之至，緊細而微；
(6)厥陰之至，沉短而敦。
2.其氣以何月，各王幾日？
(1)冬至之後，得甲子少陽王，
(2)復得甲子陽明王，
(3)復得甲子太陽王，
(4)復得甲子太陰王，
(5)復得甲子少陰王，
(6)復得甲子厥陰王。
王各六十日，六六三百六十日，以成一歲。此三陽三陰之王時日大要也。

《內經·平人氣象論》:「太陽脈至，洪大以長；少陽脈至，乍數乍疏，乍短乍長；陽明脈至，浮大而短。」是為三陽脈的王脈。「人以水穀為本，故人絕水穀則死，脈無胃氣亦死，所謂無胃氣者，但得真藏脈，不得胃氣也。所謂脈不得胃氣者，肝不弦，腎不石也。」五臟以胃氣為本，胃氣為水穀所資生，胃氣為真臟之脈，胃絕水穀則真臟脈將是死脈。

《傷寒論》「遲緩相摶」與「剛柔相得」是真王脈：

1.條文475.:「衛氣和名曰緩，榮氣和名曰遲，『遲緩相摶』名曰沉(緊和而有力)。」
2.條文476.:「寸口脈緩而遲，緩則陽氣長，其色鮮，其顏光，其聲商，毛髮長；遲則陰氣盛，骨髓生，血滿，肌肉緊薄鮮硬。陰陽相抱(陰脈與陽脈同等)，營衛俱行，『剛柔相得』名曰強(遲緩而有力)。」

《內經·四氣調神大論》:「聖人不治已病治未病，不治已亂治未亂。病已成而後藥之，亂已成而後治之，猶渴而穿井，鬬而鑄錐，不亦晚乎。」養成規律的生活作息習慣比任何治療重要。

七十七難「上工治未病，中工治已病」；六十一難「望見五色以知病，聞聽五音以別病，問欲五味知病所起，切脈虛實知病何藏府」。《金匱要略》:「吸而微數病在中焦，虛者不治。病在上焦其吸促，病在下焦其吸遠，此皆難治。呼吸動搖振振者，不治。」人體老化常見慢性肺臟阻塞，多從肺尖開始損壞，間質性肺炎大多從肺底開始損壞，使得基本肺呼吸功能變差，嚴重者則造成死亡。

小博士解說

健康、愉快的人多見寸口脈緩；運動選手，平常每分鐘心跳四、五十下，緩而有力：

1.衛氣和，名曰緩(身體好)；
2.緩則陽氣長，其色鮮，其顏光，其聲高，毛髮長(長得美好)；
3.緩者胃氣實，實則穀消而水化(消化好)；
4.緩者胃氣有餘(胃口好)；
5.按之來緩，時一止復來者，名曰結(心臟循環有問題)。

以上1至4.是遲而有力之脈緩，5.之緩脈是遲而無力，脈動出現時而斷續，反應心臟有問題。

《內經．四氣調神大論》四季作息與調理要領

四季之養	四季之逆	起床時間	活動要領	調理原則
春三月養陽	少陽不生，肝氣內變	夜臥早起	廣步於庭	宜吐納
夏三月養陽	太陽不長，心氣內洞	夜臥早起	無厭於日	宜汗
秋三月養陰	太陰不收，肺氣焦滿	早臥早起	與雞俱興	宜下
冬三月養陰	少陰不藏，腎氣獨沉	早臥晚起	必待日光	宜和

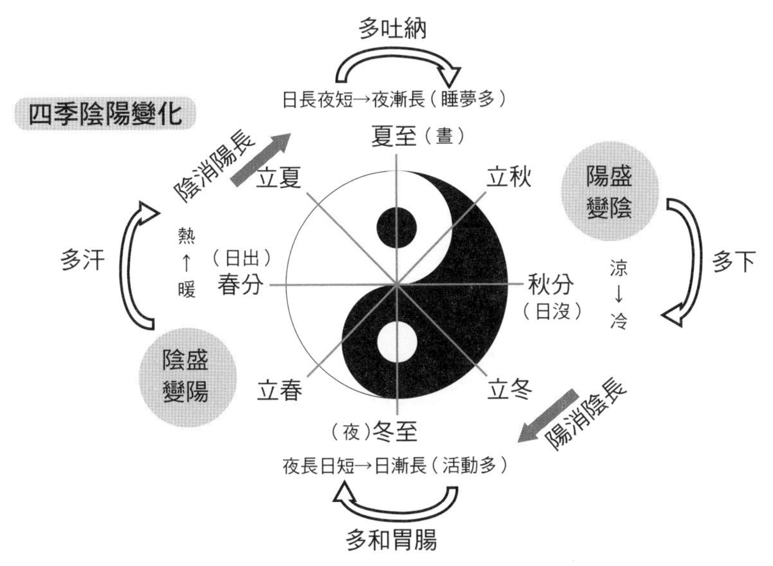

六經脈象與冬至節氣後之陰陽症狀

陰陽	脈象	冬至節氣	陰陽症狀
少陽	乍大乍小，乍長乍短	冬至之後，得甲子	陽氣尚微
陽明	浮大而短	復得甲子	猶有陰
太陽	洪大而長	復得甲子	陽盛而極
太陰	緊大而長	復得甲子	陰氣尚微
少陰	緊細而微	復得甲子	陰漸盛
厥陰	沉短而敦	復得甲子	陰盛而極

＋ 知識補充站

生理時鐘遺傳因素與生理機能處於安定化線圈狀態，其間有多重時間構造，如副腎上腺分泌與生長激素分泌高低時間就不同，環境明暗、攝食條件、活動及工作狀況等，都影響生命與環境間的相互作用。下視丘與腦底部視索前野的小領域，是體溫調節中樞；視索前野的活動變化溫度感受性神經元反應溫度變化，有反應溫度上升、活動增加的「溫神經元」，以及反應溫度低下、活動增加的「冷神經元」。體溫調節反應回饋信號，來自皮膚的情報，生命與環境息息相關，人身體因應天地靈氣變化。

1-8 八難：寸口脈平而死

1.諸十二經脈者，皆繫於生氣之原。

2.所謂生氣之原者，謂十二經之根本也，謂腎間動氣也。

此五藏六府之本，十二經脈之根，呼吸之門，三焦之原，一名守邪之神。

3.故氣者，人之根本也，根絕則莖葉枯矣。

4.寸口脈平而死者，生氣獨絕於內也。

《傷寒論》條文475.「『遲緩相搏』名曰沉(緊和而有力)」；條文476.「『剛柔相得』名曰強(遲緩而有力)」，緩則動脈有力，血液流暢，血管力道強，足以補充全身的能量，是以陽氣長。遲則慢，靜脈血液流動速度緩慢，心臟能量相對弱，是以陰氣盛。脈診診察心臟基本功能，包括脈管尺寸大小、脈動速度快慢。醫者持觸患者手腕，第一印象是手腕的輕重靈活度，重病患者反覆二、三次，左右側差異可能很大；常人左、右手脈象都是平和的；相較於《傷寒論》「下利，三部脈皆平，按之心下硬，急下之，大承氣湯」，此脈象「皆平」但不和，兩者不同；「寸口脈『平』而死，生氣獨絕於內」，是平靜無生氣的脈象。

脈平，有強、弱、很弱三種不同脈象：

(一)病人脈象

1.寸口脈「平」而死，是「微弱無力」。

2.下利而三部脈皆「平」，是「弱而乏力」。

(二)平常人脈象

1.寸口脈「平」和而順，寸口脈緩而遲、強而有力。

2.脈動次數與血管大小粗細相關：

(1)脈來一呼再至，一吸再至，曰「平」，是血管脈動次數。

(2)不大不小，曰「平」，寸口脈緩而遲為「平」脈，反應脈動血管大小粗細。

3.四季平脈

(1)春脈弦，氣來厭厭(安緩)聶聶(輕浮)，如「落榆莢」，曰「平」。

(2)夏脈鉤，脈來累累如連珠，如「連琅玕」，曰「平」。

(3)秋脈微毛，脈來藹藹如「車蓋」，按之益大，曰「平」。

(4)冬脈石，脈來上大下兌，濡滑如「雀之喙」，曰「平」。

《內經．平人氣象論》：「人一呼脈一動，一吸脈一動，曰少氣。人一呼脈三動，一吸脈三動而燥，尺熱曰病溫，尺不熱脈滑曰病風，脈濇曰痺。人一呼脈四動以上，曰死脈，絕不至曰死，乍疏乍數曰死。平人之常氣，稟於胃；胃者平人之常氣也，人無胃氣曰逆，逆者死。」

小博士解說

左寸屬心臟及主動脈，診斷心臟結構、循環系統、上半身左側的功能狀況。右寸屬肺臟及肺動脈，診斷呼吸系統、免疫系統、上半身右側功能狀況，兼及右上半身之淋巴系統。

左關屬消化附屬器官，診斷肝臟、橫膈膜，及反應情緒狀態。右關屬消化器官，診斷脾臟、胃，及反應思考與智慧狀態。

左尺診斷左腎臟、腎上腺、左側下半身的功能狀況；兼及左下半身之淋巴系統。左腎靜脈到下腔靜脈的路較遠，因左腎靜脈比右腎靜脈長；下腔靜脈在腹主動脈右側，造成左腎靜脈側副行路的變化較多；一旦左側下半身有癌細胞，移轉到骨髓與腦部的機率相對較高。

右尺診斷右腎臟與腦下垂體間互動的功能，以及右側下半身的功能狀況。腹腔主動脈在下腔靜脈左側，右腎動脈比左腎動脈長；臨床上手術，右腎臟的危險性會比左腎臟高。

診脈基本手法及脈象

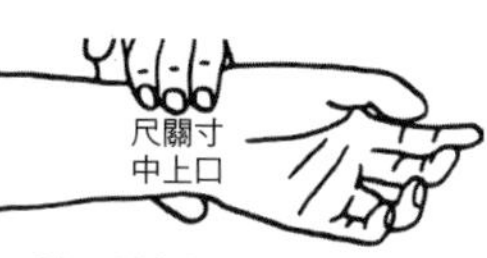

診脈基本手法

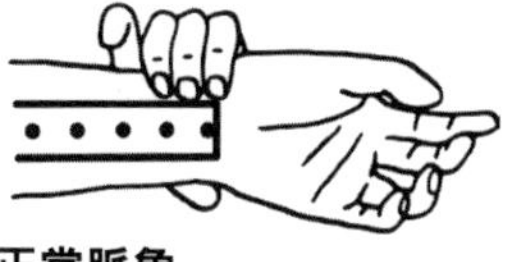

正常脈象
每分鐘脈搏 60 至 80 次，
脈動有充實感（緩和有力）

前組鼻竇額竇與後組鼻竇
(1)蝶竇(2)篩竇(3)上頜竇

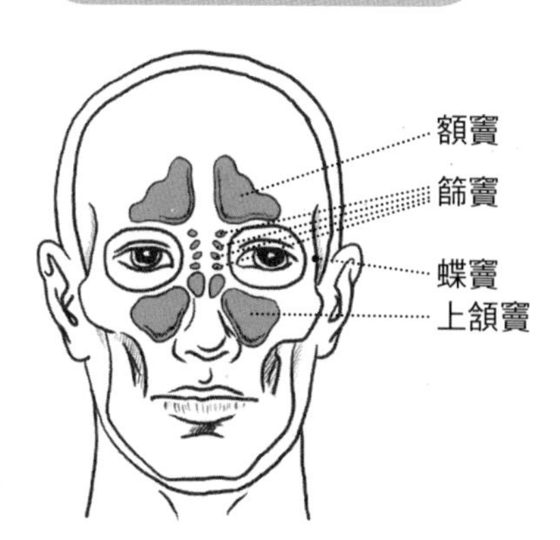

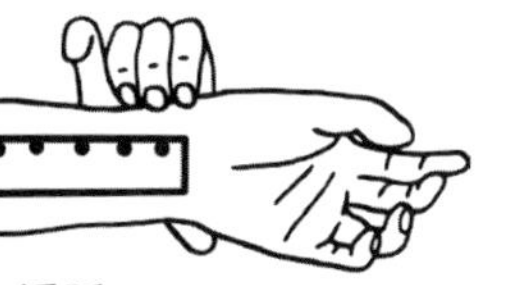

浮脈
輕觸即有脈動
病在皮表

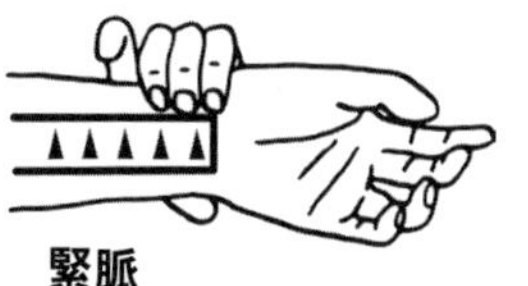

緊脈
脈動強而有力
急性病證

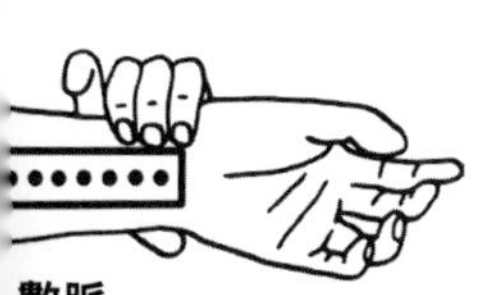

數脈
脈動快速
身體抵抗力升高

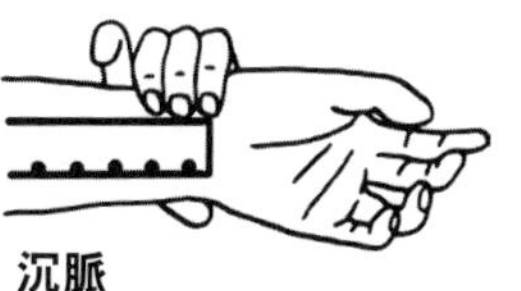

沉脈
用力壓診才有脈動
病在身體內部

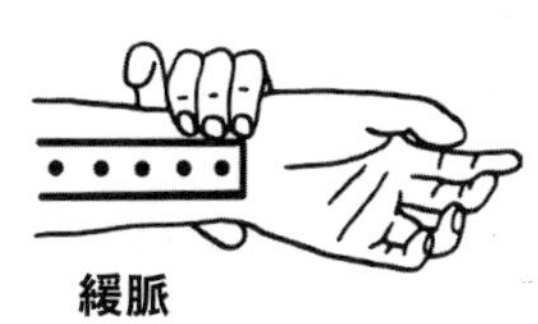

緩脈
脈動緩而弱
病情緩和

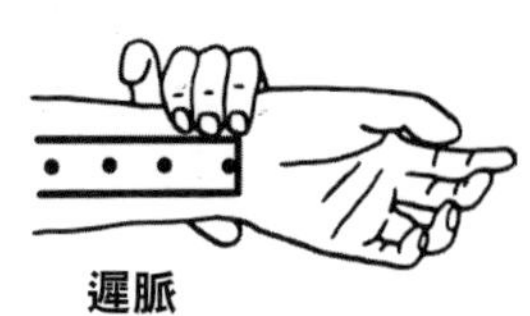

遲脈
脈動遲緩
身體抵抗力降低

✚ 知識補充站

後組鼻竇(明堂者鼻也，有足三陽經脈與大腸經脈流布)發炎造成頭痛，相較之下，經常上午症狀輕，下午重，一旦熬夜晚睡時會特別嚴重。

1. 蝶竇(膽經脈)發炎(龍膽瀉肝湯)，兩側內眥部及鼻背部，呈現週期性疼痛及腫脹，眼球運動時疼痛加劇，壓迫眼球時感覺眼球後部疼痛。
2. 篩竇(膀胱經脈)發炎(小青龍湯)，枕部疼痛，肩、背及乳突部放射性疼痛，自覺眼球後疼痛，壓迫眼球時反無痛感。
3. 上頜竇(胃經脈與大腸經脈)發炎(參苓白朮散)，常感覺上列牙痛，尤以磨牙時，連眼眶下及頰部都疼痛，此症狀與橫膈膜下的臟器功能相關。

孩童罹患鼻竇炎初期，適合小青龍加石膏湯、活人敗毒散或葛根湯。慢性疾病者，兼見後組鼻竇炎，攸關小腸經脈與腎經脈，適宜右歸丸或腎氣丸。配合陽光的生活型態，治癒率很高。針灸或按摩曲池穴、合谷穴，強化伸食指肌與肱橈肌，將有類似跑步、游泳和打球所產生的強化作用，可促進呼吸循環效果，改善鼻竇炎症狀。

1-9 九難：別知藏府之病

數者，府也；遲者，藏也。數則為熱，遲則為寒。諸陽為熱，諸陰為寒。故以別知藏府之病也。

《溫病條辨》與《傷寒論》甚得《內經》與《難經》真義，從《溫病條辨》與《傷寒論》反觀《難經》的「脈診」，更容易掌握理論與臨床實務的運用。《溫病條辨》(1)「2-11.清營湯去黃連治太陰溫病，寸脈大」，寸脈浮是左、右寸脈皆浮，反應心、肺運作有礙；清宮湯右寸脈(肺)較浮或大，與清營湯左寸(心)脈較浮或大，藥味相去不多，脈象大不一樣。(2)「3-1.不惡寒，但惡熱者，傳至中焦，已無肺證，或用白虎，或用承氣，證同而脈異。若脈(右寸)浮洪(躁甚)則出表為順，邪氣近表不可下，以白虎類退煩熱。若脈(右關)沉小(數)有力，病純在裏，則非下不可，主以大承氣類。」(3)「4-10.桃花湯治溫病，脈法當數，反不數而濡小者，熱撤裏虛」，主要是尺脈濡小。

《溫病條辨》寸口脈與尺脈相互比較，偏重於上焦與下焦的病變本末。三部脈的大小是第一訊息，寸脈浮大，久按之還是浮大，是剛開始生病；寸脈浮大，久按之不浮大者，不是病將癒，就是病很久了。脈動以緩和有力為貴。診脈要耐心詢問生活起居狀況，並記錄下來，診脈後再比較其他診斷資料。

《傷寒論》寸口脈與尺脈相互比較，以關為界，偏重於上半身循環與下半身循環問題。《傷寒論》條文499.與條文527.「寸脈下不至關」與「在寸為格，格則吐逆」，「尺脈上不至關」與「在尺為關，關則不得小便」；條文499.是診脈時寸脈不過關，關尺皆無脈，或寸脈獨強，關尺脈皆弱，以及尺脈獨強無法上過關與寸，或獨有尺脈而寸關脈無，這是死脈，很多醫生終其一生也見不到一次。條文527.是寸口脈浮而大，此寸口脈，不是寸口、關上、尺中三部分的比較，而是含括寸口、關上和尺中三部分的脈，寸口脈浮大的狀況在關部明顯，是小便方面出問題；相對的，寸口浮大，脈特別明顯就是食道與胃出問題。觀念上，關部脈浮大就是下半身循環不順暢，寸口脈大是上半身循環不好，不要拘泥於不得小便與吐逆之證。條文499.是診斷生死之際，條文527.是讓患者如何有機會好好活下去的指標。

小博士解說

急性鼻竇炎發病急，成人多頭痛，兒童多全身症狀，高熱、脫水、精神不振、呼吸急促，常伴呼吸道感染症狀，嚴重者會出現煩躁、抽搐。感染更嚴重時，侵及眼眶引起瞼結膜水腫，眼球向下移位，內眥部紅腫。兒童急性鼻竇炎常併發急性中耳炎、上頷骨骨炎、血性鼻涕或關節疼痛等。

前組鼻竇額竇(闕中者眉間也，肺經脈與心經脈)位於頭顱表面；鼻竇炎中的額竇炎，其頭痛症狀，初起為全頭痛，逐漸侷限在患側內眥部和前額部，因額竇引流受阻，多出現三叉神經區頭痛，有明顯鼻塞，上午較嚴重，多持續性患側鼻塞。鼻分泌物為黏膿性，嗅覺減退。若是額骨骨髓炎，則額部流膿瘻管，多在額竇前壁及底部，該處骨壁中含有骨髓(與造血相關)。頭痛與鼻塞多晨起後發作，中午嚴重，午後漸漸緩解，晚上多消失。

別知藏府病證及適合之代表藥方

脈象及病證		代表藥方
數者	遲者	銀翹湯與增液湯
數者府也	遲者藏也	五汁飲與生脈散
數則為熱	遲則為寒	益胃湯與理中湯
諸陽為熱	諸陰為寒	苦酒湯與小建中湯

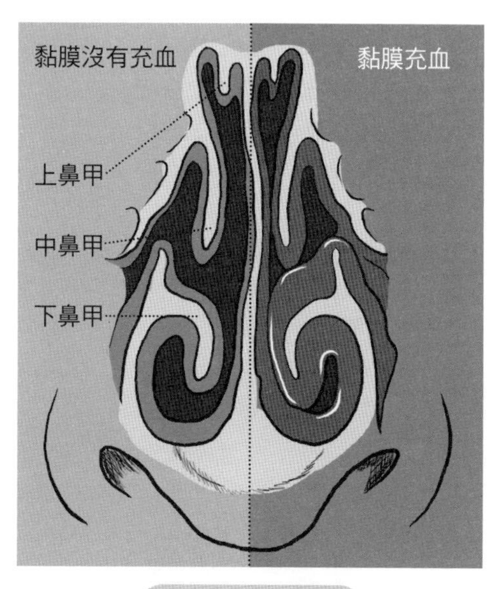

鼻腔內鼻甲組織

✚ 知識補充站

鼻竇炎向外擴散，將引起中耳炎、咽喉炎、扁桃體炎等，甚至可能引起少見的眶內感染。急性鼻竇炎，有一側或兩側流膿涕等局部症狀，多伴有頭痛的特點。

額竇炎與交感神經興奮同步調，多從少陽欲解時辰(3:00~9:00)開始，到太陰欲解時辰(21:00~3:00)結束。急性額竇炎的額部疼痛，常在早晨起床後兩小時開始。患者幾乎是長期缺少規律運動者，孩童時期即運動不足，以致自體免疫系統失調；初期，鼻黏膜容易充血發炎，常被誤當感冒病毒感染治療，給與消炎止痛藥等，反傷自體免疫力，嚴重傷害呼吸系統，造成諸如呼吸道過敏、氣喘，或自體免疫疾病等，宜蒼耳散、柴胡桂枝湯或麻杏甘石湯。長期照護，可考慮晚上酌服腎水湯或腎氣丸，前組鼻竇炎的額竇炎，急證壓按上星穴，過勞者則揉按太溪穴，加上養成清晨規律運動習慣，必能改善。

1-10 十難：一脈十變

1.五邪剛柔相逢之意也。
(1)心脈急甚者，肝邪干心也。
(2)心脈微急者，膽邪干小腸也。
(3)心脈大甚者，心邪自干心也。
(4)心脈微大者，小腸邪自干小腸也。
(5)心脈緩甚者，脾邪干心也。
(6)心脈微緩者，胃邪干小腸也。
(7)心脈濇甚者，肺邪干心也。
(8)心脈微濇者，大腸邪干小腸也。
(9)心脈沉甚者，腎邪干心也。
(10)心脈微沉者，膀胱邪干小腸也。
2.五藏各有剛柔邪？
故令一脈輒變為十也。

肝急、心大、脾緩、肺濇、腎沉，五臟各臟脈動「寸口脈緩而遲」，是整體常脈，五臟各自脈動，脈象急、大、緩、濇、沉，分別屬肝、心、脾、肺、腎五臟，與相互所屬之腑膽、小腸、胃、大腸、膀胱。甚者強為臟脈，微者弱為腑脈，仔細推敲，以脾緩「寸口脈緩而遲」為準，從而加減乘除。肥人、瘦人也會大幅度影響脈動。

初持脈，指腹乍觸碰脈動第一個感覺，脈動瞬間出來微弱，回去較大，臟器有問題。脈動瞬間出來頭小尾大(不微弱)，回去脈動較大，臟器沒有問題。寸口微弱而頭大，表虛有汗，尺脈微弱而尾大，裏實不通暢。初持脈是脈出來與回去(進去)的快與慢，反應心臟的收縮與舒張，出來快、回去慢，是內虛無法快速回去，多外實內虛之證。

五邪，乃五臟五腑之氣，失其正而為邪。剛柔相逢，陽為剛，陰為柔；臟逢臟，腑逢腑，各有五邪，以脈之來甚者屬臟，微者屬腑。《傷寒論》內虛(動脈系統輸出乏力)服用小建中湯、理中丸、附子湯為主。外實(心臟靜脈系統回流有力)服用桂枝湯、麻黃湯、小青龍湯為主。外實又內虛，宜服半夏瀉心湯、柴胡加芒硝湯或柴胡桂枝湯。內實嚴重服用大陷胸湯、大承氣湯或抵當湯等。

小博士解說

心臟收縮時，全身的動脈與腦脊髓液，如海浪漲潮，潮水推動向前；心臟舒張時，動脈與腦脊髓液如海浪退潮，血液一時充滿靜脈叢，健常者潮汐穩定，三部九候穩和有力。脈動失常越多病狀越嚴重，三部九候隨時都會受影響而失常，尤其是頭顱部的靜脈叢(或稱靜脈陷窩，包括大腦靜脈與腦膜靜脈)。靜脈叢連接顱內靜脈與顱外靜脈，靜脈叢貼著頸內動脈與腦神經跳動，心臟收縮時排空靜脈叢血液，心臟舒張時血液充滿靜脈叢，頭痛脈動欲裂的時候，多心臟收縮舒張的運作失勢，頭部的脈管跟著如此的跳動。

腦脊髓液與周圍的靜脈

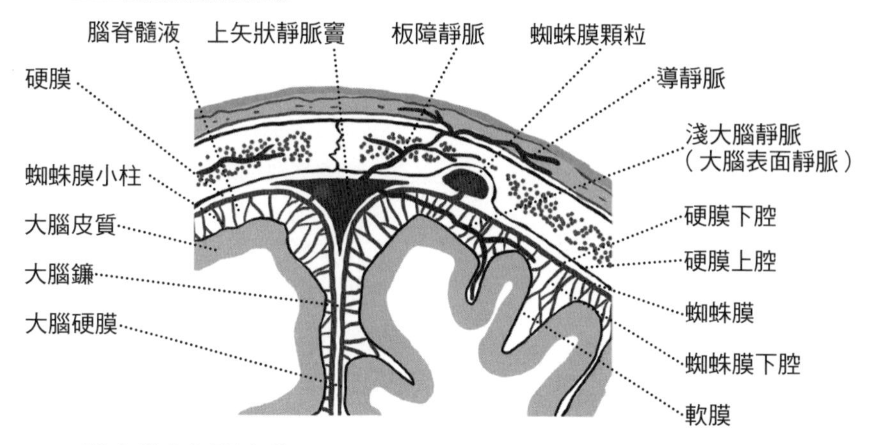

一脈十變之相關症狀

十變	心脈變化	五邪剛柔相逢	症狀
1	急甚	肝邪干心	肝臟代謝功能提供心臟需求不足
2	微急	膽邪干小腸	膽囊分泌膽汁供應十二指腸不足
3	大甚	心邪自干心	心臟自體功能不良
4	微大	小腸邪自干小腸	小腸自體功能不良
5	緩甚	脾邪干心	食慾不振
6	微緩	胃邪干小腸	消化功能失調
7	濇甚	肺邪干心	呼吸功能失調
8	微濇	大腸邪干小腸	排泄功能失調
9	沉甚	腎邪干心	排毒功能失調
10	微沉	膀胱邪干小腸	泌尿功能失調

✚ 知識補充站

頭顱部靜脈叢(柔軟屬陰)沿著頸內動脈與腦神經跳動，直接連接顱內靜脈與顱外靜脈，包含所有鼻竇靜脈叢，這些靜脈叢疏鬆的連在周圍組織，心臟收縮時就會扁塌，導靜脈與板障靜脈(硬實屬陽)則不會扁塌。板障靜脈寬且沒有瓣膜，在顱頂扁平骨內，即顱部海綿層，部分流入鄰近的竇(腦膜靜脈)，部分流入外側相鄰靜脈(導靜脈)，提供顱內與顱外靜脈，「不直接」交通。

厥頭痛多因該部位靜脈回流受阻，吳茱萸湯(肝經脈與督脈會於巔)與五苓散(膀胱經脈上額交巔)，是古代最佳常用藥方。前組鼻竇額竇(闕中者眉間也，肺經脈與心經脈)與上矢狀靜脈(腦脊髓)、肺胞及相關的黏膜下淋巴組織等互通，以真武湯為最佳養護方。後組鼻竇(明堂者鼻也，足三陽經脈與大腸經脈)、下矢狀靜脈(大腦)和腸胃道黏膜下相關淋巴組織等互通，臨床上，屬於後組鼻竇的(1)蝶竇、(2)篩竇、(3)上頜竇，其最佳養護方為柴胡桂枝湯。

1-11 十一難：一藏無氣者，腎氣先盡

一藏無氣者，腎氣先盡，脈不滿五十動而一止，一藏無氣者，何藏也？

1.人吸者隨陰入，呼者因陽出。

2.今吸不能至腎，至肝而還。故知一藏無氣者，腎氣先盡也。

《內經·根結》：「一日一夜五十營，以營五藏之精，不應數者，名曰狂生。所謂五十營者，五藏皆受氣，持其脈口，數其至也。五十動而不一代者，五藏皆受氣；四十動一代者，一藏無氣(肺)；三十動一代者，二藏無氣(心)；二十動一代者，三藏無氣(肝)；十動一代者，四藏無氣(脾)；不滿十動一代者，五藏無氣(腎)。」五臟腎在最下，吸氣最遠，五十動不滿而一止者，知腎無所資，氣當先盡，盡則衰竭。

腎臟屬泌尿系統的一部分，腎臟影響血流量、血液組成、血壓調節、骨骼發育與代謝功能，其基本功能：

1.分泌尿液：腎絲球體濾液每分鐘約生成120ml，一天總濾液量約170~180ml，濾液經腎小管，99%被回收，常人尿量約1500ml/day；同時，排出代謝廢物、毒物和藥物。

2.調節人體水分及平衡滲透壓：腎小管的近曲小管吸收鈉離子(Na^+)以及分泌氫離子(H^+)，調節人體水分及滲透壓平衡。

3.調節電解質濃度：腎絲球體濾液進入腎小管後，鈉、鉀、鈣、鎂、碳酸氫、氯及磷酸離子等多數被回收，以維持體液和電解質平衡。

4.調節酸鹼平衡：常人血漿酸鹼度取決於其H^+濃度，常人動脈血pH值約7.35~7.45，腎臟排出酸性物質，回收鹼性物質，調節酸鹼平衡，使人體pH值始終保持穩定。

5.內分泌功能：腎臟分泌多種激素，血管活性激素、腎素和前列腺素等，並可生成1,25-二羥維生素D_3及紅血球生成素。

《傷寒論》反覆比較，從「來頭不小」思之，漸能瞭解，掌握訣竅。

1.條文50.：「病按之痛『寸脈浮，關脈沉』曰結胸。」

2.條文491.：「『寸口脈微』曰陽不足灑淅惡寒，『尺脈弱』，名陰不足則發熱。」

3.條文329.：「下利，『寸脈反浮數、尺中自澀』必圊膿血。」

4.條文474.：「『脈來微去大，名反』，病在裏。『脈來頭小本大，名覆』，病在表。上微頭小則汗出；下微本大則關格不通，不得尿。頭無汗者可治，有汗者死。」

5.條文499.：「『寸脈下不至關，為陽絕：尺脈上不至關，為陰絕』，皆不治死也。」

6.條文500.：「陽氣前絕，陰氣後竭者，其人死身色必青；陰氣前絕，陽氣後竭者，其人死身色必赤，腋下溫心下熱。」

小博士解說

醫生診治命脈的分寸拿捏，仍以「呼吸」為首務，觀察：(1)呼吸速度快慢，(2)呼吸聲音大小輕重，(3)口腔一切不正常聲音。

脈動方向：脈浮者病在表，可發汗，病發熱、頭痛，脈反沉；若不差，身體疼痛，當溫其裏；沉者病在裏，不可發汗。

脈動速度：數者府也，數則為熱；遲者藏也，遲則為寒。

脈動品質：脈靜者為不傳；頗欲吐，若躁煩，脈數急者為傳。

診斷聲息與相關症狀

聲息	診斷	病情	病證評估
喘息（口鼻腔）	三焦	喘在上焦其息促（呼吸與循環），喘在中焦其息微數（消化與吸收），喘在下焦其息遠（排泄與生殖）	病證輕重緩急
鼻息（鼻腔）粗細	虛實	呼吸鼻息來去俱粗，其粗也平等（呼吸皆吃力）是實證；吸粗（吸入為肝與腎，營養狀況）呼不粗（呼出為心與肺，呼吸狀況），或呼粗吸不粗，或呼吸不粗，多虛證（非陽明實證），粗者喘之漸也	病證虛實新久
噦聲（口腔）	輕重	連聲噦者，中焦；噦聲斷續，時微時甚者，屬下焦。噦反應五臟六腑功能上的狀況，所發出的所有不正常聲音	病證治程長短

呼吸與腎氣盛衰

呼吸	呼吸氣息與腎氣盛衰
一藏無氣	人吸者隨陰入，呼者因陽出，今吸不能至腎，至肝而還，故知一藏無氣者，腎氣先盡
腎氣先盡	五藏腎最在下，吸氣是遠，若五十動不滿而一止者，知腎無所資，氣當先盡。盡猶衰竭也，衰竭則不能隨諸藏氣而上矣

✚ 知識補充站

《傷寒論》條文472.「呼吸者脈之頭」最為關鍵，「呼吸」是「脈動」最重要的，醫生診治最重要的就是觀察病人的「呼吸」。在生死關頭，要摸探病人鼻孔下有無氣息(呼吸功能)，再觸摸手腕及頸動脈脈動(血液循環功能)。《史記·扁鵲倉公列傳》記載：扁鵲診治虢太子，以「耳鳴」、「鼻張」和「股溫」救回虢太子。耳鳴診比望診鼻張與觸診股溫還珍貴，仔細聽聞患者的生命訊息，觸類旁通，可互相交替運用。

1-12 十二難：實實虛虛，損不足益有餘（參考八十一難）

1.五藏脈已絕於內，用針者反實其外。五藏脈已絕於外，用針者反實其內。內外之絕，何以別之？

2.五藏脈已絕於內者，腎肝氣已絕於內也，而醫反補其心肺。

3.五藏脈已絕於外者，其心肺脈已絕於外也，而醫反補其腎肝。

4.陽絕補陰，陰絕補陽，是謂實實虛虛，損不足益有餘。

如此死者，醫殺之耳。

《金匱要略》五臟之水：心水身重，肺水身腫，「身體」主呼吸與循環，肝水腹大不能轉側，脾水腹大四肢苦重，腎水腹大臍腫腰痛，「腹部」主消化與排泄。

《金匱要略》：「諸水，腰下腫，利小便；腰上腫，發汗乃愈。若身重汗出已輒輕，久久必身瞤胸中痛，從腰以上必汗出，下無汗，腰髖弛痛，如有物在皮中狀，劇者不能食，身疼重，煩躁，小便不利，為黃汗，桂枝加黃耆湯。」實實虛虛，損不足益有餘，醫反補其心肺之實，或反損其腎肝之虛，是失誤之治療。諸水二分腰際，給予利小便與發汗之治，橫膈膜與胸腰腹肌肉群之於吸與呼，盆膈膜肌肉群與腹部下腔靜脈之於二便，都是臨床診治要點。

脈將絕於外，先腰以上腫，當發汗(多活動)。心臟病造成的浮腫多為對稱性，多午後下肢開始浮腫，夜間則改善，多兩心室或右心室功能不良，日久將會瀰漫及大腿、外生殖器，或全身，顏面及上肢貯留較少；下肢浮腫多在穿鞋子不合腳，或步履沉重困難時發覺，發生初始時宜汗之，持續進行適量運動，以養護心臟，可降低浮腫現象。

脈將絕於內，多腰以下腫，當利小便(善飲食)。上肢浮腫常是穿戴帽子、手錶、戒指或握拿東西不靈活時發覺，多腎臟有礙；因體液循環不良，早上與晚上差異很大，尤其是生活作息不正常者更加明顯，旁人很容易觀察出其臉部浮腫與眼瞼沉重；其肇因多由心臟病、腎臟病、肝障礙、低蛋白血症、甲狀腺機能低下症、下肢靜脈功能不良，或淋巴回流不良等所引起。

小博士解說

《醫方集宜》：「虎口亂紋多，須知氣不和。色青驚積聚，下亂瀉如何。青黑慢驚發，入掌內吊多。三關急通過，此候必沉屙。」虎口三關脈紋是診斷三歲以下小兒的指掌脈紋，即小兒食指掌側靠拇指一側的「淺表靜脈」。

成人診寸口脈，是在「橈動脈」上的列缺穴、經渠穴和太淵穴；橈動脈由列缺穴(腕後一寸五分)、經渠穴(腕後一寸)下行，經太淵穴(腕關節橫紋外側)深處，無論成人或小兒，橈動脈的寸口脈與三關紋的淺表靜脈，都要切診、望診，互為參酌。臨床上，觸摸兼揉搓三關紋，有診斷兼治療的加值療效。

望診食指皮表與觸診骨節，是對嬰幼兒的重要診法，配合望診耳後瘈脈穴區(三十難：頭竅陰穴區)靜脈曲張情形，以及《少林銅人簿點斷》(十二難)眼白診，與大絡診(二十六難)，可精確掌握嬰幼兒的病證。

五臟水及其症狀

五臟水	症狀	診治穴道
心水	身重而少氣，不得臥，煩而躁，其人陰腫	內關、築賓
肝水	腹大，不能自轉側，脅下腹痛，時時津液微生，小便續通	太衝、曲池
肺水	身腫，小便難，時時鴨溏	尺澤、地機
脾水	腹大，四肢苦重，津液不生，但苦少氣，小便難	三陰交、照海
腎水	腹大，臍腫腰痛，不得溺，陰下濕如牛鼻上汗，其足逆冷，面反瘦	太溪

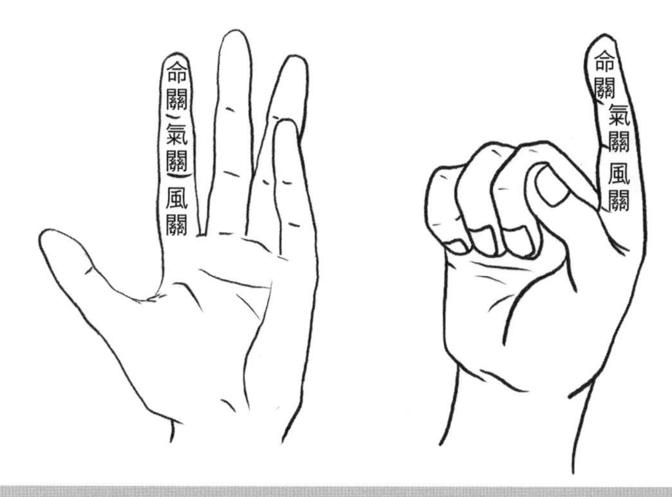

左手三關紋感應右天樞與升結腸、右手三關紋感應左天樞與降結腸

+ 知識補充站

虎口三關脈紋，食指掌側靠拇指一側的淺表靜脈，第一節為風關，第二節為氣關，第三節為命關。紋在風關，邪淺病輕；紋透氣關，邪較深；紋達命關，病重；若脈紋延伸至指端為「透關射甲」，病更重。

正常的指紋紅黃相兼，隱現於風關之內。紋紫為熱，淡紅為虛，青色為風、主痛，青兼紫黑是血絡瘀閉。指紋的變化可反應病變的輕重、淺深。

右手三關紋感應左天樞與降結腸，觀察排便狀況；左手三關紋感應右天樞與升結腸，觀察腸系吸收狀況。

1-13 十三難：色脈相勝與相生

經言見其色而不得其脈，反得相勝之脈者即死。得相生之脈者，病即自已。色之與脈當參相應，為之奈何？

1.五藏有五色，皆見於面，亦當與寸口、尺內相應。

2.色青，其脈當弦而急；

3.色赤，其脈浮大而散；

4.色黃，其脈中緩而大；

5.色白，其脈浮濇而短；

5.色黑，其脈沉濡而滑。

此所謂五色之與脈，當參相應也。

6.脈數，尺之皮膚亦數；

7.脈急，尺之皮膚亦急；

8.脈緩，尺之皮膚亦緩；

9.脈濇，尺之皮膚亦濇；

10.脈滑，尺之皮膚亦滑。

五藏各有聲色臭味，當與寸口、尺內相應，其不相應者病也。

《內經·邪氣藏府病形》：「見其色知其病，命曰明；按其脈知其病，命曰神；問其病知其處，命曰工。……色脈形肉不得相失也，故知一則為工，知二則為神，知三則神且明矣。」(1)色青脈弦，(2)赤者脈鉤，(3)黃者脈代，(4)白者脈毛，(5)黑者脈石。見其色不得其脈，反得相勝之脈，則死(難治)；得相生之脈，病易已。凡此變者，有微有甚。故善調尺(根，夜休息)，不待於寸(苗，晨養護)，善調脈(秀，日活動)，不待於色(實，暮收藏)；參合而行之者，為上工。

《內經·通評虛實論》：「邪氣盛則實，精氣奪則虛。氣虛者肺虛也，氣逆者足寒也。……重實者，言大熱病，氣熱脈滿，經絡皆實，是寸脈急而尺緩也，滑則從，濇則逆也。……脈氣上虛尺虛，是謂重虛。氣虛者，言無常也。尺虛者，行步恇然。脈虛者，滑則生，濇則死也。脈滿而實，實而滑則生，實而逆則死。脈實滿，手足寒，頭熱，脈浮而濇，濇而身有熱者死。形盡滿者，脈急大堅，尺濇而不應也，從則生，逆則死。所謂從者，手足溫也；所謂逆者，手足寒也。」

《內經·脈要精微論》：「脈小色不奪者新病；脈不奪，其色奪者久病；脈與五色俱奪者久病；脈與五色俱不奪者新病。肝與腎脈並至，其色蒼赤，當毀傷，不見血，已見血，濕若中水也。」

虎口三關脈紋，在兒科臨床及嬰幼兒居家護理方便又有效。小兒三歲以下，看虎口三關紋色。紫熱，紅傷寒；青驚風，白疳病；惟黃色隱隱，或淡紅隱隱，為常候也。至見黑色，則危矣。紋色在風關為輕，氣關漸重，命關尤重。紫色是熱，多外感與飲食問題，初用柴胡桂枝湯多見效。白色是疳病，多食飲問題，宜保和丸，並調整飲食習慣。淡紅色是傷寒，施予活人敗毒散，能見效。

小博士解說

虎口三關脈紋的食指淺表靜脈與食指動脈，同時反應食指之伸屈。嬰幼兒排便順暢與否、吸收能力強弱，都可從食指活動靈活度觀察，此與手食指動脈、淺表靜脈相關；同時，亦展現嬰幼兒腸道自體免疫力高低。從虎口三關脈之紋路及淺表靜脈變化，可知病之虛實輕重。壓按，指紋會消失，放開又復現，為虛；壓按，指紋不消失，為實；靜脈色淡紅為寒，色深紫為熱。小兒指紋的變化，可概括分類為「浮沉分表裏，紅紫辨寒熱，淡滯定虛實，三關測輕重」，嬰幼兒六個月以前以紅絲為多，六個月以後以青筋為多。

比較《內經》與《難經》五色相應脈象

五色	內經之脈象	難經之脈象
青	弦	弦而急
赤	鉤	浮大而散
黃	代	中緩而大
白	毛	浮濇而短
黑	石	沉濡而滑

《難經》與《內經》有關脈與寸口尺內之相應

出處	脈象
《難經》	五藏有五色，皆見於面，亦當與寸口尺內相應： 1. 脈數尺之皮膚亦數 2. 脈急尺之皮膚亦急 3. 脈緩尺之皮膚亦緩 4. 脈濇尺之皮膚亦濇 5. 脈滑尺之皮膚亦滑
《內經》	調其脈之緩急大小滑濇，肉之堅脆，而病變定矣： 1. 脈急尺之皮膚亦急 2. 脈緩尺之皮膚亦緩 3. 脈小尺之皮膚亦減而少氣 4. 脈大尺之皮膚賁而起 5. 脈滑尺之皮膚亦滑 6. 脈濇尺之皮膚亦濇

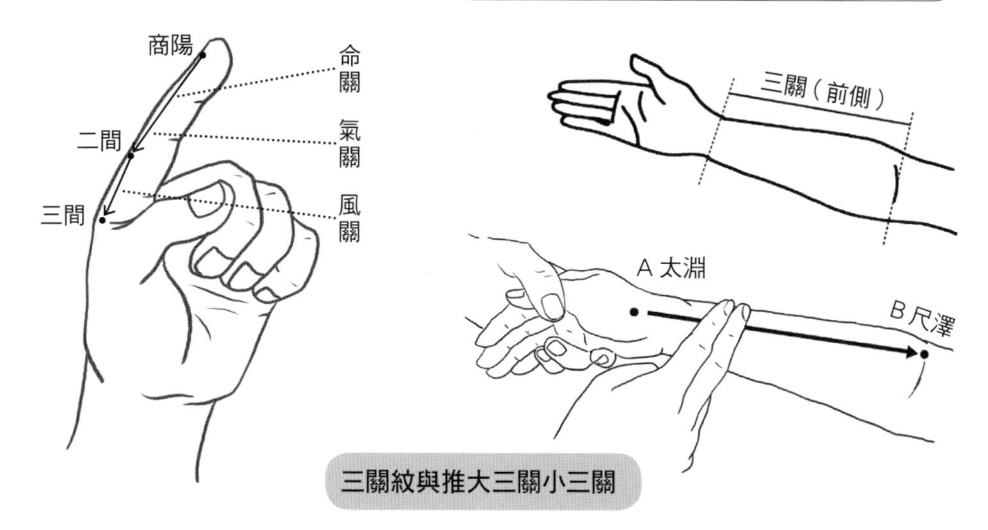

三關紋與推大三關小三關

＋ 知識補充站

從商陽穴區推揉到二間穴區與三間穴區，促進腸道蠕動，令排便順暢，稱為推小三關。商陽穴所出為井，二間穴所溜為滎，三間穴所注為滎，三間穴區色澤不良，腸道後天保養失調；二間穴區色澤不良，腸道現階段有狀況，暫時性排泄有礙；商陽穴區色澤不良，腸道先天體質及後天保養皆不佳，排泄狀況一向不順暢。

從太淵穴區A推揉到尺澤穴區B，強化肺經脈循行，舒緩呼吸方面問題，為推大三關。成人的二間穴區與三間穴區，出現青筋，多受痔瘡之苦，青色紋越深，內痔越嚴重，左側多虛，右側多實，左右側皆多為虛實並見。

1-14 十四難：脈有損至(參考二十一難)

1.至脈(1)一呼再至平，(2)三至離經，(3)四至奪精，(4)五至死，(5)六至命絕。

2.損脈(1)一呼一至離經，(2)再呼一至奪精，(3)三呼一至死，(4)四呼一至命絕。

3.至脈從下上，損脈從上下。損脈為病(1)一損皮毛，皮聚毛落，(2)二損血脈，血脈虛少，不榮五藏六府，(3)三損肌肉，肌肉消瘦，飲食不為肌膚，(4)四損筋筋緩不能自收持，(5)五損骨，骨痿不能起於床。反此者至於收病也。從上下者，骨痿不能起於床者死。從下上者，皮聚而毛落者死。

4.治損(1)損肺益其氣，(2)損心調其榮衛，(3)損脾調其飲食，適寒溫，(4)損肝緩其中，(5)損腎益其精。

5.(1)脈一呼再至，一吸再至，不大不小，曰平。(2)一呼三至，一吸三至，適得病；前大後小，頭痛目眩，前小後大，胸滿短氣。(3)一呼四至，一吸四至，病欲甚；脈洪大苦煩滿，沉細腹中痛，滑者傷熱，濇者中霧露。(4)一呼五至，一吸五至，當困，沉細夜加，浮大晝加，不大不小，雖困可治；有大小者難治。(5)一呼六至，一吸六至，死脈；沉細夜死，浮大晝死。(6)一呼一至一吸一至，曰損，人雖能行，猶當著床，血氣皆不足。(7)再呼一至，再吸一至，曰無魂，當死也，人雖能行，曰行屍。

6.上部有脈，下部無脈，當吐不吐者死。上部無脈，下部有脈，雖困無能為害。譬如人之有尺，樹之有根，枝葉雖枯槁，根本將自生。脈有根本，人有元氣，故知不死。

上部有脈下部無脈，當吐不吐者死，此脈象及症狀多為食道與飲食方面問題。腎臟與腎上腺的問題，才會出現下部無脈現象。上部無脈，下部有脈，腹腔沒問題，乃食道與飲食上一時的失調，雖對健康造成困擾，但不足為害。《金匱要略》：「脈病人不病，名曰行屍。無王氣，卒眩仆，不識人者，短命則死。人病脈不病，名曰內虛，雖困無害。」

一呼四至，一吸四至，脈洪大，陽脈多氣滯，多因臟器動脈運送不順暢，苦煩滿；沉細者，陰脈多血瘀，多因臟器靜脈回流不順暢，腹中痛。脈洪大與沉細，是脈動的形體感覺(偏靜態)，有粗細之不同。滑者，陽脈多溫熱，為傷熱；濇者，陰脈多寒涼。脈滑與濇(偏動態）是脈動的流動感覺。

一呼五至，一吸五至，沉細夜加，腦下垂體與副交感神經系統功能不良；浮大晝加，臟腑與交感神經系統功能不良。脈浮大與沉細，是脈動部位與形體感覺。不大不小雖困可治，有大小為難治。脈有大小(偏靜態）是血脈流動的管道其力道大小的表現。不大不小是寸口脈緩而遲，脈動緩和平穩有力。脈動不緩和平穩，時大時小，心臟與血管必有問題。

行屍與內虛之脈象及預後

病名	脈像	預後	注意事項
行屍	脈病人不病	以無王氣，卒眩仆，不識人者，短命則死	積極治病
內虛	人病脈不病	以無穀神，雖困無害	休息調養

辨證損脈與至脈

病名	脈走向	脈象及症狀	預後
至脈	從下而逆上 由腎而之肺	一呼再至曰平，三至曰離經，四至曰奪精，五至曰死，六至曰命絕 陽獨盛而至數多	皮聚而毛落者死
損脈	從上而行下 由肺而之腎	一呼一至曰離經，再呼一至曰奪精，三呼一至曰死，四呼一至曰命絕 陰獨盛而至數少	骨痿不能起於床者死

損脈為病之症狀及調理

損脈	狀症			治療及調理	
一損	損皮毛	損肺	皮聚而毛落，皺紋多，毛髮掉	益其氣	主氣，養宗氣
二損	損血脈	損心	血脈虛少，不能榮於五臟六腑，氣色不好	調其榮衛與血	主血脈，養營氣
三損	損肌肉	損脾	肌肉消瘦，飲食不能為，肌膚乾燥消瘦	調其飲食，適其寒溫	主受穀味，養中氣
四損	損筋	損肝	筋緩不能自收持，關節不靈活	緩其中，活動筋骨	怒傷肝，緩中。肝若急，以甘緩，養衛氣
五損	損骨	損腎	骨痿不能起於床，肢體沉重不堪	益其精與髓	主精，養精氣

1-15 十五難：四時脈弦鉤毛石

1.弦鉤毛石，四時脈。

(1)春脈弦，肝東方木，萬物始生，未有枝葉，脈之來，濡弱而長，曰弦。

(2)夏脈鉤，心南方火，萬物所盛，垂枝布葉，下曲如鉤，脈之來疾去遲，曰鉤。

(3)秋脈毛，肺西方金，萬物所終，草木華葉，皆秋而落，其枝獨在，若毫毛，脈之來，輕虛以浮，曰毛。

(4)冬脈石，腎北方水，萬物所藏，盛冬時，水凝如石，脈之來，沉濡而滑，曰石。

如有變奈何？

2.春脈弦，反者為病。

(1)氣來實強，是謂太過，病在外。

(2)氣來虛微，是謂不及，病在內。

(3)氣來厭厭聶聶，如循楡葉，曰平。

(4)益實而滑，如循長竿，曰病。

(5)急而勁益強，如新張弓弦，曰死。

(6)春脈微弦，曰平。

(7)弦多胃氣少，曰病。

(8)但弦無胃氣，曰死。春以胃氣為本。

3.夏脈鉤，反者為病。

(1)氣來實強，是謂太過，病在外。

(2)氣來虛微，是謂不及，病在內。

(3)其脈來累累如環，如循琅玕，曰平。

(4)來而益數，如雞舉足者，曰病。

(5)前曲後居，如操帶鉤，曰死。

(6)夏脈微鉤，曰平。

(7)鉤多胃氣少，曰病。

(8)但鉤無胃氣，曰死。夏以胃氣為本。

4.秋脈毛，反者為病。

(1)氣來實強，是謂太過，病在外。

(2)氣來虛微，不及，病在內。

(3)脈來藹藹如車蓋，按之益大，曰平。

(4)不上不下，如循雞羽，曰病。

(5)按之蕭索，如風吹毛，曰死。

(6)秋脈微毛，曰平。

(7)毛多胃氣少，曰病。

(8)但毛無胃氣，曰死。秋以胃氣為本。

5.冬脈石，反者為病。

(1)氣來實強，是謂太過，病在外。

(2)氣來虛微，是謂不及，病在內。

(3)脈來上大下兌，濡滑如雀之喙，曰平。

(4)啄啄連屬，其中微曲，曰病。

(5)來如解索，去如彈石，曰死。

(6)冬脈微石，曰平。

(7)石多胃氣少，曰病。

(8)但石無胃氣，曰死。冬以胃氣為本。

6.胃者，水穀之海，主稟四時，皆以胃氣為本，是謂四時之變病，死生之要會。脾者，中州也，其平和不可得見，衰乃見。來如雀之啄，如水之下漏，是脾衰見也。

《內經·玉機真藏論》：「治病察形氣色澤，脈之盛衰，病之新故，乃治之無後其時。形氣相得，可治；色澤以浮，易已。脈從四時，可治，脈弱以滑，有胃氣，曰易治，取之以時。形氣相失，難治；色夭不澤，難已；脈實以堅，益甚；脈逆四時，不可治。」「逆四時，春得肺脈，夏得腎脈，秋得心脈，冬得脾脈，甚至皆懸絕沉澀者，逆四時。未有藏形，於春夏而脈沉濇，秋冬而脈浮大，曰逆四時。」《內經·脈要精微論》：「持脈有道，虛靜為保。春日浮，如魚之遊在波；夏日在膚，泛泛乎萬物有餘；秋日下膚，蟄蟲將去；冬日在骨，蟄蟲周密，君子居室。故曰：知內者按而紀之，知外者終而始之。此六者，持脈之大法。」

醫者臨證當守而勿失，明察病形，辨別脈象，掌握病機，給予適宜的治療。

四時脈與萬物象之關連

四季	四時脈	臟腑五行	萬物之象	脈象	對應
春	弦	肝東方木	萬物始生，未有枝葉	濡弱而長	筋
夏	鉤	心南方火	萬物所盛，垂枝布葉，下曲如鉤	來疾去遲	血脈
秋	毛	肺西方金	萬物所終，草木華葉，皆秋而落	輕虛以浮	皮毛
冬	石	腎北方水	萬物所藏，盛冬之時，水凝如石	沉濡而滑	骨

四季脈象及其症狀

四季	脈象		症狀
春季	太過	實強	善忘，忽忽眩冒而巔疾
	不及	虛微	胸痛引背，下則兩脅胠滿
	平	厭厭聶聶，如循榆葉	弦而和。軟弱招招，如揭長竿末梢
	病	益實而滑，如循長竿	弦多胃氣少
	死	急而勁益強，如新張弓弦	但弦無胃氣
夏季	太過	實強	身熱而膚痛，為浸淫
	不及	虛微	煩心，上見欬唾，下為氣泄
	平	累累如環，如循琅玕	微鉤
	病	來而益數，如雞舉足	鉤多胃氣少
	死	前曲後居，如操帶鉤	但鉤無胃氣
秋季	太過	實強	逆氣而背痛，慍慍然
	不及	虛微	喘，呼吸少氣而欬，上氣見血，下聞病音
	平	藹藹如車蓋，按之益大	微毛
	病	不上不下，如循雞羽	毛多胃氣少
	死	按之蕭索，如風吹毛	但毛無胃氣
冬季	太過	實強	解，脊脈痛而少氣，不欲言
	不及	虛微	心懸如病飢，眇中清，脊中痛，少腹滿，小便變
	平	上大下兌，濡滑如雀之喙	微石，喘喘累累如鉤，按之而堅
	病	啄啄連屬，其中微曲	石多胃氣少，如引葛之益堅
	死	來如解索，去如彈石	如發奪索，辟辟如彈石

辨證平脈與衰脈

脈象	脈位	脈狀
平脈	平和不得見，其脈在中	脾寄王於四季，不得獨主於四時，四臟之脈平和，則脾脈在中
衰脈	乃見，來如雀之啄，如水之下漏	雀啄，脈至堅銳，而繼續不定，屋漏緩散，動而復止

1-16 十六難：五藏脈之內外證與病證

脈有三部九候，有陰陽，有輕重，有六十首，一脈變為四時，離聖久遠，各自是其法，何以別之？是其病，有內外證。其病為之奈何？

1.假令得肝脈，

(1)其外證善潔、面青、善怒。

(2)其內證臍左有動氣，按之牢若痛。

(3)其病四肢滿、閉癃、溲便難、轉筋。

有是者肝也，無是者非也。

2.假令得心脈，

(1)其外證面赤、口乾、喜笑(無意識形態的皮笑肉不笑)。

(2)其內證臍上有動氣，按之牢若痛。

(3)其病煩心，心痛，掌中熱而啘(同「噦」，乾嘔)。

有是者心也，無是者非也。

3.假令得脾脈，

(1)其外證面黃、善噫、善思、善味。

(2)其內證當臍有動氣，按之牢若痛。

(3)其病腹脹滿、食不消，體重節痛，怠惰嗜臥，四肢不收。

有是者脾也，無是者非也。

4.假令得肺脈，

(1)其外證面白、善嚏、悲愁不樂、欲哭。

(2)其內證臍右有動氣，按之牢若痛。

(3)其病喘咳，灑淅寒熱。

有是者肺也，無是者非也。

5.假令得腎脈，

(1)其外證面黑、喜恐、欠。

(2)其內證臍下有動氣，按之牢若痛。

(3)其病逆氣，少腹急痛，泄如下重，足脛寒而逆。

有是者腎也，無是者非也。

《內經‧玉機真藏論》：「真肝脈至，中外急，如循刀刃，責責然如按琴瑟弦，色青白不澤，毛折乃死。真心脈至，堅而搏，如循薏苡子累累然，色赤黑不澤，毛折乃死。真肺脈至，大而虛，如以羽毛中人膚，色白赤不澤，毛折乃死。真腎脈至，搏而絕，如指彈石辟辟然，色黑黃不澤，毛折乃死。真脾脈至，弱而乍數乍疏，色黃青不澤，毛折乃死。諸真藏脈見者，皆死不治也。」「五藏皆稟氣於胃，胃者五藏之本；藏氣者，不能自致於手太陰，必因於胃氣，乃至於手太陰；五藏各以其時自為，而至於手太陰。邪氣勝者，精氣衰，故病甚者，胃氣不能與之俱至於手太陰，故真藏之氣獨見，獨見者病勝藏也，故曰死。」

肝、心、脾、肺、腎五臟，當審視辨別其真臟脈象；同時，亦當驗其氣色、皮毛，以辨病證。再者，胃為五臟之本，五臟之氣皆受胃腑水穀所資生；綜而言之，脈必始於肺手太陰經脈，而後行之於其他各經脈；且必需有胃氣充盈，始能促使五臟之氣流會於肺經。一旦，病氣勝過五臟精氣，病甚也。

小博士解說

《傷寒論》脈診薈萃了《內經》的精華，條文480.：「陽脈浮大而濡，陰脈浮大而濡，陰脈與陽脈同等者，名曰緩也。」緩脈為陰脈與陽脈「同等」，都是「浮大而濡」。條文479.：「寸口脈，浮為在表，沉為在裏，數為在府，遲為在藏。假令脈遲，此為在藏也。」「遲脈在藏」不是正常脈。條文476.「緩而遲」是常人脈。此即因為胃氣充盈，而促使五臟之氣流會於肺經脈。

比診五臟脈之內外證

五臟脈	內外證		病理現象
肝脈（弦脈）	外證	善潔，面青，善怒	肝與膽合，清淨之府，將軍之官，肝色青
	內證	臍左有動氣，按之牢若痛	左肝之部，其動氣，按之堅牢而不移，或痛
	症狀	四肢滿，閉癃，溲便難，轉筋	肝氣惱鬱，風淫末疾，厥陰脈，循陰器，肝主筋
心脈	外證	面赤，口乾，喜笑	無意識形態的皮笑肉不笑
	內證	臍上有動氣	按之牢若痛
	症狀	煩心，心痛，掌中熱而啘（同「噦」，乾嘔）	掌中，手心主脈所過之處，蓋真心不受邪，受邪者手心主，乾嘔，心病則火盛
脾脈	外證	面黃，善噫，善思，善味	寒氣客於胃，厥逆從下上散，復出於胃，故為噫
	內證	當臍有動氣	按之牢若痛
	症狀	腹脹滿，食不消，體重節痛，怠墮嗜臥，四肢不收	脾主四肢
肺脈	外證	面白，善嚏，悲愁不樂，欲哭	陽氣和利，滿於心，出於鼻
	內證	臍右有動氣	按之牢若痛
	症狀	喘欬，灑淅寒熱	肺主皮毛
腎脈	外證	面黑，善恐，欠	腎氣不足，恐；陰陽相引，欠
	內證	臍下有動氣	按之牢若痛
	症狀	逆氣，少腹急痛，泄如下重，足脛寒而逆	泄而下重，少陰泄

✚ 知識補充站

頭部有頭上五行，共二十五個穴道。在後腦下、枕骨與第一頸骨間有風府穴，其上三寸有強間穴，強間穴下一點五寸是腦戶穴，此共約三寸的部位，是正當腦幹位置，為頭上五行穴群中之主幹穴區。經常在此穴區梳頭、按摩，藉此刺激、保健腦幹；同時，一併按摩至風府穴下零點五寸的啞門穴（在第一、二頸椎間），則活絡枕骨下的靜脈，進而促進頭顱內動脈循環。

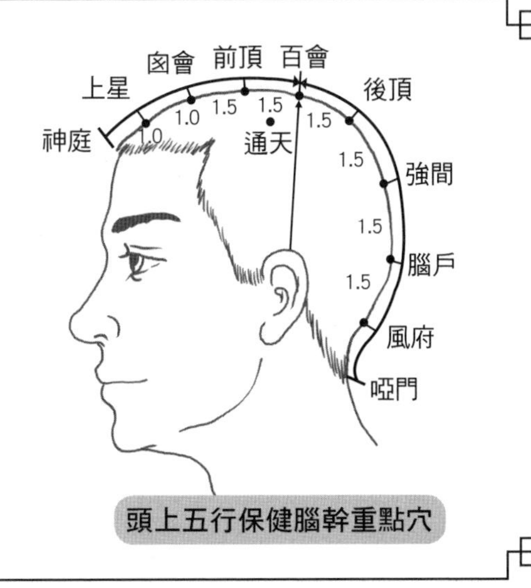

頭上五行保健腦幹重點穴

1-17 十七難：切脈知死生存亡

經言病或有死，或有不治自愈，或連年月不已，其死生存亡，可切脈而知之耶？

1.閉目不欲見人，脈當得肝脈，強急而長，反得肺脈浮短而濇者，死。

2.開目而渴，心下牢，脈當得緊實而數，反得沉濡而微者，死。

3.若吐血，復鼽衄血，脈當沉細，反浮大而牢者，死。

4.若譫言妄語，身當有熱，脈當洪大，反手足厥逆，脈沉細而微者，死。

5.若大腹而泄者，脈當微細而濇，反緊大而滑者，死。

《內經·脈要精微論》：「五藏者，中之守也。中盛藏滿，氣勝傷恐者，聲如從室中言，是中氣之濕也。言而微，終日乃復言者，此奪氣也。衣被不斂，言語善惡不避親疏者，此神明之亂也。倉廩不藏者，是門戶不要也。水泉不止者，是膀胱不藏也。得守者生，失守者死。」

《內經·大惑論》：「五藏六府精氣，皆上注於目而為之精。精之窠為眼，骨之精為瞳子，筋之精為黑眼，血之精為絡，其窠氣之精為白眼，肌肉之精為約束，裹擷筋骨血氣之精而與脈並為系，上屬於腦，後出於項中，故邪中於項，……隨眼系入腦而腦轉，腦轉引目系急則目眩以轉。」「精散則視岐，視岐見兩物。目者營衛魂魄所常營，神氣之所生，故神勞則魂魄散、志意亂；是故瞳子黑眼，法於陰，白眼赤脈，法於陽。陰陽合傳而精明。目者心使也，心者神之舍也，故神精亂而不轉，卒然見非常處，精神魂魄不相得，故曰惑。」「善治此諸邪，先其藏府，誅其小過，後調其氣，盛者瀉之，虛者補之，必先明知其形志之苦樂，定乃取之。」

五臟六腑的精氣通於目，都統於心，所以目為心所使；心又為神(腦)所舍，如果心神亂則眼睛不轉、不靈活，以致精神魂魄（身心靈）散不相得，是為惑，將難以明辨病證。

《內經·三部九候論》：「瞳子高者，太陽不足；戴眼者，太陽已絕，此決死生之要，不可不察也。」

海綿靜脈竇是一對重要硬腦膜竇，位於蝶竇和垂體兩側，前達眶上裂內側部，後至顳骨岩部尖端。左右海綿靜脈竇環繞垂體，竇內側壁是一纖維層，有頸內動脈和交感神經經過。內皮與頸內動脈下外側之間，有外旋神經通過。其下壁，以薄骨片與蝶竇相隔。竇內有許多結締組織小樑柱，將竇腔分隔成許多互相交通的小腔隙。當海綿靜脈竇栓塞時，或竇內的結構、功能有狀況，會出現眼球僵直、轉動不靈活的現象。

小博士解說

眼球上直肌與下直肌，結構上與動眼神經、間腦、中腦牽繫的角膜、虹膜、網膜、眼球結膜相關。上眼瞼有提上眼瞼肌（即眼皮），由動眼神經控制。眼外肌的上直肌、下直肌、內直肌、下斜肌由動眼神經所控，外直肌屬於外旋神經，上斜肌屬於滑車神經。外旋神經的線路很長，涵蓋了間腦與中腦間的四條神經，如果神經鏈營養不足，眼睛比較木澀；神經鏈營養嚴重不足，多伴見嚴重的臟腑疾病。中國相書上以眼睛能靈活運轉之龍眼、鳳眼觀人論事，這種眼睛因營養充分達到深處，外直肌、外旋神經及腦部都能健康運作。

眼外肌的肌肉群

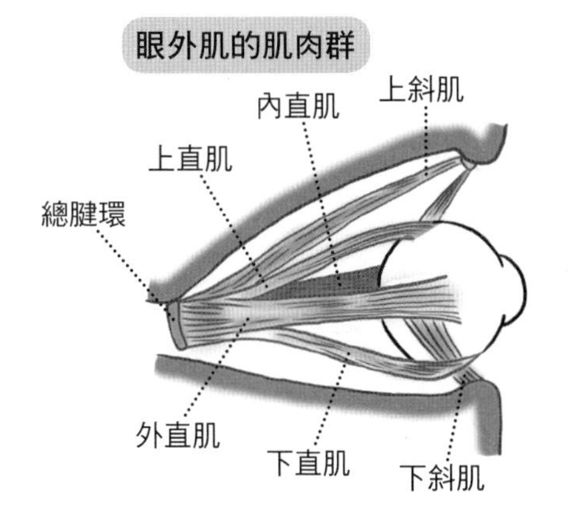

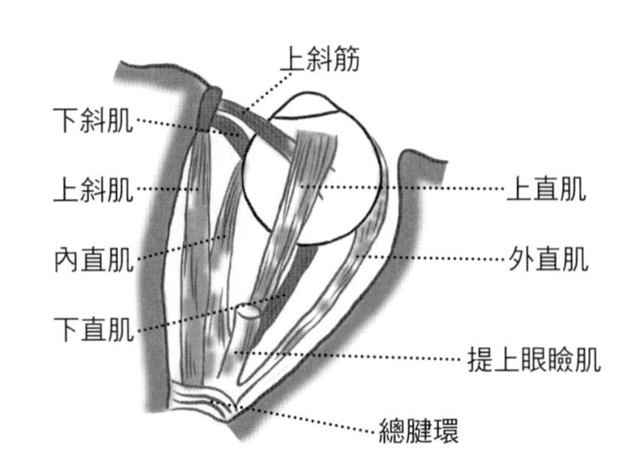

切脈知生死及脈象之守

病證	當得之脈	反脈必死	口訣
閉目不欲見人	強急而長（當得肝脈）	浮短而濇（反得肺脈）-金剋木	閉不見肝，強急長；浮濇而短，金剋木
開目而渴，心下牢者	緊實而數	沉濡而微 - 病實脈虛	開渴心牢，緊實數；沉濡而微，脈反虛
吐血，復鼽衄血	沉細	浮大而牢 - 脫血脈實	吐血鼽衄，脈沉細；浮大而牢，脈反實
譫言妄語，身當有熱	洪大	脈沉細而微，手足厥逆 - 陽病見陰脈	譫言妄語，熱洪大；沉細而微，陽見陰
大腹而泄	微細而濇	緊大而滑 - 泄而脈大	大腹而泄，微細濇；緊大而滑，泄反大

+ 知識補充站

海綿靜脈竇內有頸內動脈和部分腦神經通過，通過其外側壁內層中的腦神經，由上而下有第三對腦神經——動眼神經（源自中腦，支配眼球外肌肉的內直、上直、下直、下斜肌，及提上眼瞼肌）、第四對腦神經——滑車神經（為最細的腦神經，支配上斜肌），以及第五對腦神經——三叉神經（視神經之外最大的一對腦神經，由橋腦側面發出之後，分眼支、上頷支、下頷支三分支，供應臉、牙齒、口腔、鼻腔及舌頭前三分之二的感覺，並支配源自第一對咽弓的骨骼肌，如顳肌、嚼肌，及眼神經和上頷神經，都是與眼睛相關的腦神經，說明五臟六腑的精氣，透過肝經脈與督脈會於巔，以及膀胱經脈從巔頂絡腦，必通達於目。

1-18 十八難：三部九候與積聚痼疾

1.脈有三部，部有四經。手有太陰、陽明，足有太陽、少陰，為上下部，何謂也？

(1)手太陰、陽明金也，足少陰、太陽水也。金生水，水流下行而不能上，故在下部。

(2)足厥陰、少陽木也，生手太陽、少陰火，火炎上行而不能下，故為上部。

(3)手心主、少陽火，生足太陰、陽明土，土主中宮，故在中部。

此皆五行子母更相生養者也。

2.脈有三部九候，各何所主之？

(1)三部者，寸關尺；

(2)九候者，浮中沉。

(3)上部法天，主胸以上至頭之有疾；

(4)中部法人，主膈以下至臍之有疾；

(5)下部法地，主臍以下至足之有疾也。審而刺之者。

3.人病有沉滯久積聚，可切脈而知之耶？

(1)診在右脅有積氣，得肺脈結。

(2)脈結甚則積甚，結微則氣微。

4.診不得肺脈，而右脅有積氣者，何也？肺脈雖不見，右手脈當沉伏。

5.其外痼疾同法耶？將異也？

(1)結者，脈來去時一止，無常數，名曰結。

(2)伏者，脈行筋下。

(3)浮者，脈在肉上行。左右表裏，法皆如此。

6.假令脈結伏者，內無積聚，脈浮結者，外無痼疾；有積聚脈不結伏，有痼疾脈不浮結，為脈不應病，病不應脈，是為死病。

《內經‧三部九候論》知病脈，診積聚痼疾：「三部有下部、有中部、有上部；部各有三候，有天有地有人。上部天，兩額之動脈，候頭角之氣；上部地，兩頰之動脈，候口齒之氣；上部人，耳前之動脈，候耳目之氣。中部天手太陰，以候肺；中部地手陽明，以候胸中之氣；中部人手少陰，以候心。下部天足厥陰，以候肝；下部地足少陰，以候腎；下部人足太陰，以候脾胃之氣。神藏五，形藏四，合為九藏。五藏已敗，色必夭，夭必死。」

「察九候獨小者病，獨大者病，獨遲者病，獨熱者病，獨寒者病，獨疾者病，獨陷下者病。」

「九候之相應，上下若一，不得相失，一候後則病；二候後則病甚；三候後則病危。所謂後者，應不俱也。……必先知經脈，然後知病脈，真藏脈見者勝死。足太陽氣絕者，足不可屈伸，死必戴眼。」

「先度其形之肥瘦，以調其氣之虛實，實則瀉之，虛則補之。必先去其血脈而後調之，無問其病，以平為期。形盛脈細少氣不足以息者危；形瘦脈大，胸中多氣者死；形氣相得者生；參伍不調者病；三部九候皆相失者死；上下左右之脈，相應如參舂者病甚；上下左右相失，不可數者死；中部之候雖獨調，與眾藏相失者死；中部之候相減者死；目內陷者死。」

「九候之脈皆沉細懸絕者為陰，主冬，故以夜半死；盛躁喘數者為陽，主夏，故以日中死；寒熱病者，以平旦死；熱中及熱病者，以日中死；病風者，以日夕死；病水者，以夜半死。其脈乍疏乍數、乍遲乍疾者，日乘四季死。形肉已脫，九候雖調猶死。七診雖見，九候皆從者不死。所言不死者，風氣之病及經月之病，似七診之病而非也，故言不死。若有七診之病，其脈候亦敗者死矣，必發噦噫。必審問其所始病，與今之所方病，而後各切循其脈，視其經絡浮沉，以上下逆從循之。其脈疾(緩和有力)者不病，其脈遲(慢而無力)者病，脈不往來者死，皮膚著者死。」

從脈象或症狀評估病之安危

症狀	病狀評估	調病治則
形盛脈細，少氣不足以息	危	《內經・三部九候論》先度其形之肥瘦，以調其氣之虛實，實則瀉之，虛則補之。必先去其血脈而後調之，無問其病，以平為期
形瘦脈大，胸中多氣	死	
形氣相得	生	
參伍不調	病	
三部九候皆相失	死	
上下左右之脈，相應如參舂	病甚	
上下左右相失，不可數	死	
中部之候雖獨調，與眾藏相失	死	
中部之候相減	死	
目內陷	死	

從脈象或症狀評估諸病之死期

脈象或症狀	諸病有死期	調病治則
九候之脈皆沉細懸絕者為陰，主冬	以夜半死	《內經・三部九候論》必審問其所始病，與今之所方病，而後各切循其脈，視其經絡浮沉，以上下逆從循之
盛躁喘數者為陽，主夏	以日中死	
寒熱病者	以平旦死	
熱中及熱病者	以日中死	
病風者	以日夕死	
病水者	以夜半死	
形肉已脫	九候雖調猶死	
其脈乍疏乍數、乍遲乍疾	日乘四季死	
風氣之病及經月之病	似七診之病而非也，故言不死	
	其脈候亦敗者死矣，必發噦噫	
脈疾者（緩和有力）	不病	
脈遲者（慢而無力）	病	
脈不往來者	死	
皮膚著者（骨已乾枯）	死	

✚ 知識補充站

《內經・三部九候論》：「以左手，足上去踝五寸按之，庶右手，足當踝而彈之。其應過五寸以上，蠕蠕然者不病；其應疾中手渾渾然者病；中手徐徐然者病。其應上不能至五寸，彈之不應者死。脫肉身不去者死；中部乍疏乍數者死；脈代而鉤者病在絡脈。」足外踝上五寸光明穴，或手腕上五寸支正穴，察其脈動情形，診察肝、脾、腎、心、肺。

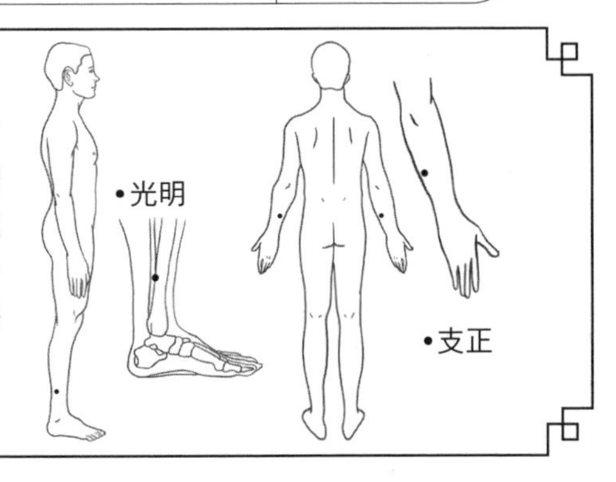

1-19 十九難：男脈與女脈

脈有逆順，男女有常，而反者。
1.男子生於寅，寅為木，陽也。
2.女子生於申，申為金，陰也。
3.男脈在關上，女脈在關下。
(1)男子尺脈恆弱，女子尺脈恆盛，是其常。
(2)反者，男得女脈，女得男脈。其為病。
4.男得女脈為不足，病在內，
(1)左得之病則在左，
(2)右得之病則在右，隨脈言之也。
5.女得男脈為太過，病在四肢，
(1)左得之病則在左，
(2)右得之病則在右，隨脈言之。

《內經·熱病》：「男子如蠱(氣脹之病)，女子如怚(血鬱之病，月經之阻)，身體腰脊如解，不欲飲食，先取湧泉見血，視跗上盛者，盡見血也。」男子氣脹與女子血鬱，肢體障礙嚴重時，刺腳底湧泉見血，再取腳背上的血絡（青筋），盡針砭見血，大小隱靜脈回流立即順暢，腹腔臟器問題隨之改善。

《內經·五色》：「男子色在於面王，為小腹痛，下為卵痛，其圜直為莖痛，高為本，下為首，狐疝㿉陰之屬。女子在於面王，為膀胱子處之病，散為痛，摶為聚，方圓左右，各如其色形，其隨而下，至胝為淫，有潤如膏狀，為暴食不潔。左為左，右為右，其色有邪，聚散而不端，面色所指者也。色者，青黑赤白黃。」望診鼻頭、鼻翼及鼻柱等，男人察小腹、睪丸與外生殖器的功能狀況；女人察膀胱、子宮與卵巢的功能狀況。

《內經·玉版論要》：「容色見上下左右，各在其要。其色見淺者，湯液主治，十日已。其見深者，必齊主治，二十一日已。其見大深者，醪酒主治，百日已。色夭面脫，不治，百日盡已。脈短氣絕死，病溫虛甚死。色見上下左右，各在其要。上為逆，下為從。女子右為逆，左為從；男子左為逆，右為從。易，重陽死，重陰死。陰陽反他，治在權衡相奪，奇恒事也，揆度事也。」望診臉色，上下左右有其要領，色見淺者，湯液十日已。色見大深者，醪酒百日已。色夭面脫不治，百日盡已，臉色不佳，男左女右都是難上加難。

《內經·大奇論》：「胃脈沉鼓濇，胃外鼓大，心脈小堅急，皆鬲偏枯。男子發左，女子發右，不瘖，舌轉，可治，三十日起，其從者瘖，三歲起，年不滿二十者，三歲死。」胃脈沉鼓濇，與心脈小堅急，皆膈偏枯，多見於腦心血管疾病者，病多男左女右。舌咽言語吞嚥正常者，可治；舌咽言語吞嚥不正常者，難治。

小博士解說

《內經·五閱五使》其重要醫論在於「脈出於氣口，色見於明堂」，明堂（鼻子)顏色亮黯在望診上至為重要。鼻子亮，大小便通暢；鼻子黯，即使沒病，因為頭部供氧不足，顏面頸外靜脈回流不良，造成頸外動脈血液無法正常上達腦部，只到臉部與頸部，以致經常腦思不清楚，講話條理不清，時有失神現象。

頸內動脈上行到眼動脈後，部分透過網膜動脈成為眼靜脈，進到海綿靜脈竇到腦部，經過枕部的枕靜脈，再從後腦到頸內靜脈回來，頸內靜脈與頸外靜脈合為頸靜脈，回上腔靜脈再回心臟。因此，眼睛清澈者，動脈送達及靜脈回流皆正常。

男脈與女脈的差異

性別		五行	脈象		症狀
男	陽	寅木	關上	尺脈恆弱	得女脈為不足，病在內
女	陰	申金	關下	尺脈恆盛	得男脈為太過，病在四肢

肢體腫與痛的辨證

症狀	病因	辨證	病理
先腫後痛	組織液不通，致使神經系統出現問題→形傷氣	一動就不痛，久不動又痛	靜脈栓塞
		動久則痛	動脈栓塞
		動與不動都痛，或動不痛動久又痛；或不動就痛，動一動又不痛，再動又痛	靜脈與動脈皆栓塞
先痛後腫	先神經系統出現問題，造成組織液不通→氣傷形	先痛再腫，不動也痛	神經系統出問題
		不動有點痛，動了很痛	神經系統正在病化中
		不動很痛，多動較不痛	神經系統在改善中

+ 知識補充站

《內經·五閱五使》：「鼻者肺之官，目者肝之官，口脣者脾之官，舌者心之官，耳者腎之官。」臨床上，懷孕7至8個月的孕婦，人中區域膚色黯濁，是鼻與口脣所對應的肺(呼吸)與脾(營養)有狀況。人中、上唇、下唇、鼻唇溝（法令紋）、頤唇溝等，綜合以觀察呼吸（鼻孔）、大腸與胃的營養狀況（兩唇）。

《內經·五色》「女子在於面王，為膀胱子處之病，……各如其色形。」面王之下是人中，孕婦人中區膚色深黯，鼻子呼出的多有寒氣，臨床上有很高的比例必需安胎靜養；多因肝、脾、腎三經脈循環不順暢，其周邊相關靜脈回流不良，以致心臟乏力顧及胎兒，胎盤無法正常滋養胎兒，子宮可能出現異常收縮，有早產之虞。

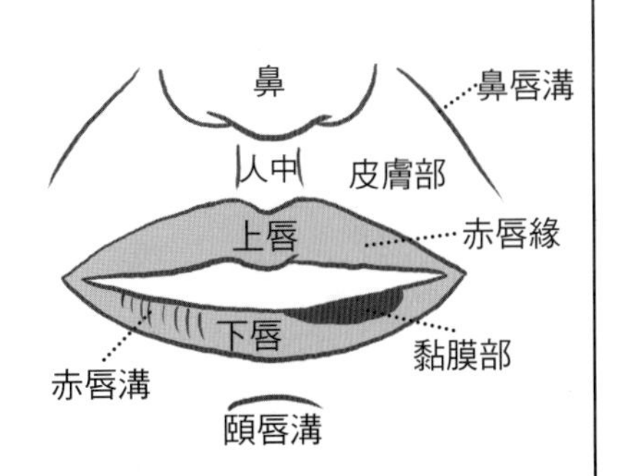

面王望診人中、上唇、下唇、鼻唇溝（法令紋）、頤唇溝

調理方式，令孕婦正坐，臀部貼靠椅背，兩腳併攏，腳跟抬起，大拇趾著地，刺激太衝、太白、太溪及三陰交等穴區；持續一分鐘後，臉色多可好轉，脈象趨於正常，腹部僵硬抽搐感可明顯降低。

1-20 二十難：脈有伏匿(參考四難、五十九難)

脈有伏匿，伏匿於何藏而言伏匿耶?
1.謂陰陽更相乘，更相伏。
2.脈居陰部反陽脈見者，為陽乘陰。
3.脈雖時沉濇而短，陽中伏陰。
4.脈居陽部反見陰脈見者，為陰乘陽。
5.脈雖時浮滑而長，陰中伏陽。
6.重陽者狂，重陰者癲。
7.脫陽者見鬼，脫陰者目盲。

三難：「脈有陰陽相乘，外關內格陰乘之脈。內關外格陽乘之脈。」四難：「寸口有六脈，謂浮沉(表裡)長短(實虛)滑濇(順逆)。浮、滑、長者陽，沉、短、濇者陰。一陰三陽脈來浮滑而長，時一沉。一陽三陰脈來沉濇而短，時一浮。」脈居陰部反陽脈見，為陽乘陰，即一陰三陽，脈來浮滑而長時一沉。脈居陽部反陰脈見，為陰乘陽，即一陽三陰，脈來沉濇而短時一浮。

《傷寒論》脈浮者，病在表，可發汗，宜麻黃湯。脈浮而數者，可發汗，宜麻黃湯。病發熱、頭痛，脈反沉，若不差，身體疼痛，當溫其裏，宜四逆湯。麻黃湯有八條文，四逆湯有十三條文，二十一條條文聚焦於條文58.「脈浮」、條文65.「脈反沉」，脈浮在表宜麻黃湯，脈沉在裏宜四逆湯，脈不浮不沉而平和，要養元氣保安康。

《內經．脈要精微論》「衣被不斂，言語善惡，不避親疏，神明之亂也」，是胃經脈失守，是營養方面出問題，造成「骭厥」以致「善呻數欠，顏黑，病至則惡人與火，聞木聲則惕然而驚，心欲動，獨閉戶塞牖而處，甚則欲上高而歌，棄衣而走」。

《內經．宣明五氣》：「五邪所亂，邪入於陽則狂。」

《內經．本神》：「肺喜樂無極則傷魄，魄傷則狂，狂者意不存人。」

《內經．至真要大論》：「諸躁狂越，皆屬於火(心)。」

《內經．脈解》：「陽盡在上，而陰氣從下，下虛上實，故狂巔疾也。」

《內經．病能論》：「治之，奪其食即已，……使之服以生鐵落為飲。」

《內經．寒熱病》：「足太陽有通項入於腦者，正屬目本，名曰眼系。頭目苦痛，取之在項中兩筋間。入腦乃別陰蹻、陽蹻，陰陽相交，陽入陰，陰出陽，交於目銳眥，陽氣盛則瞋目，陰氣盛則瞑目。」腎經脈失守，精神情志有礙，造成「骨厥」以致「飢不欲食，面如漆柴，咳唾則有血，喝喝而喘，坐而欲起，目𥆨𥆨如無所見，心如懸，若飢狀。氣不足則善恐，心惕惕如人將捕之，是為骨厥」。

《內經．癲狂》：「筋癲疾者，身倦(拘)攣，(脈)急大，刺項大經之大杼脈(骨之所會)。脈癲疾者，暴仆(突然仆倒)，四肢之脈皆脹而縱，脈滿，盡刺之出血；(脈)不滿，灸之挾項太陽(天柱)，灸帶脈於腰，相去三寸。」膀胱經脈主「筋」所生病者(自律神經失調)，「痔瘧狂癲疾」、「頭顖項痛」；胃經脈主「血」所生病者(腦血管病變)，「狂瘧溫淫汗出」、「鼽衄，口喎唇胗」。

小博士解說

重陰者癲，精神情志方面出問題；重陽者狂，身體營養方面出問題。脫陽者見鬼，脫陰者目盲，胃經脈「骭厥」可能出現驚恐閃爍不定的眼神，是無法凝神的。腎經脈「骨厥」會出現目𥆨𥆨如無所見，眼神是空洞無神的。

大杼穴是治筋脈癲疾要穴

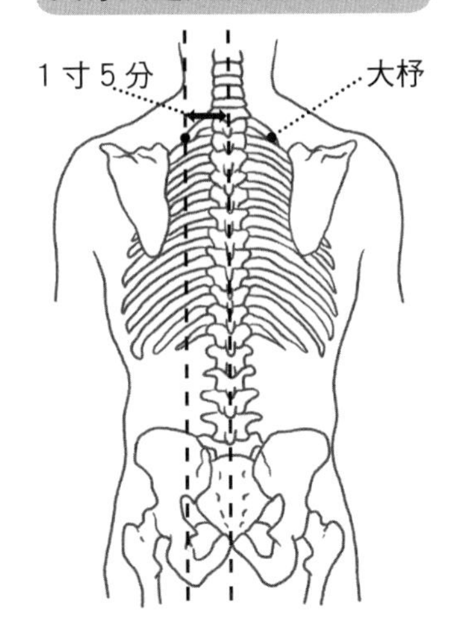

陰陽更相乘相伏

症狀	脈象			相乘	相伏
陽中伏陰	脈居陰部反陽脈見	陽乘陰	沉濇而短	猶乘車之乘，出於其上也	猶伏兵之伏，隱於其中
陰中伏陽	脈居陽部反陰脈見	陰乘陽	浮滑而長		

脫陽脫陰

	脫陰	脫陽
症狀	陰盛而極，陽之脫	陽盛而極，陰之脫
	目盲	見鬼
	鬼為幽陰之物，故見之	一水不能勝五火
	氣不守	血不榮

＋ 知識補充站

嚴重瘋狂是癲狂，是精神失常疾病，因七情內傷、飲食失節、稟賦不足，以致痰氣鬱結、臟氣不平、陰陽失調、閉塞心竅、神機逆亂。病位在心與肝、膽、脾、胃。癲病以精神抑鬱、表情淡漠、沉默癡呆、語無倫次、靜而多喜為特徵，治以理氣解鬱，暢達氣機；狂病以精神亢奮、狂躁不安、喧擾不寧、罵詈毀物、動而多怒，宜降火豁痰以治其標。移情易性是防病治病之需，也是防止病情反覆發作或發生意外的措施。二者在臨床症狀上很難截然分辨，又相互轉化，故以癲狂並稱。

1-21 二十一難：形病與脈病(參考十四難)

1.形病、脈不病，曰生。

2.脈病、形不病，曰死。

3.人形病脈不病，非有不病者也，謂息數不應脈數也。

(一)氣血先後病

1.邪入於氣，氣屬陽應於表，形先病而息先亂，脈隨後應之，非脈能不病。形先病而息數不應脈數，病在表與腑者生，多會痊癒。

2.邪入於血，血屬陰隱於裏，形後病而息後亂，脈已病，非形能不病。脈先病而脈數不應息數，病在裏與臟者死，多預後不良。

(二)五臟受病

1.肺主氣，心主脈，心肺主息脈通天氣，邪不可中，邪中則息脈不相應，形雖不病，當知死，多預後不良。

2.脾主肌肉，肝主筋，腎主骨；腎、肝、脾皆主其形，皆通地氣，邪中則害其形，脈不病，當知生，多會痊癒。

(三)脈遲數之病

1.形病者，五臟損形體羸瘦，氣微。脈反遲(緩)，脈與息不相應，當知生，病多會痊癒。

2.脈病者，脈數至(躁)已病，人雖未頭痛寒熱，方病不久，病多會痊癒。

(四)形志之病

1.人形病脈不病，形苦志樂，勞形於事，肌體瘦羸。脈息俱常，呼吸大小雖合常經，息數必違此法，病多會痊癒。

2.脈病形不病者，其人必外多眷慕，內結想思，脈病形安，形樂志苦以致傷，脈息反常，過猶不及，乍遲乍數，病多預後不良。

診脈之綱領：

1.寸口三部分臟腑，有力無力分虛實。

2.脈動分浮、沉、遲、數。浮沉分表裏，遲數分寒熱。浮為表，數即有熱，有力為實熱，無力為虛熱，浮數無力為表有虛熱，多見於一時過勞，充分休息即可恢復。

《內經·邪氣藏府病形》病之六變者，五臟所生變化之病形，有急緩、大小、滑濇，刺之六脈(脈形之勢急緩，脈形之體大小，脈形之質滑濇)：

1.急(脈形之勢，非數脈)者多寒；刺急者，深內久留之。

2.緩(脈形之勢，非遲脈)多熱；刺緩者，淺內疾發針，以去其熱。

3.大者多氣少血；刺大者，微瀉其氣，無出其血。

4.小者血氣皆少，陰陽形氣俱不足，勿取以針，調以甘藥。

5.滑者陽氣盛，微有熱；刺滑者，疾發(進)針而淺內之，瀉其陽氣而去其熱。

6.濇者多血少氣，微有寒。刺濇者，必中其脈，隨其逆順而久留之，必先按而循之，已發(出)針，疾按其痏，無令其血出，以和其脈。

小博士解說

太衝穴與太白穴最保安康，肝經脈的太衝穴，在大拇趾與第二趾之間，與脾經脈的太白穴，兩穴分別位在第一蹠骨內側與外側。在考古學上，第一蹠骨記錄著個人過去千變萬化的成長、病變歷程；在現代醫技X光線等的檢視下，一覽無遺。無論站立、行走、坐臥，只要屈曲腳趾，尤其是大拇趾用力，促動屈拇長肌與屈拇短肌，就會刺激太衝穴與太白穴，促進肝、脾經脈循環，大益身心。

形病與脈病之醫理比較

形病脈病	《難經》	仲景	現代醫學
人病脈不病	生，非有不病者也，謂息數不應脈數也	內虛，以無穀氣，雖神困無苦	形體憔悴，精神昏憒，食不美，脈得四時之從，無過與不及之偏
脈病人不病	死	行屍，以無王氣，卒眩仆不識人，短命則死	形體安和，脈息乍大乍小，或至或損，弦緊浮滑，沉濇不一，脈息與形不相應

陰陽表裏寒熱虛實不同病證之主要脈狀

表裏	浮脈（皮膚、近）	正常	沉脈（遠） 末梢血管
血管斷面	末梢血管擴張	正常	末梢血管收縮
氣的固攝作用	小	正常	大

虛實	實脈（心臟）		虛脈
心拍出力	強	正常	弱
最高血壓	高	正常	低
氣的推動作用	大	正常	小

寒熱	數脈		遲脈
脈搏數	多	正常	少
血流速度	速	正常	遲
氣的推動作用	大	正常	小

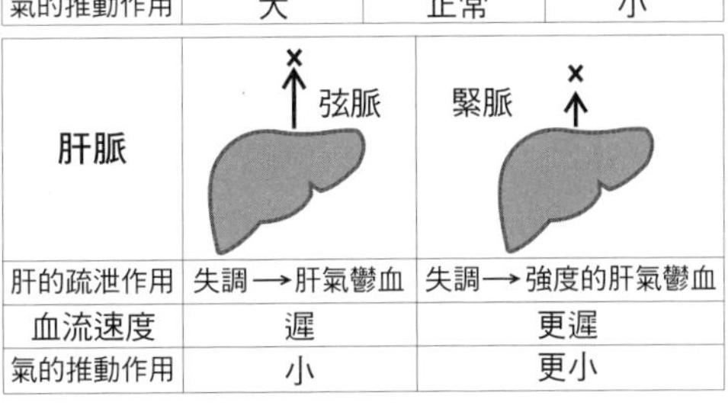

肝脈	弦脈	緊脈
肝的疏泄作用	失調 → 肝氣鬱血	失調 → 強度的肝氣鬱血
血流速度	遲	更遲
氣的推動作用	小	更小

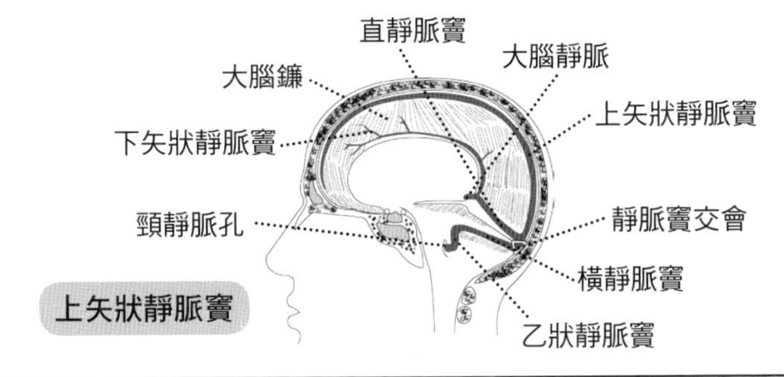

上矢狀靜脈竇

+ 知識補充站

《傷寒論》條文10.：「大煩，目重，瞼內際黃。」條文398.：「面黃而喘，頭痛鼻塞而黃。」都是頭顱部靜脈回流心臟不良，上矢狀靜脈竇交流額、鼻及頭皮(涵蓋膽經脈、胃經脈、膀胱經脈的路徑)，乙狀靜脈竇分別交流後耳靜脈(膽經脈、三焦經脈)和枕下靜脈(膀胱經脈)。硬腦膜竇的橫靜脈竇收納(集)上矢狀靜脈竇與乳突髁導靜脈，發汗(出汗、流汗)是導靜脈與板障靜脈循流順暢；無汗則是循流不順暢；後上區的硬膜靜脈竇群，也會隨之出現問題。

1-22 二十二難：是動與所生病

一脈為二病。

1.經言是動者，氣也；所生病者，血也。

2.邪在氣，氣為是動；邪在血，血為所生病。

3.氣主呴之，血主濡之。

4.氣留而不行者，為氣先病，血壅而不濡者，為血後病。故先為是動，後所生病。

《內經‧邪客》：「五穀入於胃，其糟粕津液宗氣，分為三隧，故宗氣(肺靜脈)積於胸中，出於喉嚨，以貫心脈，而行呼吸焉。營氣者(主動脈)，泌其津液，注之於脈，化以為血，以榮四末，內注五藏六府，以應刻數焉。衛氣者(上、下腔靜脈)，出於悍氣之慓疾，而先行於四末分肉皮膚之間，不休者，晝日行於陽，夜行於陰，常從足少陰之分間，行於五藏六府。厥氣客於五藏六府，則衛氣獨衛其外，行於陽，不得入於陰；行於陽則陽氣盛，陽氣盛則陽蹻陷，不得入於陰，陰虛，故目不瞑。」

肝經脈所生病「胸滿嘔逆飧泄，狐疝遺溺閉癃」；以外，其他十一條經脈的所生病多久病或大病，攸關四肢的周圍神經及靜脈血管。是動病多初病或小病，與中樞神經和動脈血管相關。「是動者之氣病」多屬動脈血管疾病，「所生病者之血病」多屬靜脈血管疾病。再者，是動病與所生病，亦和自律神經系統息息相關，尤其與副交感神經系統的第十對腦神經迷走神經密不可分。

胸椎骨十二根肋骨，第一至第七肋骨連著胸骨，為真肋骨；第八至第十肋骨沒連著胸骨，而連著第七肋，為假肋；第十一、十二肋骨為浮肋；腰椎骨完全沒有連著胸骨。生活習慣失序，影響新陳代謝功能；體內堆積的脂肪愈多，內臟的危險性越大，保持良好的生活習慣，及恆律的運動非常重要。身體狀況好，胸脅三門穴（期門穴、章門穴、京門穴）與肩胸和腰脅活動自在靈活，反之則窒礙不順；肝經脈所生病，必見胸脅三門穴壓按疼痛，尤其是期門穴。

壓按小腹氣海穴、石門穴、關元穴、中極穴，比較其疼痛反應，輕微者「是動病」，壓按疼痛的是「所生病」。生理結構上，男性膀胱在腸道前方，女性膀胱在子宮與腸道前方。任脈者，起於中極之下，循腹裏，上關元，至喉咽。氣海穴、石門穴感應三焦經脈與生殖器官，關元穴感應小腸經脈，中極穴感應膀胱經脈，此四穴區屬於生殖泌尿系統。男人陰下濕日久，攝護腺問題多；女人陰下濕日久，子宮、陰道、卵巢問題多，下肢結構或功能易出問題。

小博士解說

《金匱要略》有二個重要條文論及「關元」：一是「太陰當養不養，此心氣實」，二是「因虛、積冷、結氣、或結熱中」。

1.第20章條文350.：「婦人傷胎，懷身腹滿，不得小便，從腰以下重，如有水氣狀。懷身七月，太陰當養不養，此心氣實，當『刺瀉勞宮及關元』，小便微利則愈。」

2.第22章條文369.：「婦人之病，因虛、積冷、結氣，為諸經水斷絕；至有歷年，血寒積結胞門。寒傷經絡，凝堅在上，嘔吐涎唾，久成肺癰，形體損分；在中盤結，繞臍寒疝，或兩脅疼痛，與臟相連；或結熱中，『痛在關元』，脈數無瘡，肌若魚鱗，時著男子，非止女身。」

《內經．經脈》十二經脈之是動病與所生病比較

十二經脈	是動病	所生病
手太陰肺經	肺脹滿，膨膨而喘咳，缺盆中痛，甚則交兩手而瞀，為「臂厥」	咳上氣，喘渴，煩心，胸滿，臑臂內前廉痛厥，掌中熱
手陽明大腸經	齒痛，頸腫	「津液」所生病，目黃，口乾，鼽衄，喉痺，肩前臑痛，大指次指痛不用。氣有餘當脈所過者熱腫；虛則寒慄不復
足陽明胃經	灑灑振寒，善呻數欠，顏黑，惡人與火，心欲動，獨閉戶塞牖而處，甚則欲上高而歌，棄衣而走。賁響腹脹，為「骭厥」	「血」所生病，狂瘧，汗出，鼽衄，口喎唇胗，頸腫，喉痺。大腹水腫，膝臏腫痛，循膺乳、氣街、股、足跗上皆痛，中指不用
足太陰脾經	舌本強，食則嘔，胃脘痛，腹脹，善噫，得後與氣，則快然如衰，身體皆重	脾所生病，舌本痛，體不能動搖，食不下。煩心，心下急痛。溏瘕泄，水閉，黃疸，不能臥，強立，股膝內腫，厥足大指不用
手少陰心經	咽乾，心痛，渴而欲飲，為「臂厥」	心所生病，目黃，脅痛，臑掌中熱痛
手太陽小腸經	嗌痛，頷腫，不可以顧，肩似拔，臑似折	「液」所生病，耳聾，目黃，頰腫，頸、頷、肩、臑、肘、臂外後廉皆痛
足太陽膀胱經	衝頭痛，目似脫，項如拔，脊痛，腰似折，髀不可以曲，膕如結，踹如裂，為「踝厥」	「筋」所生病，痔，瘧，狂癲疾。頭顖項痛，項背、腰尻、膕踹、腳皆痛，小指不用
足少陰腎經	飢不欲食，面黑如柴漆，咳唾則有血，喝喝而喘，坐而欲起，目𥉂𥉂如無所見。心如懸，心惕惕如人將捕之，為「骨厥」	腎所生病，口熱，舌乾，咽腫，上氣，嗌乾及痛，煩心，心痛。黃疸，腸澼。脊股內後廉痛，痿厥，嗜臥，足下熱而痛
手厥陰心包經	手心中熱，臂肘攣急，腋腫。甚則胸脇支滿，心中憺憺大動。面赤目黃，喜笑不休	「脈」所生病，煩心，心痛，掌中熱
手少陽三焦經	耳聾，渾渾焞焞，嗌腫，喉痺	「氣」所生病，汗出，目銳眥痛，頰腫，耳前、肩、臑、肘、臂外皆痛，小指次指不用
足少陽膽經	口苦，善太息，心脅痛，不能轉側。甚則面微有塵，體無膏澤。足外反熱，是為「陽厥」	「骨」所生病，頭痛頷痛，目銳眥痛，缺盆中腫痛，脅下痛，汗出，振寒瘧。胸、脅肋、髀、外踝前及諸節皆痛，小指次指不用
足厥陰肝經	腰痛不可以俯仰，丈夫㿉疝，婦人少腹腫。甚則嗌乾，面塵，脫色	肝所生病，胸滿，嘔逆，飧泄，狐疝，遺溺，閉癃

+ 知識補充站

「津液」所生病目黃-大腸；「血」所生病狂瘧——胃；「液」所生病耳聾——小腸；「筋」所生病狂癲-膀胱；「脈」所生病心痛——心包；「氣」所生病目銳眥痛——三焦；「骨」所生病頭痛——膽。「津液」與「液」之於八會之「氣」、「血」、「脈」、「筋」、「骨」、「髓」，「臟」、「腑」，臨床上觸壓按診所會之穴，比較其痠痛反應。

第二章

經絡：二十三至二十九難

2-1 二十三難：十二經脈長短度數及流注

1.手足三陰三陽，脈之度數。

(1)手三陽之脈，從手至頭，長五尺，五六合三丈。

(2)手三陰之脈，從手至胸中，長三尺五寸，三六一丈八尺，五六三尺，合二丈一尺。

(3)足三陽之脈，從足至頭，長八尺，六八四丈八尺。

(4)足三陰之脈，從足至胸，長六尺五寸，六六三丈六尺，五六三尺，合三丈九尺。

(5)兩足蹻脈，從足至目，長七尺五寸，二七一丈四尺，二五一尺，合一丈五尺。

(6)督脈、任脈，各長四尺五寸，二四八尺，二五一尺，合九尺。凡脈長一十六丈二尺。

2.經脈十二，絡脈十五。經脈行血氣，通陰陽，榮於身，始從中焦，注手太陰、陽明；陽明注足陽明、太陰；太陰注手少陰、太陽；太陽注足太陽、少陰；少陰注手心主、少陽；少陽注足少陽、厥陰；厥陰復還注手太陰。

3.別絡十五，皆因其原，如環無端，轉相灌溉，朝於寸口、人迎，以處百病，而決死生。

4.明知終始，陰陽定矣。終始者脈之紀。

(1)寸口、人迎，陰陽之氣通於朝使，如環無端，曰始。

(2)終者，三陰三陽之脈絕，絕則死。死各有形，曰終。

《內經．四時氣》：「覩其(臉)色，察其以(行為)，知其散復者(變化)，視其目色(生機)，以知病之存亡也。一其形(臉色與行為)，聽其動靜(變化與生機)，持氣口人迎，以視其脈，堅且盛且滑者病日進，脈軟者病將下。諸經實者病三日已。氣口候陰，人迎候陽也。」

《內經．脈度》：「都合一十六丈二尺，此氣之大經隧。經脈為裏，支而橫者為絡，絡之別者為孫，盛而血者疾誅之，盛者瀉之，虛者飲藥以補之。」十二經脈的關鍵是「起始於」，如肌肉不知起始與終止，無法觀看其使力方式，瞭解經脈一如肌肉。

營養調理以胃經脈為主，胃經脈起於鼻之交頞中，旁納太陽之脈，下循鼻外，入上齒中，還出挾口環唇下，交承漿，卻循頤後下廉，出大迎，循頰車，上耳前，過客主人，循髮際至額顱；其支者，從大迎前下人迎，循喉嚨入缺盆。胃經脈循行從頭面回心臟，含括諸多相關的生理作業，消化不良則顏面無華，嚴重時鼻唇色灰黑，下唇紅腫或乾裂，連下巴都紫黑乾濇。望診下唇與下巴，是了解生活品質的指標。

體內廢物處理以大腸經脈為主，大腸經脈從缺盆循頸、上頰車、入下齒、交人中、上挾鼻孔，上行頭面供應五官生理作業所需。排泄順暢鼻唇乾淨明亮；排泄不暢，上唇與人中部位之膚質、色澤不佳。望診上唇與人中，是掌握健康指數的第一標的。

小博士解說

十二經脈起始於肺，終止於肝；「起始」有原動力的含意。肺、心、心包三經脈起始於體軀，肺經脈起始於中焦，心經脈起始於心中，心包經脈起始於胸中；換言之，手三陰從中焦、心中、胸中起始，這是動態（攻勢）群經脈。

肝、脾、腎三經脈起始於腳部，肝經脈起始於大趾叢毛之際，脾經脈起始於大趾之端，腎經脈起始於足小趾之下，肝經脈、脾經脈和腎經脈，是靜態（守勢）群經脈。

經脈流注

手三陽	從手至頭
手三陰	從手至胸中
足三陽	從足至頭
足三陰	從足至胸
兩足蹻脈	從足至目

人迎氣口

人迎	足陽明胃經	受穀氣而養五臟
氣口	手太陰肺經	朝百脈而平權衡

寸口的太淵穴與呼吸狀況相關

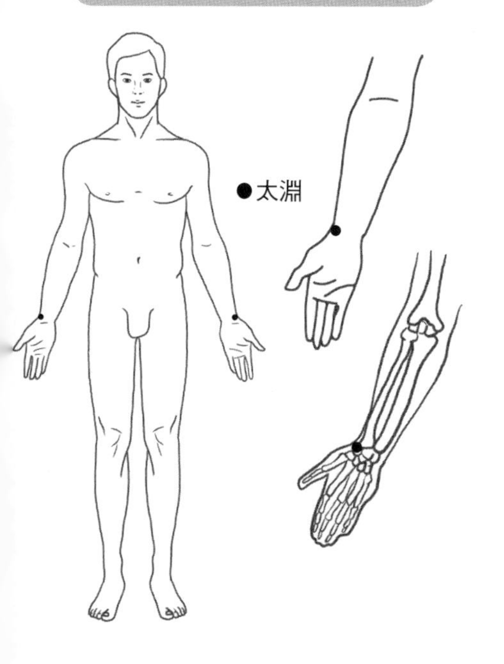

人迎的人迎穴與營養狀況相關

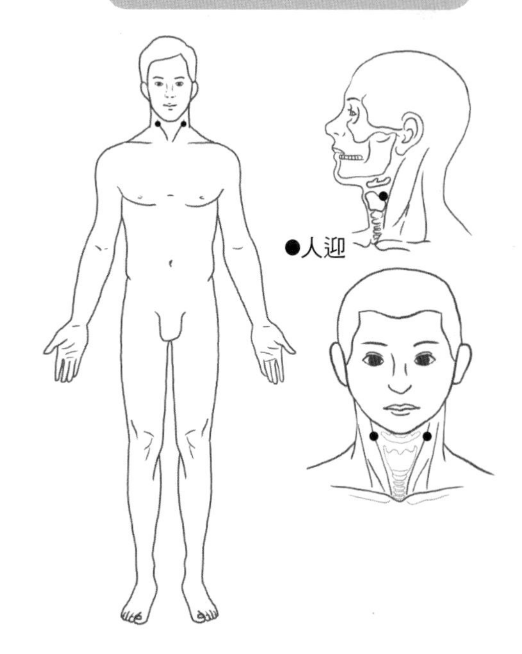

+ 知識補充站

人類的血管分動脈、靜脈和微血管三種，將人體的所有血管連接成一線，大人血管總長度約為九萬六千五百公里。地球一周是四萬公里，人體血管長度足夠環繞地球兩周。因為人體有幾萬億個細胞，每個細胞都必需得到血液供應與滋養，始能維護生命。

2-2 二十四難：手足三陰三陽氣絕之候

手足三陰三陽氣已絕，何以為候？

1.足少陰氣絕，即骨枯。少陰者冬脈，伏行而溫於骨髓。骨髓不溫，即肉不著骨；骨肉不相親，即肉濡而卻；肉濡而卻，齒長而枯，髮無潤澤，骨先死。戊日篤，己日死。

2.足太陰氣絕，則脈不榮口唇。口唇者肌肉之本。脈不榮則肌肉不滑澤；肌肉不滑澤則肉滿；肉滿則唇反，唇反則肉先死。甲日篤，乙日死。

3.足厥陰氣絕，筋縮引卵與舌卷。厥陰者肝脈。肝者筋之合。筋者聚於陰器而絡於舌本。脈不榮則筋縮急；筋縮急即引卵與舌；故舌卷卵縮，筋先死。庚日篤，辛日死。

4.手太陰氣絕，即皮毛焦。太陰者肺也，行氣溫於皮毛。氣弗榮則皮毛焦；皮毛焦則津液去，津液去即皮節傷；皮節傷則皮枯毛折；毛折則毛先死。丙日篤，丁日死。

5.手少陰氣絕，則脈不通；脈不通則血不流；血不流則色澤去，故面色黑如黧，此血先死。壬日篤，癸日死。

6.三陰氣俱絕，則目眩轉、目瞑；目瞑者失志；失志者則志先死，死即目瞑。

7.六陽氣俱絕，則陰與陽相離，陰陽相離則腠理泄，絕汗乃出，大如貫珠，轉出不流，即氣先死。旦占夕死，夕占旦死。

有關手足三陰三陽氣絕之論，源於《內經‧經脈》。臨床上，可參合運用的，包括《內經‧終始》所論：「少氣者，可將以甘藥，不可飲以至劑。」「平人者不病，少氣者，脈口人迎俱少而不稱尺寸，則陰陽俱不足，補陽則陰竭，瀉陰則陽脫。如是者，可將以甘藥，不可飲以至劑。」「凡刺之道，氣調而止，補陰瀉陽，音氣益彰，耳目聰明。」「氣至而有效者，補則益實，瀉則虛，痛雖不隨針，病必衰去。必先通十二經脈之所生病，而後可得傳於終始。」「從腰以上者，手太陰陽明皆主之；從腰以下者，足太陰陽明皆主之。病在上者下取之，病在下者高取之；病在頭者取之足，病在足者取之膕。……治病者先刺其病所從生者也。」

小博士解說

手陽明大腸經脈起始於商陽穴，循二間穴與三間穴而上，此三穴區間色澤與活動狀況不良，初期多見齒痛或頸腫。日久必見目黃、鼽衄、口乾、喉痺、肩及前臂痛或大指次指(食指)不用。氣盛則當脈所過處或熱或腫，氣虛則畏寒怕冷。從小處著手以順暢大腸經脈，則安泰愉快。伸食指肌從尺骨後表面到食指的遠側指骨底，協調食指部分的伸指長肌與屈指長肌、伸屈食指部分的指節與食指動脈，直接反應大腸經脈的功能。壓按二間穴與三間穴，及合谷穴與曲池穴，望診色澤，與比較痠痛的感覺，可瞭解體質強弱，與病況發展情形。

《內經．經脈》手足三陰三陽氣絕之候

三陰三陽	氣絕之候		病證
足少陰氣絕	骨枯	骨先死。戊日篤，己日死	骨髓不溫，肉不著骨，骨肉不相親，肉濡而卻，齒長而哭，髮無潤澤
足太陰氣絕	脈不榮其口唇	肉先死。甲日篤，乙日死	肌肉不滑澤，肉滿，唇反
足厥陰氣絕	筋縮引卵與舌卷	筋先死。庚日篤，辛日死	筋縮急，引卵與舌，舌卷卵縮
手太陰氣絕	皮毛焦	皮毛死。丙日篤，丁日死	皮毛焦，津液去，皮節傷，皮枯毛折
手少陰氣絕	脈不通	血先死。壬日篤，癸日死	血不流，色澤去，面色黑如黧
三陰氣俱絕	目眩轉目瞑	失志者，志先死。死即目瞑	目瞑者為失志，陰脫者目盲，此又其甚者也。五臟陰氣俱絕，則其志喪於內，故精氣不注於目，不見人而死
六陽氣俱絕	陰陽相離	氣先死。旦占夕死夕占旦死	腠理泄，絕汗乃出，大如貫珠，轉出不流，陽絕故也。六腑陽氣俱絕，則氣敗於外，故津液脫而死

手陽明大腸經脈於手部之穴位

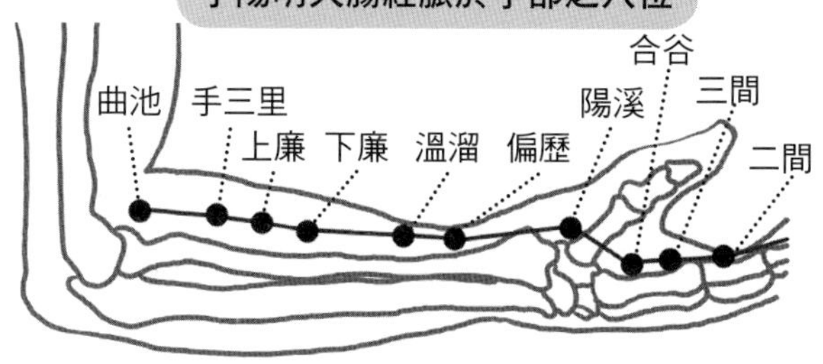

+ 知識補充站

手陽明大腸經脈的二間穴與三間穴區，望診三關紋的淺表靜脈，右手三關紋感應左天樞與降結腸，左手三關紋感應右天樞與升結腸。望診食指遠側指骨底，即商陽穴區和指甲的色澤與質地；右商陽穴區感應左天樞與降結腸，右二間穴與三間穴的指節活動僵硬或靈活，反應排便是否順暢；左商陽穴區感應右天樞與升結腸，左二間穴與三間穴的指節活動僵硬或靈活，反應吸收能力強弱。左、右二間穴與三間穴的指節肌肉結實與否，或腫脹、枯塌，從比較弱的一側，診斷其所屬之排便或吸收能力。

2-3 二十五難：十二經脈之數

有十二經，五藏六府十一耳，其一經者，何等經也？

1.一經者，手少陰與心主別脈也。

2.心主與三焦為表裏，俱有名而無形，故言經有十二也。

《內經・經脈》心手少陰經脈之病，是動則病「嗌乾心痛」，渴而欲飲，是為臂厥。心所生病者，目黃，脅痛，臑臂內後廉痛厥，「掌中熱痛」。手厥陰心包經脈之病，是動則病「手心中熱」，臂肘攣急，腋腫，甚則胸脅支滿，「心中憺憺大動」，面赤目黃，喜笑不休。是主「脈」所生病者，「煩心心痛」、「掌中熱」。心手少陰經脈之病，主要是在心臟結構，攸關血及營氣；心包手厥陰經脈之病，主要是心臟功能弱化，與氣和衛氣息息相關。

心手少陰經脈與心包手厥陰經脈的病症，輕重程度不一，前者比後者重，多心臟結構問題，後者多心臟功能問題；通常心臟結構發生問題之前，心臟功能多先有狀況，然而人們常因生活忙碌而忽略，失去治未病之先機。心手少陰經脈病之「心痛、脅痛」、「掌中熱痛」、「嗌乾、心痛」，心主手厥陰心包絡脈病之「手心中熱」、「心中憺憺大動」、「煩心心痛」、「掌中熱」都是警訊；尤其心手少陰經脈之病，「痛證」相對較多而明顯。《難經》言及：上焦主內而不出，中焦主腐熟水穀，下焦主分別清濁，主出而不內以傳導；《金匱要略》：「熱在上焦者，因咳為肺痿；熱在中焦者，則為堅；熱在下焦者，則尿血，亦令淋秘不通。」三焦證治綱領：「上焦如霧升而逐之，中焦如漚疏而逐之，下焦如瀆決而逐之。」上焦主內而不出，心包手厥陰經脈（歷絡三焦）和心手少陰經脈起始於上焦；肺經脈起始於中焦，下行下焦絡大腸，於生理運作上，三脈息息相關。

小博士解說

有腦心血管宿疾患者，按摩可以減輕痛證，從前臂內側面尺骨前起始，終止於內側面的第二至第五指遠側指骨的屈指深肌。屈指深肌負責彎曲腕部與第二至第五指骨，其中以第二、三指最有力，第三指為關鍵，是手厥陰心包經脈所出，所屬之勞宮穴、大陵穴、內關穴與曲澤穴等，是按摩重點穴，痛感越強烈者反應症狀越嚴重，越壓按除痛效率越高，尤能減緩心手少陰經脈病的痛證。

《內經．經脈》手三陰經脈的終止互動關係

互動部位	手太陰肺經（橈側）	手厥陰心包經（正中）	手少陰心經（尺側）
	起於中焦，下絡大腸，還循胃口，上膈屬肺	起於胸中，出屬心包絡，下膈，歷絡三焦	起於心中，出屬心系，下膈，絡小腸
		其支者，循胸中出脅，下腋三寸（天池）	其支者，從心系，上挾咽，繫目系
			其直者，復從心系卻上肺
腋	從肺系橫出腋下	上抵腋下	下出腋下
臑	下循臑內，從少陰心主之前	循臑內，循太陰少陰之間	循臑內後廉，行太陰心主之後
肘	下肘中	入肘中	下肘內
臂	循臂內，上骨下廉	下臂，行兩筋之間	下循臂內後廉，抵掌後銳骨之端
	入寸口，上魚循魚際，出大指之端	入掌中，循中指，出其端	入掌後內廉，循小指之內，出其端
	其支者，後腕後直出次指內廉，出其端	其支者，別掌中，循小指次指，出其端	

《難經》手少陰心主與三焦之關係

31 難	三焦經脈，所始所終
36 難	腎之有兩，左曰腎，右曰命門，初不以左右腎分兩手尺脈
38 難	三焦者，原氣之別使，主持諸氣。復申言，其有名而無形
39 難	命門者，精神之所舍，男子以藏精，女子以繫胞，其氣與腎通。又云：六府者，正有五府也，五藏各一府，三焦亦是一府
8、62、66 難	腎間動氣者，人之生命，十二經之根本也，其名曰原，三焦則元氣之別使也

✚ 知識補充站

伸食指肌、伸指長肌與屈指長肌，牽連食指伸屈活動及食指動脈，反應大腦皮層與腦中脈管功能。《醫宗金鑑．雜病心法》之「中風總括」論及：「羌活愈風治外中，手足無力，語出難；肌肉微掣不仁，用大秦艽湯，調理諸風證可安。」強調大拇指或食指麻木不用是中風先兆。手橈動脈或橈靜脈阻塞，會導致大指、食指麻木不用，拿筷子夾食物，時而失控就是徵兆。飲食控制與改善生活步調，有機會化險為夷。揉捏大拇指與食指，壓按合谷穴與曲池穴，刺激大腸經脈循環，活化腸道自體免疫功能，可降低腦心血管栓塞機率。

2-4 二十六難：十五絡脈之數

經有十二，絡有十五，餘三絡者，是何等絡也？

1.有陽絡，有陰絡，有脾之大絡。

2.陽絡者，陽蹻之絡也，陰絡者，陰蹻之絡也。故絡有十五焉。

《內經·經脈》：「經脈十二者，伏行分肉之間，深而不見；其常見者，足太陰過於外踝之上，無所隱故也。諸脈之浮而常見者，皆絡脈也。六經絡，手陽明少陽之大絡，起於五指間，上合肘中。……脈之卒然盛者，皆邪氣居之，留於本末；不動則熱，不堅則陷且空，不與眾同，是以知其何脈之動也。……經脈(動脈)者，常不可見也，其虛實也，以氣口知之，脈之見者皆絡脈(靜脈)也。」「諸絡脈皆不能經大節之間，必行絕道而出入，復合於皮中，其會皆見於外。……凡診絡脈，脈色青則寒且痛，赤則有熱。胃中寒，手魚之絡多青矣；胃中有熱，魚際絡赤。其暴黑者，留久痺也；其有赤有黑有青者，寒熱氣也；其青短者少氣也。凡刺寒熱者，皆多血絡，必間日(四十八小時)而一取之，血盡乃止；乃調其虛實；其青而短者少氣，甚者瀉之則悶，悶甚則仆不得言(暈針)，悶則急坐之也。」

《內經·熱病》五十九刺五十九穴，分布於頭面部三十一穴，手腳二十八穴。五手指之間各一穴(手大絡)，兩手共八穴：大拇指與食指間是合谷穴，食指、中指間宮門穴(手陽明大絡)，中指、無名指間空門穴(手少陽大絡)，無名指、小指間液門穴(手太陽大絡)。宮門穴、空門穴和液門穴合稱手三陽大絡(手背三門)。此為六經絡手陽明、手少陽、手太陽之大絡，臨床上診治效率高。一般無名急痛證，針灸或壓按之；或突發性肢節扭傷，立即壓按，都有立竿見影神奇效果。手背三門穴攸關人的身心靈，四十歲以後，不分男女，觸摸三門區，就從有陷下或腫脹的穴區，據以診斷身體狀況並施治，最具療效；惟青少年因血液循環好，適度休息就能復原，療效沒這麼明顯。

小博士解說

手背三門分宮門區、空門區、液門區：

1.宮門區：手二、三指掌骨背縫間，反應消化、排泄系統，心包絡的勞宮穴在掌內。左手側較陷宜補中益氣湯，右側較陷宜防風通聖散，左右皆陷宜半夏瀉心湯。宮門陷，腸胃一定有問題，與腦部有關係，左右宮門區都陷多腦神經衰弱。

2.空門區：手三、四指掌骨背縫間，反應生殖系統與情緒精神，此處沒有經脈經過，無穴道，謂之空門。左側較陷宜消遙散，右側較陷宜小柴胡湯，左右皆陷宜柴胡桂枝湯。空門區很陷，主要是缺乏蛋白質，導致精力不足。

3.液門區：手第四、五指掌骨背縫間，反應免疫、呼吸系統，此處有三焦液門穴。左側較陷宜人參敗毒散，右側較陷宜腎氣丸。左右皆陷宜真武湯。液門區很陷多免疫系統及汗尿排泄問題。

《內經．經脈》六陰經脈別穴及病候

十五別絡	絡穴	治療定位	表裏聯繫	病候
手太陰之別	列缺	去腕寸半	別走手陽明	實則手銳掌熱，虛則欠（哈欠）咳，小便遺數
手少陰之別	通里	掌後一寸	別走手太陽	實則支膈，虛則不能言
手心主之別	內關	兩筋間	別走手少陽	心系實則心痛，虛則為頭強
足太陰之別	公孫	足大趾本節後一寸	別走足陽明	厥氣上逆則霍亂，實則腸中切痛，虛則鼓脹
足少陰之別	大鍾	踝後繞跟	別走足太陽	病氣逆則煩悶，實則閉癃，虛則腰痛
足厥陰之別	蠡溝	內踝上五寸	別走足少陽	病氣逆則睪腫卒疝，實則挺長，虛則暴癢
任脈之別	尾翳	鳩尾穴之上	散於腹	實則腹皮痛，虛則癢搔
督脈之別	長強	尾骶骨端	別走足太陽	實則脊強，虛則頭重，高搖之挾脊之有過者
脾之大絡	大包	淵液下三寸	布胸脅	實則身盡痛，虛則百節盡皆縱

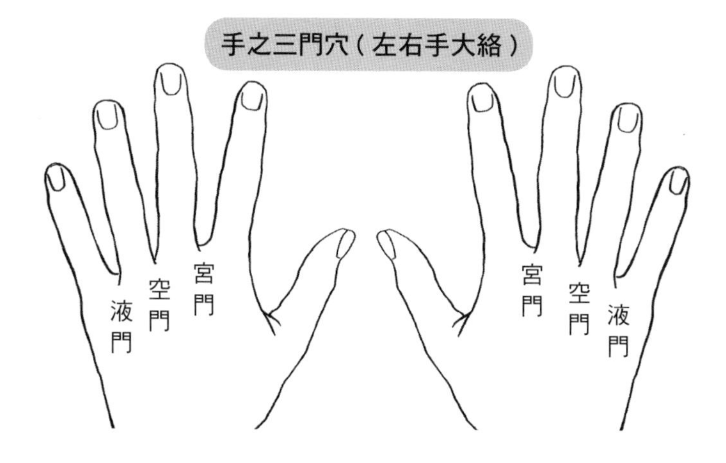

+ 知識補充站

六個手三陽大絡(手背三門)中，壓觸按診可暫代腹部壓診，簡潔迅速，準確率高，如「左手太陽大絡最塌陷」，多關元穴與中極穴滯礙，其他五大絡不塌陷，為腹部濕氣重，宜五苓散。若右手陽明大絡也很塌陷，多併見左天樞穴滯礙，自體免疫能力弱，宜活人敗毒散。若右手少陽大絡也很塌陷，多併見右不容穴滯礙，肢體活動不舒暢，宜柴胡桂枝湯。

2-5 二十七難：奇經八脈

脈有奇經八脈者，不拘於十二經，何也？

1.有陽維，有陰維，有陽蹻，有陰蹻，有衝，有督，有任，有帶之脈。凡此八脈者，皆不拘於經，故曰奇經八脈也。

經有十二，絡有十五，凡二十七氣，相隨上下，何獨不拘於經也？

2.聖人圖設溝渠，通利水道，以備不然。天雨降下，溝渠溢滿，當此之時，雾霈妄行，聖人不能復圖也。此絡脈滿溢，諸經不能復拘也。

陽維、陰維、陽蹻、陰蹻、衝、督、任、帶之脈，皆不拘於經，曰奇經八脈。臨床上，陽維、陰維、陽蹻與陰蹻等脈，可視之為小隱靜脈與大隱靜脈。衝、督、任與帶脈，則比擬為奇靜脈、半奇靜脈與副半奇靜脈，皆經上腔靜脈與下腔靜脈，才回流心臟；結構上，名稱有異，功能上相近似。因血脈充盛，十二經不足以容納時，則溢出而為奇經，所以奇經是為十二經之別脈，此即「絡脈滿溢，諸經不能復拘也」。

胸脅三門分期門穴、章門穴、京門穴

1.期門穴：乳頭下第六肋與第七肋間，屬肝經脈，是肝經脈募穴，揉按它治療感冒日久不癒、胸脅積痛、嘔酸善噁、食不下、腰痛、咽嗌乾澀等。肝臟受胸廓與橫膈膜覆蓋保護，肝臟在腹部右側第七至十一肋骨間的深處，左側上部可到達乳頭部，右期門穴在肝臟上面，左期門穴則在肝臟部位。

2.章門穴：在第十一肋骨尖端，屬肝經脈，卻是脾經脈的募穴，揉按或伸展此穴區治療兩脅積氣、胸脅肋滿疼痛、腸鳴、食不消化、煩熱、嘔吐、咳喘不得安臥等。臨床上，京門穴與章門穴很容易混淆，順著胸骨與肋骨交接凹陷處下緣，緩緩往腰背部走，碰觸到腰脅處肋骨尖端，即是第十一肋骨尖端，就是章門穴。京門穴則要從腰椎骨與第十二肋骨連接處，順著第十二肋骨下緣，往胸腹部走，碰觸到腰脅處的肋骨尖端，此為第十二肋骨尖端，就是京門穴。

3.京門穴：在第十二肋骨尖端，屬膽經脈，卻是腎經脈之募穴，揉按它治療腸鳴、小便不利、小腹急痛、寒熱腹脹、肩背腰髀疼痛、腰膝軟弱無力等。腎臟位於脊柱兩側，緊貼腹後壁，居腹膜後方。左腎臟上端平第十一肋下緣，下端平第二腰椎下緣。右腎比左腎低半個腰椎體。體檢時，除右腎下極可以在肋骨下緣捫及外，左腎則不易摸到。腎門腹後壁，位於第十二肋下緣與豎脊肌外緣交角處，稱腎角或背助角，腎臟功能出問題時，腎角會有壓痛或叩擊痛。

小博士解說

下腔靜脈或肝門靜脈(或上腔靜脈)發生問題或阻塞時，奇靜脈成了側副循環路徑，負責將它們的血液運送到上腔靜脈或下腔靜脈。奇靜脈連接上腔靜脈與下腔靜脈，腹腔的下腔靜脈出問題，多因下肢或外生殖器官、肝臟、腎臟等血液循環不暢；肝門靜脈發生問題，則是脾臟、胰臟、胃或腸道之血液循環不良，需透過奇靜脈回流上腔靜脈。在膀胱經脈背俞穴(肺俞、心俞、膈俞、肝俞、膽俞、脾俞、胃俞、腎俞)針、灸、導引按蹻，以養護奇靜脈系統。臨床上，病入膏肓者，幾乎是奇靜脈無法正常運作的最終結果。

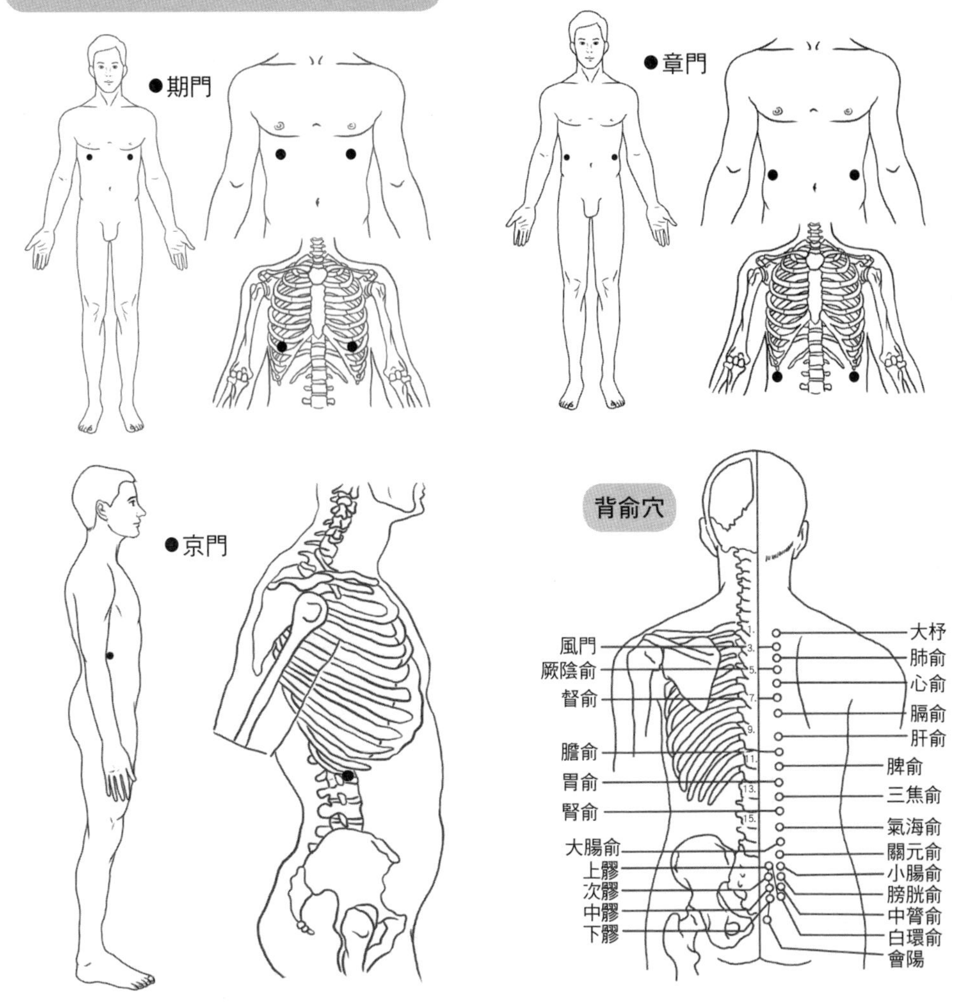

✚ 知識補充站

腳部分布有淺靜脈與深靜脈，針灸腳部穴道，促進腳部靜脈與淋巴順暢回流心臟，特別是砭(放血)，有緩中補虛效果。砭淺層皮靜脈，砭出鬱滯的血液，使靜脈血順暢回流腹腔，以放血瀉實，達實質補虛療效。針則以深層靜脈為主，啟動穴區的脈管與神經之生理作業，依證或補或瀉。

皮靜脈分為小隱靜脈與大隱靜脈，深靜脈分為脛骨後靜脈、脛骨前靜脈、膝窩靜脈與股靜脈。腳部循環不良，以「疼痛」診斷之，越動越痛是動脈問題，動了反而不痛是靜脈問題；動也痛，不動也痛，是動脈、靜脈都有問題。單腳腫脹、濕疹(香港腳)，多見於同側腳脈管循環不良；兩腳都有狀況，多是腎臟或心臟，嚴重者甚至是肝臟功能有狀況，多見於慢性生活習慣病者身上。

2-6 二十八難：奇經八脈何起何繼

奇經八脈者，既不拘於十二經，皆何起何繼也？

1.督脈者，起於下極之俞，並於脊裏，上至風府，入屬於腦。

2.任脈者，起於中極之下，以上毛際，循腹裏，上關元，至喉咽。

3.衝脈者，起於氣衝，並足陽明之經，夾臍上行，至胸中而散也。

4.帶脈者，起於季脅，迴身一周。

5.陽蹻脈者，起於跟中，循外踝上行，入風池。

6.陰蹻脈者，亦起於跟中，循內踝上行，至咽喉，交貫衝脈。

7.陽維、陰維者，維絡於身，溢畜不能環流灌溉諸經者也。故陽維起於諸陽會也，陰維起於諸陰交也。

比於聖人圖設溝渠，溝渠滿溢，流於深湖，故聖人不能拘通也。而人脈隆盛，入於八脈而不環周，故十二經亦不能拘之。其受邪氣，畜則腫熱，砭射之也。

《內經．骨空論》：「任脈者，起於中極之下，以上毛際，循腹裏，上關元，至咽喉，上頤循面入目。衝脈者，起於氣街，並少陰之經，俠臍上行，至胸中而散。督脈者，起於少腹，以下骨中央，女子入繫庭孔，其孔溺孔之端也。其絡循陰器合篡間，繞篡後，別繞臀至少陰，與巨陽中絡者合少陰，上股內後廉，貫脊屬腎。與太陽起於目內眥，上額交巔，上入絡腦，還出別下項，循肩髆內俠脊抵腰中，入循膂絡腎。其男子循莖下至篡，與女子等。其少腹直上者，貫臍中央，上貫心入喉，上頤環脣，上繫兩目之下中央。」

《內經．脈度》：「蹻脈者，少陰之別，起於然骨之後(照海)，上內踝之上，直上循陰股入陰，上循胸裏入缺盆，上出人迎之前，入頄，屬目內眥(睛明)，合於太陽、陽蹻而上行。……蹻脈有陰陽，男子數其陽，女子數其陰。」

《內經．經別》：「足太陽之正，別入於膕中，其一道下尻五寸，別入於肛，屬於膀胱，散之腎，循膂當心入散。直者，從膂上出於項，復屬於太陽，此為一經也。足少陰之正，至膕中，別走太陽而合，上至腎，當十四椎出屬帶脈；直者繫舌本，復出於項，合於太陽，此為一合。」

《內經．熱論》：「巨陽者，諸陽之屬也，其脈連於風府，故為諸陽主氣也。人之傷於寒也，則為病熱，熱雖甚不死；其兩感於寒而病者，故不免於死。……傷寒一日，巨陽受之，故頭項痛，腰脊強。」

《內經．舉痛論》：「寒氣客於衝脈，衝脈起於關元，隨腹直上，寒氣客則脈不通，脈不通則氣因之，故喘動應手矣。」「關元」之「喘動應手」即是壓按診治的手感反應。

小博士解說

《傷寒論》有二個條文論及「關元」，於臨床上診治至為重要：(1)條文312.「小腹滿按之痛者，冷結在膀胱關元」；(2)條文455.「不知胃氣冷，緊寒（相搏）在關元」。

《內經．骨空論》：「灸寒熱之法，先灸(1)『項大椎』，以年為壯數，……。(2)『臍下關元三寸』灸之，(3)『毛際動脈』灸之，……。(4)『足陽明跗上動脈』灸之，(5)『巔上』一灸之，……凡當灸二十九處，傷食灸之，不已者，必視其經之過於陽者，數刺其俞而藥之。」此五處，都不宜直接灸，宜間接灸。

奇經八脈之起止

奇經八脈	奇經八脈之起始及終止
督脈	起於下極之俞，並於脊裏，上至風府，入屬於腦
任脈	起於中極之下，以上毛際，循腹裏，上關元，至喉咽
衝脈	起於氣衝，並足陽明之經，夾臍上行，至胸中而散
帶脈	起於季脅，迴身一周
陽蹻脈	起於跟中，循外踝上行，入風池
陰蹻脈	起於跟中，循內踝上行，至咽喉，交貫衝脈
陽維脈 陰維脈	維絡於身，溢畜不能環流灌溉諸經，故陽維起於諸陽會，陰維起於諸陰交

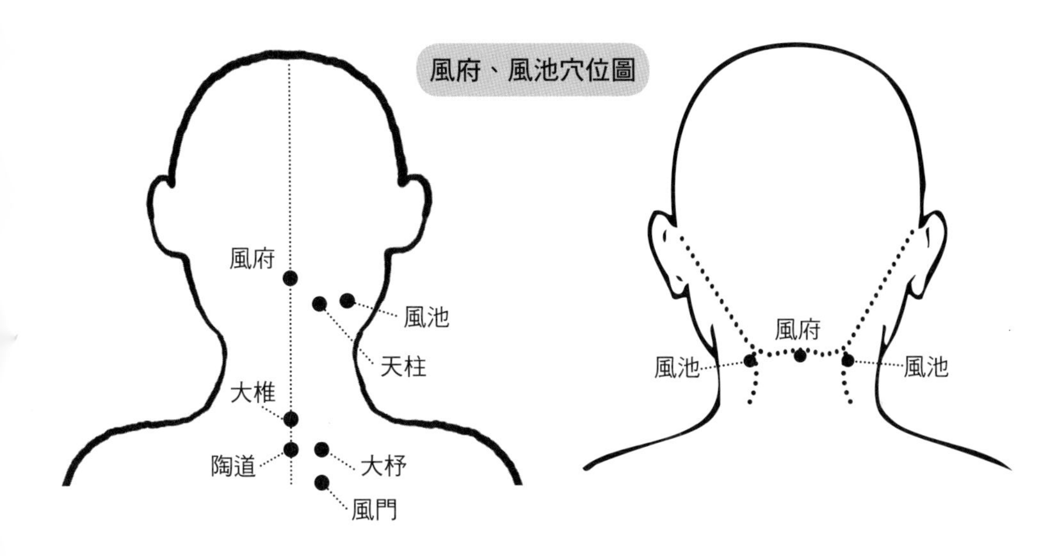

+ 知識補充站

《傷寒論》「先刺風府、風池(顧督脈肝膽——消化附屬器官)再與桂枝湯」。風府穴在枕骨與第一頸骨之間的正中間點，其表面肌肉結實與否，幾乎與大腦、腦脊髓呈正比感應，腫脹或軟塌者，腦脊髓液循環不良，全身的血液循環也有障礙；嚴重者，多長期缺乏充分適度的活動或運動，罹患腦心血管疾病風險大。

風池穴在風府穴旁開二~三寸，表面肌肉結實與否，與小腦、腦幹呈正比感應，腫脹或軟塌者，腦幹功能不良，呼吸循環有障礙；嚴重者，多與長期生活作息、飲食習慣不良有關。

2-7 二十九難：奇經八脈之為病

奇經之為病何如？
陽維維於陽，陰維維於陰，陰陽不能自相維，則悵然失志，溶溶不能自收持。
1.陽維為病，苦寒熱。
2.陰維為病，苦心痛。
3.陰蹻為病，陽緩而陰急。
4.陽蹻為病，陰緩而陽急。
5.衝之為病，逆氣而裏急。
6.督之為病，脊強而厥。
7.任之為病，其內苦結，男子為七疝，女子為瘕聚。
8.帶之為病，苦腹滿，腰溶溶若坐水中狀。

《內經·骨空論》：「『任脈』為病，男子內結七疝，女子帶下瘕聚。『衝脈』為病，逆氣裏急。『督脈』為病，脊強反折。……從少腹上衝心而痛，不得前後為衝疝；其女子不孕，癃痔遺溺嗌乾。」

《內經·脈度》：「『蹻脈』者少陰之別，起於然骨之後(照海)，……屬目內眥(睛明)，合於太陽、陽蹻而上行，氣並相還則為濡，目氣不榮則目不合。」

《內經·寒熱病》：「足太陽有通項入於腦者，正屬目本，名曰眼系，頭目苦痛，取之在項中兩筋間，入腦乃別『陰蹻』、『陽蹻』，陰陽相交，陽入陰，陰出陽，交於目銳眥，陽氣盛則瞋目，陰氣盛則瞑目。」

《內經·痿論》：「陽明者，五藏六府之海，主潤宗筋，宗筋主束骨而利機關也。『衝脈』者，經脈之海也，主滲灌溪谷，與陽明合於宗筋，……會於氣街，皆屬於『帶脈』，而絡於『督脈』。故陽明虛則宗筋縱，帶脈不引，故足痿不用也。治之各補其滎而通其俞，調其虛實，和其逆順，則病已矣。」

《內經·刺腰痛》：「陽維之脈，令人腰痛，痛上怫然腫；刺『陽維之脈』，脈與太陽合腨下間，去地一尺所(承山穴)。」「腰痛俠脊而痛至頭几几然，目䀮䀮欲僵仆，刺足太陽郄中(委中穴)出血。」

小博士解說

《少林銅人簿點斷》依據眼睛與十二經脈、十二時辰的關係來診斷內傷。雖然成書於文字教學不發達的時代，流傳至今，用於平日養護仍彌足珍貴。眼白出現血絲與斑塊，黑色斑塊反應目前狀況，咖啡色是過往病狀的烙印，淡紅色是即將發生之預警。

眼睛發紅有兩種現象，一是充血，很快消退；二是出血，退得較慢。眼出現紅絲之始，多為心經脈與肺經脈循環有礙之反應，宜人參敗毒散。初期的眼白混濁與頻繁眨眼，多與體液循環有關，於曲池穴和崑崙穴埋線，可以改善症狀。

肝、膽、脾、胃眼睛點斷示意圖

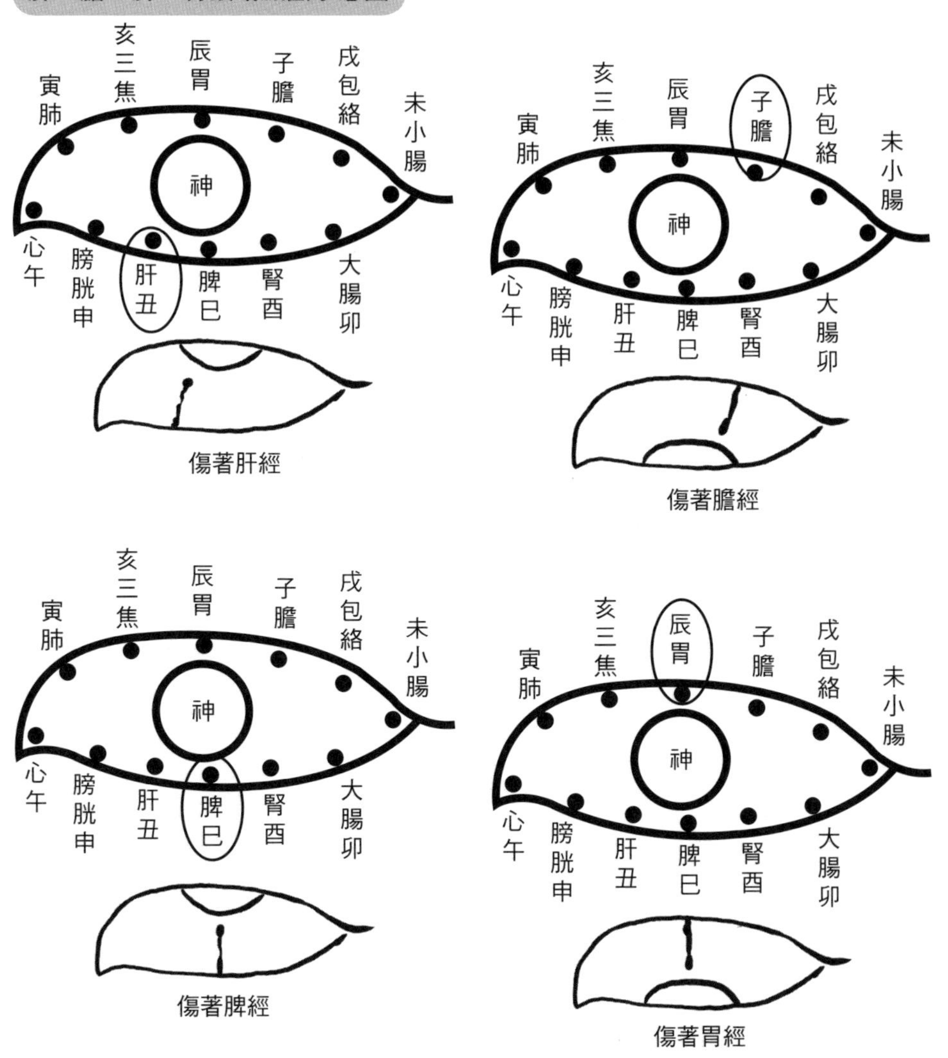

+ 知識補充站

《少林銅人簿點斷》緩解慢性生活習慣病有良效，配合日夜陰陽來運用：

1.肝、膽(23:00~3:00)區域出現黑點，多腋下痛或肩頸僵硬，並見失眠、睡眠品質差，或憂懼、易怒。

2.脾、胃(7:00~11:00)區域出現黑點，多飲食方面問題，或過勞、或脾氣情緒起伏大，經常胃痛；如果脾胃兩對應點都出現黑點，注意胃潰瘍現象。

五十歲以前血液循環活絡，相對準確；五十歲以後因眼部老化，眼白部分較混濁，無法完整表達血液循環狀況，準確率會降低。至於，嬰幼兒時期就出現狀況者，都與父母生活作息不規律有關，或是先天體質虛弱所烙下的痕跡。

第三章

臟腑：三十至四十七難

3-1 三十難：榮衛相隨

榮氣之行，常與衛氣相隨不？

1.人受氣於穀，穀入於胃，乃傳與五藏六府。

2.五臟六腑皆受於氣，其清者為榮，濁者為衛，榮行脈中，衛行脈外，營周不息，五十而復大會，陰陽相貫，如環之無端，故知榮衛相隨也。

《內經．營衛生會》：「衛氣行於陰二十五度，行於陽二十五度，分為晝夜，故氣至陽而起，至陰而止。日中而陽隴為重陽，夜半而陰隴為重陰，……各行二十五度，分為晝夜。夜半為陰隴，夜半後而為陰衰，平旦陰盡而陽受氣矣。日中而陽隴，日西而陽衰，日入陽盡而陰受氣矣。夜半而大會，萬民皆臥，命曰合陰，平旦陰盡而陽受氣，如是無已，與天地同紀。」

全身的動脈與靜脈，靠自律神經之交感神經及副交感神經兩大系統以維持平衡運作，榮氣行脈內可視為動脈血管，由心臟的主動脈輸出；衛氣行脈外視為靜脈血管，透過其它的助力，經上、下腔靜脈回流心臟，先決條件是二者之生理現象與大自然日夜交迭現象要契合，自律神經不失調，交感神經日中而陽隴，日西而陽衰，副交感神經日入陽盡而陰受氣。

《內經．衛氣》：「五藏者，所以藏精神魂魄者也。六府者，所以受水穀而行化物者也。其氣內于五藏，而外絡肢節。其浮氣之不循經者，為衛氣。其精氣之行於經者，為榮氣。」清晨為春是肝，中午為夏是心，肝臟由肝門靜脈與胸管輸送營養到心臟；傍晚為秋是肺，心臟與肺臟透過肺動脈與肺靜脈進行氣體交換；半夜為冬是腎，肺臟與腎臟的體液運作，是以腎臟過濾全身體液為基礎，一日之計在於晨(春)——養肝，中午烈日炎炎–養心，傍晚夕陽最美——養肺，半夜最好眠——養腎。

經脈、臟腑之出入秉持《內經．衛氣行》「歲有十二月，日有十二辰，子午為經，卯酉為緯」之則。「平旦(子、丑、寅、卯)陰盡，陽氣出於目，目張則氣(衛氣)上行於頭，循項下足太陽。」(足太陽膀胱經脈之主時15：00~17：00)「春秋冬夏，各有分理，然後常以平旦為紀，以夜盡為始。」「陽盡於陰，陰受氣(榮氣)矣。其始入於陰，常從足少陰(足少陰腎經脈之主時17：00~19：00)注於腎，腎注於心，心注於肺，肺注於肝，肝注於脾，脾復注於腎為周。」

小博士解說

常人日出而作，醒來，交感神經與副腎上腺等(衛氣)開始作業，膽經脈的頭竅陰穴區是乳突骨部，觸摸到硬塊或壓按疼痛，多交感神經與周圍神經系統調控有問題。日落而息，副交感神經與褪黑激素等(榮氣)開始準備休息保養的工作，足竅陰穴皮表乾澀或壓按疼痛，副交感神經問題大。白天是周圍神經活動量較大，晚上周圍神經活動量較小，神經系統的制衡下，周圍神經系統(控制四肢活動為主)活動量大，自律神經(控制臟腑活動為主)活動量就較小，白天多揉按頭竅陰穴，維護周圍神經系統。晚上多揉捏足竅陰穴，助益自律神經。

榮氣與衛氣相隨

榮	清	脈中	陰	遲	滑利	體之上	水穀之精氣
衛	濁	脈外	陽	速	慓悍	體之下	水穀之悍氣

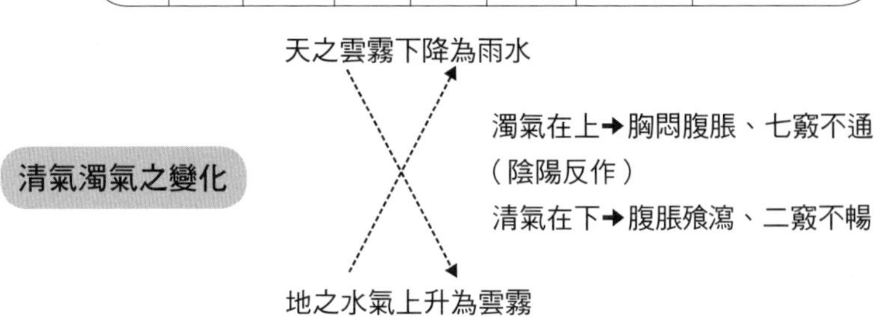

七竅二陰相關之經脈與診治穴道

竅陰	主要經脈	主要診治穴道	次要診治穴道
眼	肝、膽、三焦、膀胱	頭竅陰（耳後、浮白、突骨間）	太衝、瞳子髎、絲竹空、攢竹
耳	膽、三焦		完骨、瘈脈
鼻	大腸、胃、膀胱		迎香、衝陽、委陽
口	大腸、胃		手三里、足三里
前陰	腎、膀胱、肝	足竅陰（第四趾間）	然谷、蠡溝、委中
後陰	大腸、膀胱		申脈、偏歷

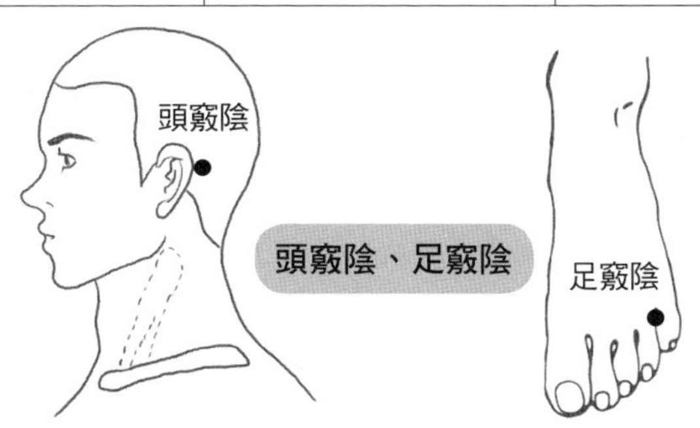

＋ 知識補充站

肝臟與膽參與胃腸的消化作業後，將營養精華從肝臟經過肝門靜脈，即營氣之道，回到心臟；位於中焦的肝臟、胃、十二指腸，主腐熟水穀，化生精微，上到心臟，即「中焦如漚」，如同漚物浸漬；再往「肺動脈」注於肺、「肺靜脈」回心臟，「主動脈」才將血液輸送到全身，如同霧露蒸騰，佈散水穀精氣，即「上焦如霧」。下焦主排泄水液和糟粕，將體液與飲食糟粕殘渣送入膀胱與大腸，如同溝渠水道，即「下焦如瀆」。

胸悶、七竅不通，多靜脈回流心臟不良，按壓頭竅陰穴，針砭太衝、衝陽等穴，見效。腹脹，大便、小便二陰不順暢，按壓足竅陰穴，針砭然谷、偏歷等穴，效果好。

3-2 三十一難：三焦之部位與作用

三焦者，何稟何生？何始何終？其治常在何許？可曉以不？

1.三焦者，水穀之道路，氣之所終始也。

2.上焦者，在心下，下鬲，在胃上口，主內而不出，其治在膻中，玉堂下一寸六分，直兩乳間陷者是(膻中穴)。

3.中焦者，在胃中脘，不上不下，主腐熟水穀，其治在臍旁(天樞穴)。

4.下焦者，當膀胱上口，主分別清濁，主出而不內，以傳道也，其治在臍下一寸(陰交穴)。

5.故名曰三焦，其府在氣街(氣衝穴)。

《內經．營衛生會》：「營出於中焦，衛出於下焦。」「上焦出於胃上口，並咽以上貫膈，而布胸中，走腋，循太陰之分而行，還至陽明，上至舌，下足陽明，常與榮俱行於陽二十五度，行於陰亦二十五度，一周也，故五十度而復大會於手太陰。」「中焦亦並胃中，出上焦之後，此所受氣者，泌糟粕，蒸津液，化其精微，上注於肺脈，乃化而為血，以奉生身，莫貴於此，故獨得行於經隧，命曰榮氣。」「血之與氣，異名同類。……營衛者精氣也，血者神氣也，故血之與氣異名同類焉。」「下焦者，別迴腸，注於膀胱而滲入。水穀常並居於胃中，成糟粕而俱下於大腸，而成下焦，滲而俱下，濟泌別汁，循下焦而滲入膀胱。」「上焦如霧，中焦如漚，下焦如瀆，此之謂也。」

《內經．陰陽應象大論》論述人受病之因。《傷寒論》言六經，由表入裏，由淺入深，需橫看(外在溫度與濕度，影響腦部與臟腑功能)。《溫病條辨》論三焦，由上及下，由淺入深，需縱看(內在呼吸與飲食，影響免疫力與臟腑功能)。綜合之，《金匱要略》是《傷寒論》與《溫病條辨》的橋樑，《溫病條辨》則補前人之未備。

三焦病機有順傳與逆傳兩類，一般多是從上焦傳中焦(胃與脾)；中焦傳下焦(肝與腎)。順傳邪從上焦肺衛，傳至中焦胃腑，有痊癒之徵兆，預後情況好。逆傳邪自肺傳入心包，多爆發性，病情兇險，預後差。人體是有機體，有經絡貫串、氣血流通，邪之所感隨處可傳，故上、中、下三焦之病理傳變，互相交錯，無法截然劃分。

膻中穴在兩乳之間，其表面肌膚枯黯者，多心肺功能不良，此區瘡疹越多，精神情緒越差；上焦氣血之傳變，以望診、觸診膻中穴最準確。三焦腑在氣街的反應穴是氣衝穴，是股動脈與股靜脈必經之道，此區淋巴結聚集，或瘡疹，或腫塊，下焦的臟器或腳部必有狀況；掌握中、下焦臟器的病況，壓診氣衝穴最準確。

小博士解說

衛氣，出於下焦的乳糜池，乳糜池位於第一腰椎前方；胸管起始於乳糜池，是全身最粗大的淋巴管道，長約30~40公分。胸管負責淋巴與免疫的運作，也負責輸送消化系統的脂質營養到心臟。

營氣(榮氣)，出於中焦的十二指腸的肝門靜脈，上焦出於胃上口與下食道括約肌的肝門靜脈，胸管與肝門靜脈皆回心臟(中焦亦並胃中，出上焦之後)，構成三焦腐熟水穀的完整流程。

三焦部位及其所主

三焦	部位	功能	治療主穴
上焦	在心下，下膈在胃口上	主內而不出	治在膻中，玉堂下一寸六分，直兩乳間陷者
中焦	在胃中脘，不上不下	主腐熟水穀	治在臍旁（天樞）
下焦	當膀胱上口，分別清濁	主出而不內，以傳道	治在臍下一寸（陰交）

三焦命名比較

《難經》	三十一難：三焦既無形狀，而所稟所生，則元氣與胃氣而已，故云水穀之道路，氣之所終始。三焦相火也，火能腐熟萬物，焦從火，亦腐物之氣，命名取義 六十六難：三焦者，原氣之別使也，主通行三氣，經歷五臟六腑
《內經》	人體是有機體，有經絡貫串、氣血流通，邪之所感，隨處可傳，故上、中、下三焦之病理傳變，互相交錯，無法截然劃分
現代醫學理論	三焦於肢體黏膜之內，五臟六腑之隙，水穀流化之氣融會於其間，運行肢體皮膚分肉，曰上中下，各隨所屬部位而名之，上焦以賁門、上食道括約肌和橫膈膜為主；中焦以消化器官與附屬器官為主；下焦以大腸、腎、膀胱和生殖器官為主

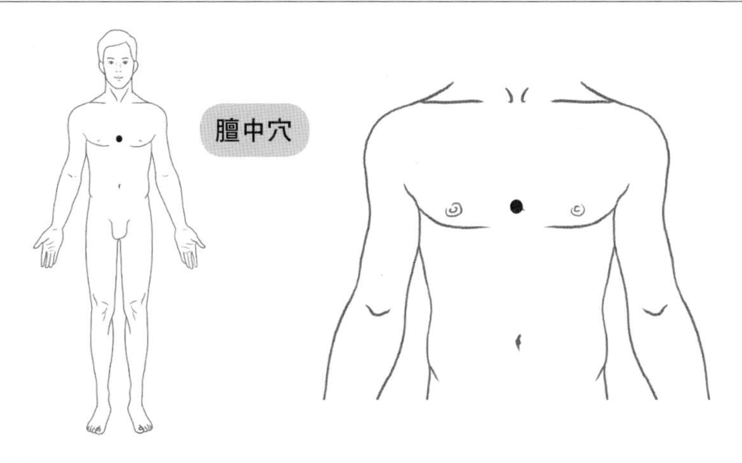

＋ 知識補充站

三焦之治依病機立治療之法，如上焦熱而煩宜牛黃散，上焦熱無他證宜桔梗散。三焦辨證綱領和治療方藥：「上焦如霧，升而逐之；中焦如漚，疏而逐之；下焦如瀆，決而逐之」，皆「兼以解毒」。溫病死證，上焦肺之化源絕或心神內閉外脫者死；中焦陽明太實或穢濁塞竅者死；下焦熱邪深入消灼津液涸盡而死。三焦病機辨證有例外，如熱閉心包在上焦，病邪已深入營血，輕清宣洩不適宜，開閉醒神為急務，用牛黃丸、至寶丹類。如濕阻小腸，泌別失司，病屬下焦，濕邪偏盛，滋填之法屬禁忌，急以滲利為治。

3-3 三十二難：心肺獨在鬲上

五藏俱等，而心、肺獨在鬲上者，何也？
1.心者血，肺者氣，
2.血為榮，氣為衛；
3.相隨上下，謂之榮衛，通行經絡，營周於外，故令心、肺在鬲上也。

心者血，心臟與血管負責血液循環，榮血於心臟與血管間。肺者氣，肺臟與氣管負責呼吸，衛氣運行於肺臟與氣管間，心臟與肺臟要和諧運作，才能將氣血於內——通行於臟腑經絡間，營養周旋於外——養護肢體活動，提升身心整體健康，尤其是腦部；心臟與肺臟之間能否正常循環，取決於頭、頸部與橫膈膜之間是否維持正常生理狀態。

人體的經絡連絡臟腑與肢節，心臟為五臟六腑之海，是血液循環的起點。主動脈、肺動脈如漲潮，將血液從心臟往外送；肺靜脈、上腔靜脈、下腔靜脈如退潮，將血液回流心臟。脈診寸口脈，察太淵、列缺、經渠等穴之寸關尺脈動，是診斷呼吸氣之宗氣；跗陽脈診衝陽、解溪等穴之脈動，診察消化氣之中氣；換言之，寸口脈是診心臟主動脈出心臟後的上升主動脈循環狀況，跗陽脈是診下降主動脈之循環狀況。

《內經．營氣》：「營氣之道，內穀為寶。穀入於胃，乃傳之肺，流溢於中，布散於外，精專者行於經隧，常營無已，終而復始，是謂天地之紀。故氣從太陰出注手陽明，上行注足陽明，下行至跗上，注大指間與太陰合；上行抵髀，從髀注心中；循手少陰，出腋下臂注小指，合手太陽，上行乘腋出䪼內，注目內眥，上巔下項，合足太陽；循脊下尻，下行注小指之端，循足心注足少陰；上行注腎，從腎注心外，散於胸中；循心主脈出腋下臂，出兩筋之間，入掌中，出中指之端，還注小指次指之端，合手少陽；上行至膻中，散於三焦，從三焦注膽，出脅，注足少陽；下行至跗上，復從跗注大指間，合足厥陰，上行至肝，從肝上注肺，上循喉嚨，入頏顙之竅，究於畜門。其支別者，上額循巔下項中，循脊入骶，是督脈也；絡陰器，上過毛中，入臍中，上循腹裏，入缺盆，下注肺中，復出太陰。此營氣之所行也。」

脛骨後肌反應腎臟、膀胱、體液的狀況；脛骨前肌反應消化、排泄、膽胃問題。「三寸」的尺度，如腳內踝上三寸有三陰交(肝經脈、脾經脈和腎經脈的交會穴)；腳外踝上三寸有絕骨（即懸鐘穴，為骨髓會聚之所）。從腳內、外踝可瞭解一個人，踝肥腫、活動不靈活，生活作息多慵懶成習，持恆規律足量運動可以調整遺傳體質。

小博士解說

臨床上，診脈通常以診寸口脈為主，寸口脈診察宗氣，以上升主動脈為主，主要診察肺呼吸及心臟血液運行狀況；跗陽脈診中氣，以下降主動脈為主，診斷範圍包括中焦脾胃之氣、以及脾胃等臟腑對飲食的消化吸收、升清降濁等生理功能。

有關心肺在膈上之論

《難經》	心者血，肺者氣，血為榮，氣為衛，相隨上下，謂之榮衛，通行經絡，營周於外，故令心、肺在膈上
四明陳氏	其位之高下耳，若以五臟德化論之，則尤有說焉，心肺既能以血氣生育人身，則此身之父母也，以父母之尊，亦自然居於上矣
《內經．刺禁論》	藏有要害，不可不察。肝生於左，肺藏於右，心部於表，腎治於裏，脾為之使，胃為之市。膈肓之上，中有父母。即此之謂也

衝陽穴、太淵穴位圖

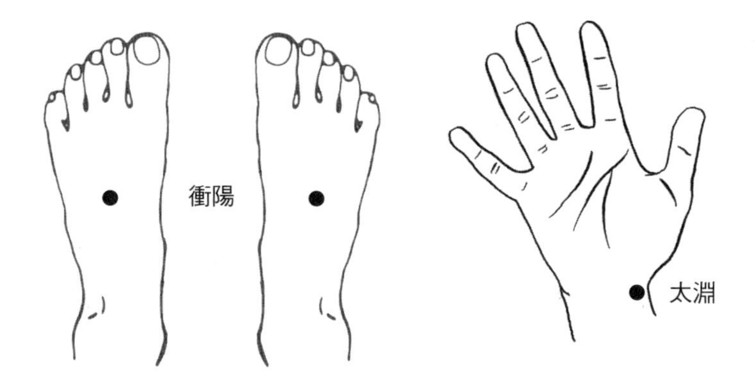

+ 知識補充站

衝陽反應消化情形，太淵反應呼吸狀況，消化或呼吸有狀況，反應穴區色澤不良，壓按穴位立即改善。正常情況下，趺陽脈比少陰脈跳動有力；同時比診寸口脈與趺陽脈，寸口脈是反應呼吸問題，寸口脈浮而遲是肺泡或細支氣管痿弱；趺陽脈反應消化問題，趺陽脈浮而數是胃腸蠕動過快或發炎。

虛勞與消渴是常見的慢性生活習慣病，寸口脈浮而遲，為虛勞；趺陽脈浮而數，為消渴；同時並見寸口脈浮而遲與趺陽脈浮而數，是併見虛勞與消渴，多見於糖尿病患者身上。

3-4 三十三難：肝肺色象浮沉之理

肝青象木，肺白象金；肝得水而沉，木得水而浮。肺得水而浮，金得水而沉。

1.肝者，非為純木也。乙角也，庚之柔。大言陰與陽，小言夫與婦，釋其微陽，而吸其微陰之氣，其意樂金，又行陰道多，故令肝得水而沉也。

2.肺者，非為純金也。辛商也，丙之柔。大言陰與陽，小言夫與婦，釋其微陰，婚而就火，其意樂火，又行陽道多，故令肺得水而浮也。

肺熟而復沉，肝熟而復浮者，何也？

3.故知辛當歸庚，乙當歸甲也。

肝臟居於體腔右側，與心臟之生理作業密切，其脈象反應在左關；脾胃飲食與肺臟呼吸相關，脈象反應在右寸與右關。「寸口脈浮而遲，浮脈則熱，遲脈則潛」，是右寸與右關；「寸口脈浮而遲，浮即為虛，遲即為勞」，是左寸與左關。人過四十腎臟開始老化，過五十心臟也隨之老化，肝臟與胃是可以不受年齡影響，先決條件是要善養之，肝臟(左關)要有充分的休養生息，脾胃(右關)要營養均衡不失調。

肺熟而復沉，肝熟而復浮，肺臟負責呼吸「氣」的進出，是空腔最多的臟器，所以肺臟得水而浮，熟則無空腔而沉。肝臟負責「血」的新陳代謝，是最紮實的臟器，肝臟得水而沉，熟則血出有空腔而浮。心臟的主動脈因手腳動作加大而流動快，肺動脈因呼吸動作大而流動快，則「氣」與「血」的代謝也加快。血中的氧氣和二氧化碳控制所有呼吸動作，吸氧氣和呼二氧化碳，就是營氣和衛氣的關係。氧氣在血裏的變化，主要在延髓到脊髓，由延腦控制呼吸；頸動脈竇與網狀系統，判斷血中所含氧氣和二氧化碳比例，決定需要量來控制呼吸。重要的呼吸肌肉是横膈膜，第三、第四節頸椎神經沒有斷，即使癱瘓了，仍可以呼吸，因膈神經控制横膈膜神經，吸氣是肋外肌與横膈膜在作用。

肝門靜脈的分枝，將血液輸往肝類竇，肝類竇血液中分泌肝細胞，產生其他細胞必要物質，從中央靜脈最後流入肝靜脈。肝臟功能單位為腺泡(肺臟功能單位為肺泡)，每個腺泡在血管枝的末端，都含有肝動脈、肝門靜脈及膽管等終分枝，分布在整體肝臟內，稱門脈三組。肝動脈內分枝及肝門靜脈會流入靜脈竇，並流入肝的中央葉靜脈，再合併成肝靜脈，入下腔靜脈。

小博士解說

人在死亡前聽覺最後關閉，手背屬手少陽三焦經脈，關係耳咽管與聽覺，達摩易筋經第八式三盤落地，其動作「上齶堅撐舌，張眸意注牙，足開蹲似踞，手按猛如拏，兩掌翻齊起，千斤重有加，瞪睛兼開口，起立腳無斜」，養益元氣，最能強化耳咽管與聽覺。

手掌大指側為手陽明大腸經脈，從大魚際區觀察排泄；手掌小指側屬手太陽小腸經脈，小魚際觀察吸收。大、小魚際區域膚質好、色澤清亮，排泄、吸收好；反之，排泄、吸收都容易有狀況。

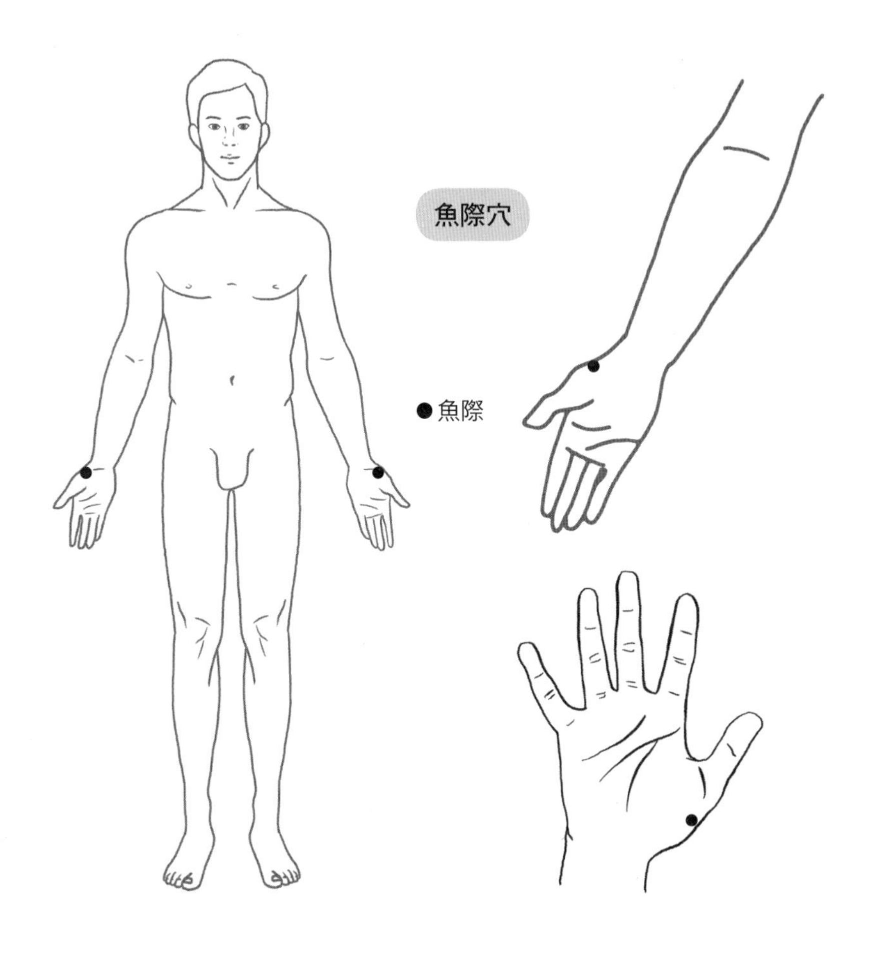

+ 知識補充站

肝熱而復浮，跗陽脈反應肝臟、脾胃飲食和營養狀況。肺熱而復沉，寸口脈反應肺臟與心臟的呼吸和血液狀況；《金匱要略》：「寸口脈浮而遲，浮即為虛，遲即為勞；虛則衛氣不足，勞則營氣竭。趺陽脈浮而數，浮即為氣，數即消穀而大堅(緊)，氣盛則溲數，溲數即堅，堅數相搏，即為消渴。」浮脈則熱與浮，即為虛，遲脈則潛與遲，即為勞；病理上大同小異，總是虛勞的脈象，反應出不同症狀，診脈確定病證前，要辨證虛實，再推敲表裏、寒熱，以確診。

「寸口脈浮而遲，水走於皮膚」是表證，以汗為主，要多活動與運動；「寸口脈弦而緊，水走於腸間」是裏證，以尿屎為主，要吃喝得宜。是以，寸口脈不足時，要配合跗陽脈診斷，才能達到預期的診治效果。

3-5 三十四難：五藏之聲色臭味液與七神

五藏各有聲色臭味，十變言：

1.肝色青，其臭臊，其味酸，其聲呼，其液泣；

2.心色赤，其臭焦，其味苦，其聲言，其液汗；

3.脾色黃，其臭香，其味甘，其聲歌，其液涎；

4.肺色白，其臭腥，其味辛，其聲哭，其液涕；

5.腎色黑，其臭腐，其味鹹，其聲呻，其液唾。

五藏有七神，各何所藏耶？

6.藏者，人之神氣所舍藏也。肝藏魂，肺藏魄，心藏神，脾藏意與智，腎藏精與志

《內經‧六節藏象論》：「天食人以五氣，地食人以五味。五氣入鼻，藏於心肺，上使五色修明，音聲能彰。五味入口，藏於腸胃，味有所藏，以養五氣，氣和而生，津液相成，神乃自生。」

《內經‧五藏生成》：「五藏之氣。故色見青如草茲者死，黃如枳實者死，黑如炲者死，赤如衃血者死，白如枯骨者死，此五色之見死也。青如翠羽者生，赤如雞冠者生，黃如蟹腹者生，白如豕膏者生，黑如烏羽者生，此五色之見生也。生於心，如以縞裹朱；生於肺，如以縞裹紅；生於肝，如以縞裹紺；生於脾，如以縞裹栝樓實，生於腎，如以縞裹紫，此五藏所生之外榮也。色味當五藏，白當肺辛，赤當心苦，青當肝酸，黃當脾甘，黑當腎鹹，故白當皮，赤當脈，青當筋，黃當肉，黑當骨。」

五味適量攝取補益五臟，過量則紊亂人體的陰陽平衡，損傷所屬臟器；五味偏耽，終極最傷肝、腎。

1.「苦多傷肺」，苦味補心，吃苦瓜、蓮心等清熱瀉火，治療心火旺盛造成失眠、煩躁等。苦多則傷肺，造成心火太旺，壓制肺氣，傷損心肺功能。同時，肺主皮毛，「多食苦，則皮槁而毛拔」。

2.「辛多傷肝」，辛入肺，辣味食物蔥、薑、蒜、辣椒等，可發散風寒、行氣止痛、宣洩肺氣，防止外邪犯肺。辛多易傷肝，引起肺氣偏勝（魄不安寧），克伐肝臟（魂不守舍）。「多食辛，則筋急而爪枯」。

3.「酸多傷脾」，酸味補肝，青梅、山楂、檸檬等具收斂、固澀作用，克制肝火、補肝陰。惟酸多傷脾胃，致脾胃功能失調。「多食酸，而肉胝皺而唇揭」。

4.「鹹多傷心」，鹹味補腎，海帶、海藻、紫菜、螃蟹等天然鹹鮮食物與腎氣相通，能滋養腎精、軟堅散結。「多食鹹，則脈凝泣而變色」。

5.「甘多傷腎」，甘味補脾胃讓人開心，米飯、紅薯、山藥、南瓜等補養氣血、調和脾胃。「多食甘，則骨痛而髮落」。

小博士解說

《內經‧五味》：「穀氣五味入五藏，胃者五藏六府之海也。」

《內經‧外揣》：「五音不彰，五色不明，五藏波蕩，若是則內外相襲，若鼓之應桴，響之應聲，影之應形。故遠者司外揣內，近者司內揣外，是謂陰陽之極。」

《內經‧宣明五氣》：「五味所入，酸入肝，辛入肺，苦入心，鹹入腎，甘入脾。」

《內經．六節藏象論》十一藏象應天地陰陽

臟腑	臟象應天地陰陽
心	生之本，神之變也。其華在面，其充在血脈，為陽中之太陽，通於夏氣
肺	氣之本，魄之處也。其華在毛，其充在皮，為陽中之太陰，通於秋氣
腎	主蟄封藏之本，精之處也。其華在髮，其充在骨，為陰中之少陰，通於冬氣
肝	罷極之本，魂之居也。其華在爪，其充在筋，以生血氣，其味酸，其色蒼，為陽中之少陽，通於春氣
脾、胃、大腸、小腸、三焦、膀胱	倉稟之本，榮之居也，名曰器，能化糟粕，轉味而入出者也。其華在唇四白，其充在肌，其味甘，其色黃，此至陰之類，通於土氣
膽	以上，凡十一藏，取決於膽也

《內經．五藏生成》五臟所合所主所榮及所傷

五臟	所合	所榮	所主	五味所合	五味所傷
心	合脈	榮色	主腎	心欲苦	多食鹹，脈凝泣而色變
肺	合皮	榮毛	主心	肺欲辛	多食苦，皮槁而毛拔
肝	合筋	榮爪	主肺	肝欲酸	多食辛，筋急而爪枯
脾	合肉	榮唇	主肝	脾欲甘	多食酸，肉胝腸而唇揭
腎	合骨	榮髮	主脾	腎欲鹹	多食甘，骨痛而髮落

＋ 知識補充站

《內經．經絡論》：「經有常色，而絡無常變也。經之常色，心赤，肺白、肝青、脾黃、腎黑，皆亦應其經脈之色也。陰絡之色應其經，陽絡之色變無常，隨四時而行也。寒多則凝泣，凝泣則青黑；熱多則淖澤，淖澤則黃赤；此皆常色，謂之無病，五色具見者，謂之寒熱。」

3-6 三十五難：諸府功能與五藏相配

五藏各有所，府皆相近，而心、肺獨去大腸、小腸遠者。

1.心榮、肺衛，通行陽氣，故居在上；

2.大腸、小腸，傳陰氣而下，故居在下。所以相去而遠也。

諸府者，皆陽也，清淨之處。今大腸、小腸、胃與膀胱，皆受不淨。

3.諸府者，謂是非也。

(1)小腸者，受盛之府也。

(2)大腸者，傳瀉行道之府也。

(3)膽者，清淨之府也。

(4)胃者，水穀之府也。

(5)膀胱者，津液之府。一腑猶無兩名，故知非也。

4.(1)小腸者心之府；(2)大腸者肺之府；(3)膽者肝之府；(4)胃者脾之府；(5)膀胱者腎之府。

5.(1)小腸謂赤腸；(2)大腸謂白腸；(3)膽者謂青腸；(4)胃者謂黃腸；(5)膀胱者謂黑腸，下焦之所治也。

《內經．金匱真言論》：「東風生於春，病在肝俞，在頸項；南風生於夏，病在心俞，在胸脅；西風生於秋，病在肺俞，在肩背；北風生於冬，病在腎俞，在腰股；中央為土，病在脾俞，在脊。故春氣者病在頭，夏氣者病在藏，秋氣者病在肩背，冬氣者病在四支。故春善病鼽衄，仲夏善病胸脅，長夏善病洞泄寒中，秋善病風瘧，冬善病痺厥。……夫精者身之本也，故藏於精者春不病溫。夏暑汗不出者，秋成風瘧。此平人脈法也。」「人之陰陽，則外為陽，內為陰。言人身之陰陽，則背為陽，腹為陰。言人身之藏府中陰陽，則藏者為陰，府者為陽。肝心脾肺腎五藏，皆為陰。膽胃大腸小腸膀胱三焦六府，皆為陽。所以欲知陰中之陰，陽中之陽者，為冬病在陰，夏病在陽，春病在陰，秋病在陽，皆視其所在，為施鍼石也。」

厥逆之病，不外乎四逆證。四肢厥逆，診治上攸關心為五臟六腑之海、腦為髓之海，以及頭為諸陽之會的醫理。

《內經．厥病》論厥病分厥頭痛與厥心痛，關於厥頭痛之辨證與治療：

「厥頭痛，面若腫起而煩心，取之足陽明太陰。」

「厥頭痛，頭脈痛，心悲，善泣，視頭動脈反盛者，刺盡去血後，調足厥陰。」

「厥頭痛，貞貞頭重而痛，瀉頭上五行，行五，先取手少陰，後取足少陰。」

「厥頭痛，意善忘，按之不得，取頭面左右動脈，後取足太陰。」

「厥頭痛，項先痛，腰脊為應，先取天柱，後取足太陽。」

「厥頭痛，頭痛甚，耳前後脈湧有熱，瀉出其血，後取足少陽。」

「真頭痛，頭痛甚，腦盡痛，手足寒至節，死不治。」

「頭痛不可取於俞者，有所擊墮，惡血在於內，若肉傷，痛未已，可則刺，不可遠取也；頭痛不可刺者，大痺為惡，日作者，可令少愈，不可已；頭半寒痛，先取手少陽陽明，後取足少陽陽明。」

小博士解說

手魚際區靜脈突顯(浮現青筋)，是肺與胃的問題；手魚際靜脈雜亂是胃有問題，靜脈單線突顯是肺的問題。手魚際穴動脈輸出到商陽穴，靜脈回流到太淵穴，大拇指的內收拇肌與外展拇指肌的力道，是其他四指肌肉力道的總和。

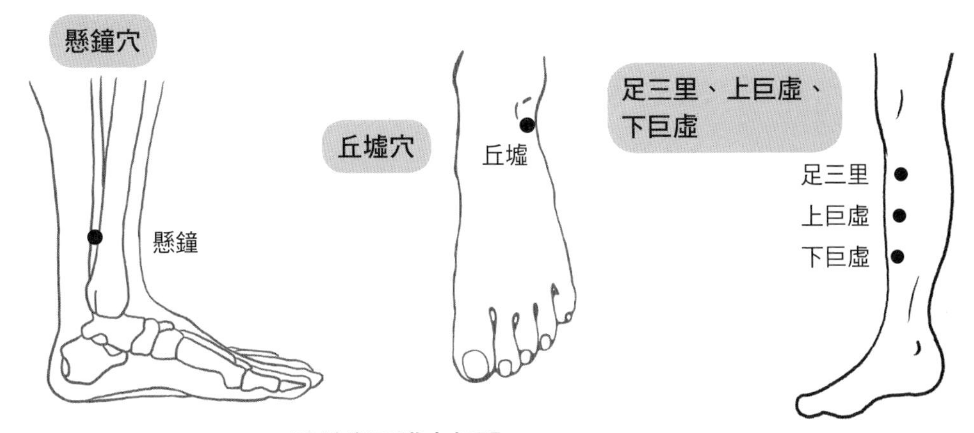

諸腑與五臟之相配

腑		臟	
小腸	受盛	心腑	赤腸
大腸	傳瀉行道	肺腑	白腸
膽	清淨	肝腑	青腸
胃	水穀	脾腑	黃腸
膀胱	津液	腎腑	黑腸

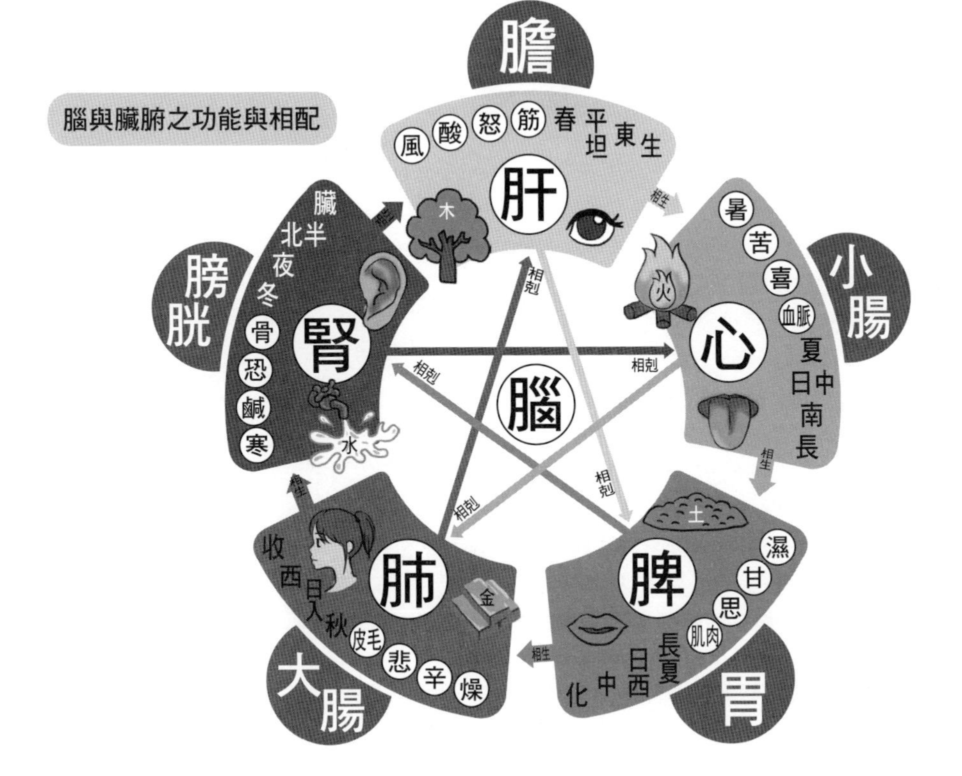

3-7 三十六難：腎與命門

臟各有一耳，腎獨有兩者。
1.左者為腎，右者為命門。
2.命門者，諸神精之所舍，原氣之所繫也；男子以藏精，女子以繫胞。

五臟有六，謂腎有兩臟。左為腎，右為命門。腦下垂體與腎上腺都屬內分泌，命門氣與腎相通；正常生理狀況，由腦下垂體後葉釋放抗利尿素至血流中，與肝腎互通。血液將身體內的廢物雜質運送到肝臟形成尿素，肝臟的血液將尿素運送到腎臟形成尿液。其間，在蛋白質分解過程中，產生有毒物質「氨」，肝臟將氨轉變為尿素，由血液將尿素運送到腎臟過濾出，加上水分和鹽類形成尿液，再從輸尿管送到膀胱儲存。保養腎臟紅血球生成功能，整合心臟血液循環、肝臟的尿素轉換、以及腎臟尿液循環排泄，心、肝、腎三者功能環環相扣。養肝魂愉神志，肝腎真陰確實難養，猶如惡習以為常，良習養成不易。

尿液比重1.010~1.030（早晨第一次尿比重大於1.018），表示尿液濃縮能力正常。小便混濁常見的原因有乳糜尿、細菌感染之外，從中醫角度而言，若是「下消」日久成「腎虧」，常見於乳糜尿、細菌感染等。飲食攝取較多蛋白質，及尿液中磷酸鹽及尿酸沉澱過多，呈現小便混濁，多會產生泡沫尿。尿液出現泡沫不一定是蛋白尿，蛋白尿則一定有泡沫。小便如清水，常見原因有慢性腎衰竭，或腎小管異常或尿崩症。

五臟生息，肺生腎，腎生肝，肝生心。規律的活動運動強心潤肺，手舞足蹈養益肝腎，養護脾胃都要從生活作息實踐起。肝臟將多餘的葡萄糖轉化為肝醣，貯存在肝臟中；當血液中葡萄糖濃度過低，肝細胞再將肝醣轉換成葡萄糖。藉此機制讓生命持續運轉不停息。

小博士解說

大腦十二對腦神經的功能，主司上七竅活動及感覺能力：

1.嗅神經，受器位於鼻腔黏膜，主司嗅覺。
2.視神經，受器位於眼睛視網膜，主司視覺。
3.動眼神經，支配眼球轉動及瞳孔收縮。
4.滑車神經，支配眼上斜肌的活動，眼球向下、向外功能。
5.三叉神經，感覺神經傳送臉部的感覺，支配咀嚼肌群活動。
6.外旋神經，眼外斜肌活動，支配同側外直肌、對側內直肌。
7.顏面神經，支配顏面肌肉群活動，傳送舌前部味覺。
8.聽神經，分耳蝸神經與前庭神經，傳送聽覺訊息，與司平衡。
9.舌咽神經，咽部肌肉的活動、舌後味覺及咽部感覺，配合迷走神經調節動脈壓和心跳。
10.迷走神經，是腦神經中最長和分布範圍最廣的一組神經，支配呼吸系統、消化系統的絕大部分和心臟等器官的感覺、運動和腺體的分泌。
11.副神經，支配頸部與肩部肌肉活動。
12.舌下神經，舌肌的活動與傳送舌頭的感覺。

魚際穴區

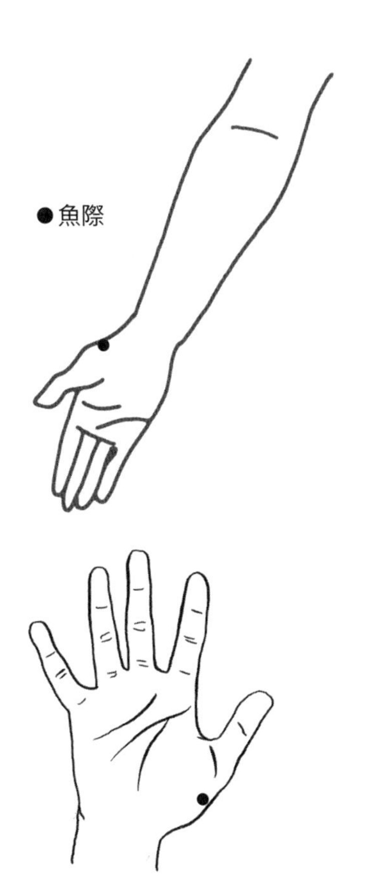

易筋經第二式

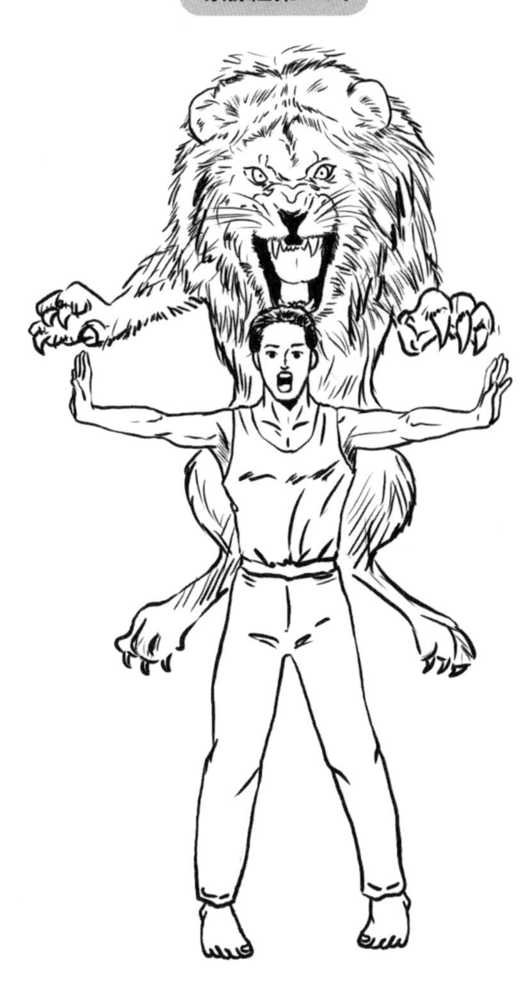

+ 知識補充站

魚際穴區屬肺經脈，肺邪氣盛有餘，導致肩背痠痛，小便數而欠（次數頻繁、量不多且尿不乾淨）。臨床上，年輕夫婦肺氣虛弱，呼吸氣不足，小便顏色改變，大拇指乏力不靈活，可推知性功能多失調，多有不孕症煩惱。平日無運動習慣者，可早晚操作易筋經第二式，藉由歌訣：「足趾抓地，兩手平開，心平氣靜，目瞪口呆」引領動作，三至五個月多見改善。

3-8 三十七難：五藏上關九竅與藏府不和

五藏之氣，於何發起，通於何許，可曉以不？

1.五藏者，常上關於九竅。

(1)肝氣通於目，目和則知黑白矣。

(2)心氣通於舌，舌和則知五味矣。

(3)脾氣通於口，口和則知穀味矣。

(4)肺氣通於鼻，鼻和則知香臭矣。

(5)腎氣通於耳，耳和則知五音矣。

2.

(1)五藏不和，則九竅不通；

(2)六府不和，則留結為癰；

(3)邪在六府，則陽脈不和，陽脈不和，則氣留之，氣留之則陽脈盛矣。

(4)邪在五藏，則陰脈不和，陰脈不和，則血留之，血留之則陰脈盛矣。

(5)陰氣太盛，則陽氣不得相營也，故曰格。

(6)陽氣太盛，則陰氣不得相營也，故曰關。

(7)陰陽俱盛不得相營也，故曰關格，關格者，不得盡其命而死矣。

氣獨行於五藏，不營於六府者，何也？

3.氣之所行也，如水之流，不得息也。故陰脈營於五藏，陽脈營於六府，如環無端，莫知其紀，終而復始，其不覆溢，人氣內溫於藏府，外濡於腠理。

《內經·脈度》：「五藏常內閱於上七竅也，故肺氣通於鼻，肺和則鼻能知香臭矣；心氣通於舌，心和則舌能知五味矣；肝氣通於目，肝和則目能辨五色矣；脾氣通於口，脾和則口能知五穀矣；腎氣通於耳，腎和則耳能聞五音矣。五藏不和則七竅不通，六府不和則留為癰。故邪在府則陽脈不和，陽脈不和則氣留之，氣留之則陽氣盛矣。陽氣太盛則陰脈不利，陰脈不利則血留之，血留之則陰氣盛矣。陰氣太盛，則陽氣不能榮也，故曰關。陽氣太盛，則陰氣弗能榮也，故曰格。陰陽俱盛，不得相榮，故曰關格。關格者，不得盡期而死也。」

胃潰瘍與十二指腸潰瘍辨證，胃潰瘍陽證疼痛，多出現於白天或飲食後，飲食之後會較痛苦，宜半夏瀉心湯或大黃甘草湯；十二指腸潰瘍陰證疼痛，多出現於空腹時或夜間，宜附子粳米湯、小建中湯或大建中湯，飲食之後會較舒緩。

消化性潰瘍的症狀如噁心、嘔吐、腹部脹滿感、吐血、泥便……；臨證壓診，除心下的心窩部(中脘、巨闕)壓痛外，背部常在第十至十二胸椎突起之左右旁開三公分處，出現壓痛點(膽俞、脾俞、胃俞)；小腿部胃經脈(足三里、豐隆)與膽經脈(陽陵泉、絕骨)流佈區域，亦會因症狀輕重緩急有所反應，如靜脈曲張、皮膚枯乾粗澀，情況越嚴重的，消化性潰瘍症狀也越嚴重。

小博士解說

內視鏡檢查胃潰瘍，其症狀可分為三時期：(1)活動期：胃潰瘍胃底有厚白苔，周圍黏膜是浮腫性腫脹，宜半夏瀉心湯；(2)治癒期：白苔變薄，區域變小，邊緣出現再生上皮的發紅帶，宜柴胡桂枝湯；(3)瘢痕期：潰瘍表面因再生上皮而修復，白苔消失，宜小建中湯。

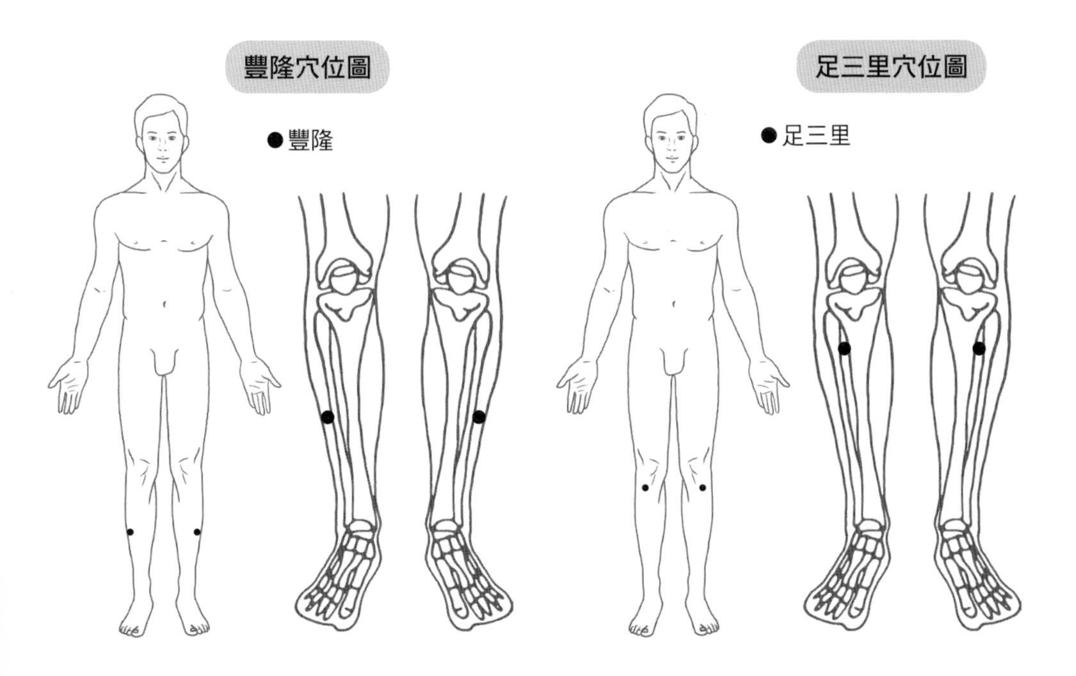

五臟內閱於上七竅（眼耳各二或曰九竅）

五臟	氣通七竅	五臟氣和
肺	氣通於鼻	肺和則鼻能知香臭
心	氣通於舌	心和則舌能知五味
肝	氣通於目	肝和則目能辨五色
脾	氣通於口	脾和則口能知穀味
腎	氣通於耳	腎和則耳能聞五音

＋ 知識補充站

邪在六腑，則陽脈不和，陽脈不和，則氣留之；邪在五臟，則陰脈不和，陰脈不和，則血留之。肝、心、脾、肺、腎五臟，木、火、土、金、水五行生化，肺臟為腎臟之母，腎臟為肝臟之母；氣血運行正常者，肝臟釋放血管收縮素原，經腎臟分泌的腎素作用變成血管收縮素Ⅰ，再經過肺臟製造的血管收縮素轉換成酵素後，變成血管收縮素Ⅱ，會使血管收縮，血壓上升，刺激腎上腺皮質分泌醛固酮，造成鈉離子(Na^{+})與水分滯留，令血壓上升；接著產生負回饋，抑制腎素釋放，導致血管收縮素原減少釋出，所以血壓不會一直上升。

3-9 三十八難：論府何獨有六

藏唯有五，府獨有六者，何也？
府有六者，謂三焦也，有原氣之別焉，主持諸氣，有名而無形，其經屬手少陽，此外府也，故言府有六焉。

五臟各一腑，三焦是一腑，是腐熟水穀之氣，即自體免疫系統。

《金匱要略》：「下利清穀不止，身體疼痛者，急當救裏；身體疼痛，清便自調者，急當救表。病痼疾加以卒病，先治其卒病，後乃治痼疾。五臟病各有所得者愈，五臟病各有所惡，各隨其所不喜者為病。病者素不應食，而反暴思之，必發熱也。諸病在臟欲攻之，當隨其所得而攻之。」臨床上，急性肺炎與慢性肺栓塞症同時出現，先治急性肺炎；若出現急性肺栓塞症，則急治急性肺栓塞以救命，總以維持呼吸功能為主；根治慢性痼疾，要配合改善生活習慣才有效。

「痼疾」是長期慢性疾病，如糖尿病、高血壓、肝硬化、僵直性脊椎炎、全身性紅斑狼瘡、慢性支氣管炎、慢性胃炎、慢性腎臟病……等，診病要知病人喜惡，「五臟病各有所惡，各隨其所不喜者為病」，「諸病在臟，欲攻之，當隨其所得而攻之」，治病要確實掌握病源，因所不喜而得，治其所不喜而癒。

「卒病」是急證，有致死之虞，如心肌梗塞、腦中風、急性胰臟炎、急性腸胃炎、急性盲腸炎、急性腎衰竭、急性呼吸道感染、急性中毒……等，都要在第一時間急診救治。

五臟六腑，感受暖熱涼寒的變化，都會有喜惡，腦部血液循環，也隨之變快變慢，「病者素不應食，而反暴思之，必發熱」、「隨其所得而攻之」，其間，是飲食不當，或無法消化吸收，或消化系統機能有問題，臨證都應斟酌確診。「五臟病各有所得者愈，五臟病各有所惡，各隨其所不喜者為病。」慢性生活習慣病因為喜歡而有所得，五臟肝、心、脾、肺、腎，喜歡酸、苦、甘、辛、鹹；所惡者因為不喜歡而有所忌。肝喜歡酸，腎喜歡鹹，少者養之，多則害之。過度疲勞必造成肝、腎不足，真陰虧損，喜歡酸、鹹之味。孕婦孕吐，喜歡鹹、酸、甜的蜜餞，就是養益肝、腎、脾經脈。情緒變化很大與極度勞累者，多喜歡酸辣湯，就是肝魂不守，肝需要酸味，肺魄不寧，肺需要辛辣味。

小博士解說

喉癢或不順暢，時隔不久多演變成喉嚨疼痛，進而感冒、發燒，甚至頭痛、四肢關節疼痛，這通常是三焦自體免疫系統的反應。人體約有600個淋巴結，多數散佈在腋下、胸部與腹股溝；其中最重要的淋巴小節則分布在耳鼻咽喉部與盲腸。這是全身臟器的關鍵性防衛組織，腸胃道黏膜有黏膜下相關淋巴組織，耳鼻咽喉部的淋巴小節與相關淋巴組織，最先感應體外病毒，並反應體內器官組織失調情形。

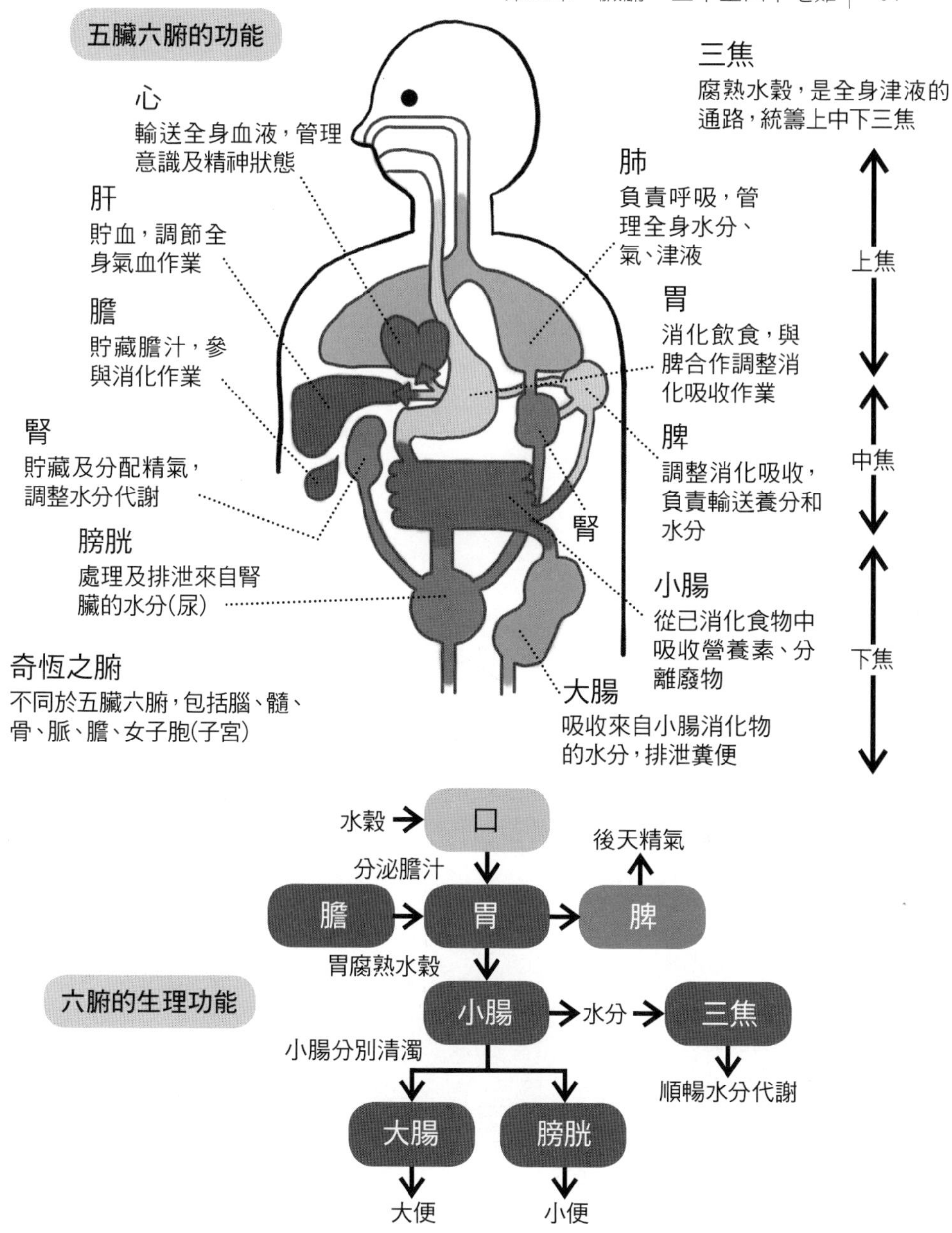

＋ 知識補充站

《內經．五藏別論》：「腦髓骨脈膽女子胞，皆藏於陰而象於地，藏而不瀉，曰奇恆之府。胃大腸小腸三焦膀胱，瀉而不藏，受五濁氣，曰傳化之府，不能久留輸瀉。魄門為五臟使，水穀不得久藏。五藏藏精氣而不瀉，滿而不能實。六府傳化物而不藏，實而不能滿。水穀入口胃實而腸虛；食下腸實而胃虛。故曰：實而不滿，滿而不實。」

3-10 三十九難：論府五藏六

府有五，藏有六者，何也？

1.六府者，正有五府。

2.五藏亦有六藏者，謂腎有兩臟。其左為腎，右為命門。

命門，精神之所舍；男子以藏精，女子以繫胞；命門氣與腎通，故言藏有六也。

府有五者，何也？

3.五藏各一府，三焦亦是一府，不屬於五藏，故府有五。

五臟亦有稱六臟，謂腎有兩臟。左為腎、右為命門。腦下垂體與腎上腺分泌息息相關。腦下垂體與腦神經相關，反應在自律神經系統功能上，上段消化器官(消化)與下段消化器官(吸收與排泄)，也與之產生不同的關聯，《金匱要略》言及「子藏開，當以附子湯溫其藏」，是最佳闡釋。

上段消化器官以胃為主，臍上四寸的中脘穴，主診消化功能狀況。中脘穴軟弱、塌陷，胃蠕動力弱，宜理中湯、小建中湯、桂枝人參湯或附子湯等；並可因此改善輕症子宮內膜異位，促進子宮血脈循環，增加懷孕機會。體弱、瘦弱又有經痛的年輕女性，要善加養護上段消化器官的胃。「子藏開，當以附子湯溫其藏」，溫養五藏六腑，可通導厥逆。子宮後穹窿完全阻塞，或卵巢沾黏、子宮內膜異位，症狀嚴重者宜大承氣湯或當歸生薑羊肉湯，大承氣湯改善腰骶部副交感神經(排泄)功能，當歸生薑羊肉湯，調節頭頸部副交感神經(消化吸收)傳導。

中脘穴區就是心下區，是下食道括約肌與胃底等組織部位，觸按心下痞，辨證其軟弱僵硬、冷熱等，若心下痞而軟弱宜甘草瀉心湯，心下痞硬宜半夏瀉心湯，心下冷痞宜附子瀉心湯，心下熱痞宜大黃黃連瀉心湯；如兼心下部有振水音，宜苓桂朮甘湯或五苓散。對證下藥，改善整體肝門脈的循環。

下段消化器官以小腸與大腸為主，腹診臍下三寸的關元穴，主診吸收功能。軟弱，甚至塌陷，小腸蠕動力很弱，宜通脈四逆湯或當歸生薑羊肉湯，多見右小腹拘急，如果兼見小腹振水音或腸鳴，宜白通湯或當歸四逆湯。大腸腹診部位在右天樞與左天樞，主診排泄狀況，右天樞診升結腸與橫結腸前半部，虛弱軟、塌陷者宜四逆加人參湯；如果關元穴也軟塌，宜當歸生薑羊肉湯。左天樞診降結腸與乙狀結腸部分，左天樞硬滿宜小承氣湯，右天樞與左天樞皆硬滿宜大承氣湯(胃實)。

小博士解說

三焦掌理生理傳化與自體免疫系統，新陳代謝功能以肝臟領軍，肝足厥陰經脈掌丑時(1:00~3:00)，三焦手少陽經脈掌亥時(21:00~23:00)，黃金時辰(21:00~3:00)是養生療治關鍵時辰。

膽足少陽經脈掌子時(23:00~1:00)，心事坦蕩者，膽識定而不驚，不怕夜半敲門聲。凡十一臟取決於膽足少陽經脈，緊繫腦部的內分泌循環與自律神經系統作業。

五臟與五行五味及相關生命機能

五臟	五行	五味	生命機能
肝	木	酸	營養（飲食提供營養）
心	火	苦	血液（營養養益血液）
脾	土	甘	免疫（血液維護免疫）
肺	金	辛	氧氣（免疫保障氧氣）
腎	水	鹹	體液（氧氣助益體液）

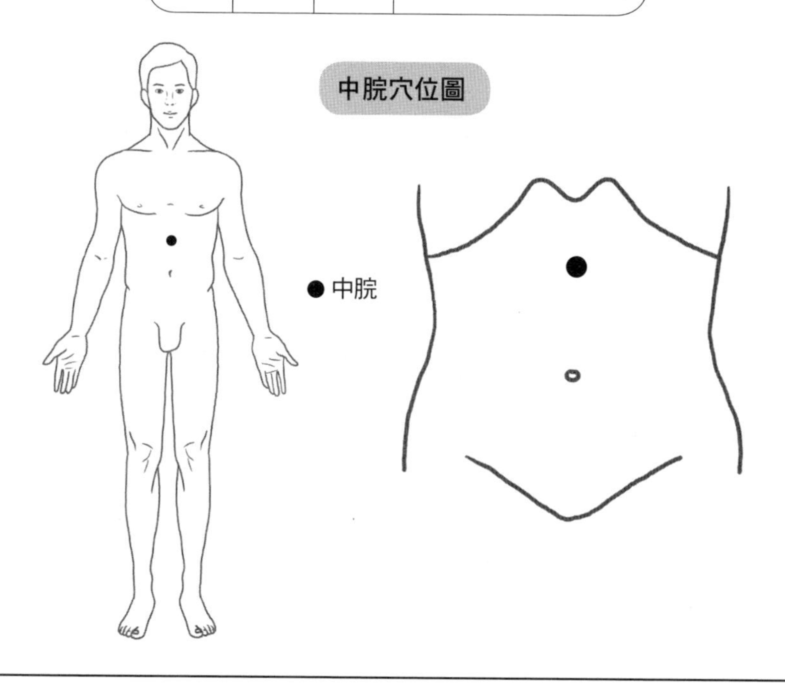

＋ 知識補充站

《傷寒論》真武湯與《金匱要略》腎氣丸，都養護腦下垂體前葉，以及腎上腺和腎臟，對部分緊急重大疾病患者，常有奇蹟般療效，並擅長治療突如其來的頭暈目眩、四肢不聽使喚等症狀，對體弱多病和高血壓初期病症療效佳；但是生活步調和飲食習慣一定要配合調整，避免變成慢性生活習慣病，否則其療效是微乎其微。

「肝腎過勞，真陰虛疲」，腎氣丸是過勞族群的保健至寶。肝腎過勞，真陰虛疲虧損，還影響造血功能，肝臟與腎臟的造血前趨因數將無法正常參與造血作業，會造成下部瘡瘍、口瘡、舌瘡……等症狀。

3-11 四十難：鼻者肺候知香臭，耳者腎候能聞聲

肝主色，心主臭，脾主味，肺主聲，腎主液。鼻者肺之候，而反知香臭，耳者腎之候，而反聞聲，其意何也？

1.肺者西方金也，金生於巳，巳者南方火也，火者心，心主臭，故令鼻知香臭。

2.腎者北方水也，水生於申，申者西方金，金者肺，肺主聲，故令耳聞聲。

《傷寒論》六經欲解時辰，與《內經》十二經脈十二時辰，各有立論，六經欲解時辰以腦下垂體、間腦、內分泌、自律神經系統為論(經脈病理時辰)，相當於腦脊髓液的新陳代謝速度；十二經脈、十二時辰涉及營氣、衛氣，以呼吸、血液循環系統為論(經脈生理時辰)，相當於胃腸新陳代謝速度。

休養時間，是在六經欲解時辰的三陰欲解時辰，與少陽欲解時辰之際，即亥、子、丑、寅、卯、辰(21:00~9:00)之際：

(1)太陰欲解時辰：亥、子、丑(21:00~3:00)。

(2)少陰欲解時辰：子、丑、寅(23:00~5:00)。

(3)厥陰欲解時辰：丑、寅、卯(1:00~7:00)。

(4)少陽欲解時辰：寅、卯、辰(3:00~9:00)。

這之間因年齡、季節和體況等因素，影響睡眠時間不一，身體健康活潑者早睡早起，早睡晚起的多體弱或年幼者，晚睡早起者不是體力很好不需太多睡眠，就是生活勞累工時長者，生活品質最不理想的是晚睡又晚起者。生活作息要正常化，從十二經脈十二時辰著手：

1.亥時(21:00~23:00)：三焦經脈時辰，為睡眠次要時辰，是補養腦部、心臟與肝臟和入睡時間。亥時是最重要的養生時辰，也是熬夜的極限。

2.子、丑時(23:00~3:00)：膽、肝經脈時辰，是睡眠主要時辰與美容時間。《金匱要略》黃耆建中湯、八味腎氣丸、薯蕷丸、酸棗仁湯或大黃蟅蟲丸等，專治過勞與自律神經失調，入睡前1至2小時服藥，療癒及養護效果加倍。

3.寅、卯時(3:00~7:00)：肺、大腸經脈時辰，生活活動當值時辰，常是虛弱者熟睡、健康者晨間運動時間。

4.辰、巳時(7:00~11:00)：胃、脾經脈時辰，補充營養當值時辰，是人體需求營養的時間。辰是脾經脈時辰(7:00~9:00)，交感神經啟動，是一天開始工作、讀書的時間，活動能力不足者最適合在此時段休養維護。

小博士解說

大腦十二對腦神經，主管上七竅活動及感覺能力。第一對腦神經嗅神經，受器位於鼻腔黏膜，主司嗅覺。肺臟負責呼吸與宗氣，呼吸順暢則鼻腔黏膜嗅覺敏銳。第八對腦神經聽神經，分耳蝸神經與前庭神經，前者傳送聽覺訊息，後者主司平衡。腎臟負責體液與精志，心臟負責血液與神志，心臟與腎臟功能正常，精氣神志良好，耳聰目明。十二經脈十二時辰生理運作，與六經欲解時辰病理變化，和大腦十二對腦神經功能息息相應。

六經欲解時辰與四季及內分泌的關係

六經欲解時辰	時間	四季	相關內分泌
太陰	21:00~3:00	冬季（肝臟、睡眠、補養）	生長激素(21:00~3:00) 褪黑激素(23:00~7:00)
少陽	3:00~9:00	春季（肺胃、活動、營養）	腎上腺激素(3:00~9:00) 褪黑激素(23:00~7:00) 肛溫最高時段(05:00~07:00)
太陽	9:00~15:00	夏季（心臟、血液、神志）	甲狀腺激素(9:00~13:00) 腎上腺激素(05:00~09:00)
陽明	15:00~21:00	秋季（腎臟、體液、精志）	肛溫最低時段(15:00~17:00)

六經欲解時辰圖示

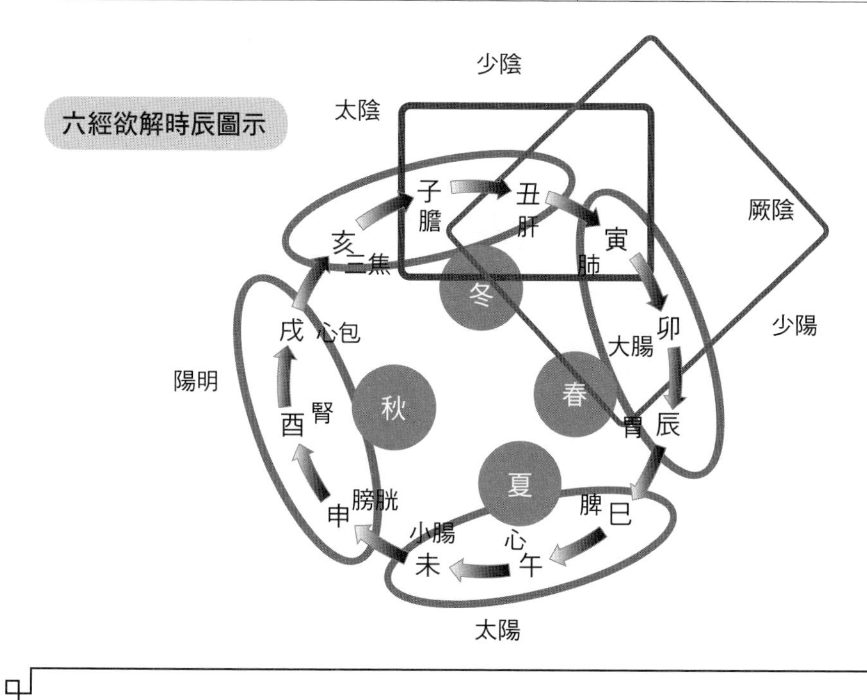

✚ 知識補充站

人生活在陰陽五行軌跡中，陽陰和諧則長壽健康。農業社會日出而作，日入而息，與天地間互相尊重而和諧；現代人處心積慮為延年益壽而對抗疾病，雖取得長壽，卻有人生不如死；免疫力低落、基因弱化；科技越發達，不明病因的疾病越多，罹患疾病與猝逝機率相對增加，唯有尊重天地，陽界良性活動，陰界適度休息，才能取得平和。

陰陽之界21:00是戌時與亥時交集，喻為鑽石九點鐘；陰陽之交是3:00~7:00，是寅時與卯時之間的黃金四小時。陰陽之界的23:00是生長激素開始增強活動的時候，象徵儲備與收藏；陰陽之交開始於3:00是腎上腺激素開始增強活動之際，象徵行動與生長。

3-12 四十一難：肝獨有兩葉

肝者東方木也，木者春也，萬物始生，其尚幼小，意無所親，去太陰尚近，離太陽不遠，猶有兩心，故有兩葉，亦應木葉也。

肝臟位於腹部右季肋部，受胸廓與橫膈膜覆蓋保護，從正中垂直線觀察，在右側第7~11肋骨深處，左側上方可達乳頭部。肝的位置會隨呼吸改變，平靜呼吸時升降可達2~3公分，站立及吸氣時稍微下降，仰臥和呼氣時則稍升。肝右葉上方與右胸膜和右肺底相鄰；肝左葉上方與心臟相連，小部分與腹前壁相鄰；肝右葉前面部與結腸相鄰，後葉與右腎上腺和右腎相鄰；肝左葉下方與胃相鄰。

肝臟是體內臟最大的器官，位於膽囊前端，與右邊腎臟的前方，及胃的上方。肝臟是消化系統中最大消化腺，是以代謝功能為主的器官，肝臟合成尿素，製造消化系統中之膽汁，在體內負責去氧化、儲存肝醣、分泌性蛋白質合成等作業。

人衰老，外部體態容貌表現、體內器官組織都會發生變化，肝臟改變十分明顯。男性過25歲，肝臟循環血流量平均每年下降0.3%~1.5%。女性60歲時的肝內血流量，比20歲時減少40%~50%。人60歲後，肝細胞數量隨年齡增長而銳減，肝臟趨向硬變，重量明顯下降，90歲老年人，肝臟平均重量只有30歲左右者的51.8%。血液重在護肝養肝，血流量減少，肝內血液循環功能下降，肝臟吸收營養、代謝和清除毒素的能力，也相應減退。

肝解毒時，是在血液流動狀態下同時解毒，此時，身體其他部位都在正常運轉中，還持續產生代謝物；所以血液裡，一直都存有毒素，始終解不完。是以，保持身體正常運轉，不出意外、不熬夜、酗酒、服藥、感染等，不加重身體淨化負擔，否則不僅肝臟解毒功能受損，其他臟器細胞也會加速老化，造成血液內毒素含量大增，使血液黏稠，血流減緩，停滯在人體毛細血管中，成為「死血」；如果時間久了，堵塞多了，會癱瘓血液循環。

小博士解說

「三寸」左右著經絡醫學的脈動，肝經脈的足五里在腹股溝氣衝穴下三寸，屬股動脈滋養範圍，在內收長肌中段；走路或跑步時，內收肌群與股動脈有力者，兩腿邁得開。肝經脈起始於大拇趾，為天，感應消化附屬器官，與精神情緒相關。胃經脈的足三里在外犢鼻(膝窩)下三寸的脛骨上，外側有腓骨，有脛骨前肌及控制四個腳趾頭的伸趾總肌；足三里影響腓骨肌群、左右腳背與腳踝功能。第二、三趾屬胃經脈，為地，感應消化器官；消化系統狀況不良者，這兩個腳趾甲顏色不好，或腳趾關節僵硬。

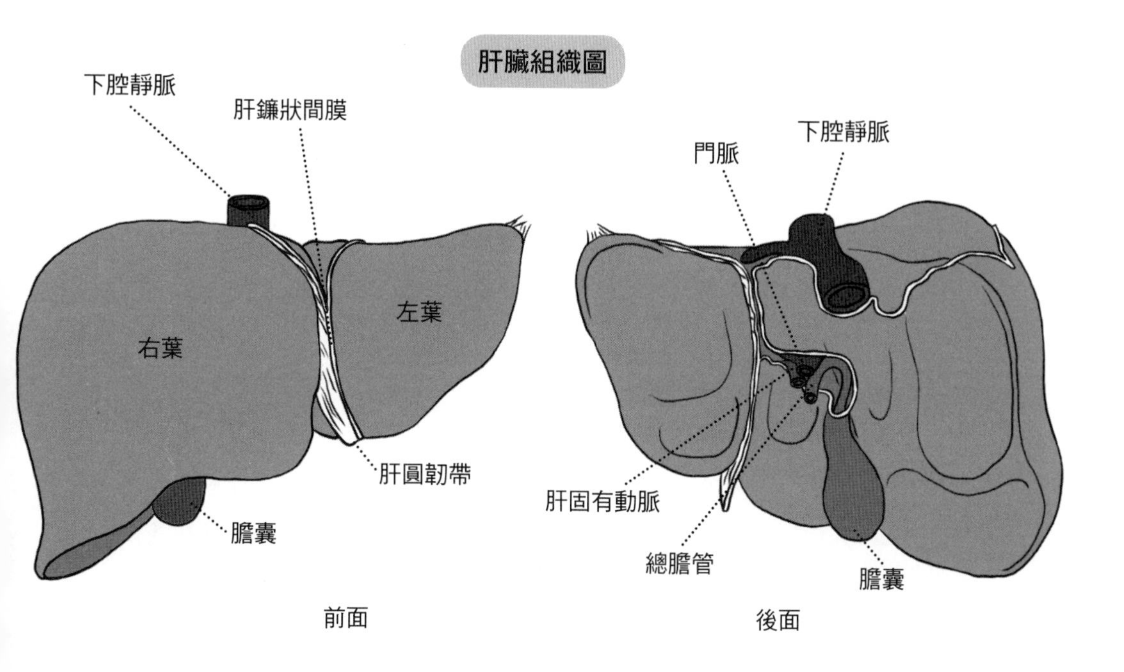

＋ 知識補充站

如何養護肝臟：

1.保持正常體重，最佳減重方法是均衡飲食加上規律運動。

2.遠離可能受血液汙染的器具，減少B型、C型肝炎傳染。

3.注意飲食，不喝生水，不食海鮮，蛤、蠔等貝類，易感染A型肝炎病毒。

5.不喝酒，酒精要經過肝臟進行代謝，酗酒會造成酒精肝。

6.不抽菸，菸和罹患肝癌有關。

7.不亂服藥，藥物都必須經過肝臟解毒。

8.成年人睡眠時間為8小時，10點左右上床睡覺，不熬夜，凌晨1至3點鐘進入深睡眠狀態，是養肝血的最佳時間。

3-13 四十二難：人腸胃長短，受水穀多少

1.胃大一尺五寸，徑五寸，長二尺六寸，橫屈受水穀三斗五升，其中常留穀二斗，水一斗五升。

2.小腸大二寸半，徑八分，分之少半，長三丈二尺，受穀二斗四升，水六升三合，合之大半（三分之二合）。

3.迴腸大四寸，徑一寸半，長二丈一尺，受穀一斗，水七升半。

4.廣腸大八寸，徑二寸半，長二尺八寸，受穀九升三合，八分合之一。

故腸胃凡長五丈八尺四寸，合受水穀八斗七升六合八分合之一。此腸胃長短，受水穀之數也。

5.肝重四斤四兩，左三葉，右四葉，凡七葉，主藏魂。

6.心重十二兩，中有七孔三毛，盛精汁三合，主藏神。

7.脾重二斤三兩，扁廣三寸，長五寸，有散膏半斤，主裹血，溫五藏，主藏意。

8.肺重三斤三兩，六葉兩耳，凡八葉，主藏魄。

9.腎有兩枚，重一斤一兩，主藏志。

10.膽在肝之短葉間，重三兩三銖，盛精汁三合。

11.胃重二斤二兩，紆曲屈伸，長二尺六寸，大一尺五寸，徑五寸，盛穀二斗，水一斗五升。

12.小腸重二斤十四兩，長三丈二尺，廣二寸半，徑八分，分之少半（三分之一分），左迴疊積十六曲，盛穀二斗四升，水六升三合，合之大半（三分之二合）。

13.大腸重二斤十二兩，長二丈一尺，廣四寸，徑一寸，當臍右迴十六曲，盛穀一斗，水七升半。

14.膀胱重九兩二銖，縱廣九寸，盛溺九升九合。

15.口廣二寸半，唇至齒長九分，齒以後至會厭，深三寸半，大容五合。

16.舌重十兩，長七寸，廣二寸半。

17.咽門重十兩，廣二寸半，至胃長一尺六寸。

18.喉嚨重十二兩，廣二寸，長一尺二寸，九節。

19.肛門重十二兩，大八寸，徑二寸大半，長二尺八寸，受穀九升三合，八分合之一。

橫膈膜下的胃，接食道擴大呈 J 形管腔，從左側肋骨下到肚臍，胃將消化物混合成食糜，暫時貯藏，食糜消化後，胃以適當時間間隔，將食糜逐次、小量送往十二指腸；正常消化狀況，胃約一分鐘蠕動三次，十二指腸約一分鐘蠕動二十次。

胃主司四肢，透過四肢與橫膈膜的運動來養護胃；胃則提供消化物的營養素給四肢，互為依存。胃蠕動慢，喝水速度太快，會造成胃脹氣。病人飲水多，必暴喘滿。凡食少飲多，水停心下，甚者則悸，微者短氣。

吃喝多、動的少，水分滯留在胃腸機會增大，則小腸不易吸收到新營養以補給肝臟與心臟；體內滯留多餘水分，十二指腸無法正常供應營養給肝臟，乳糜管與胸管無法正常提供營養給心臟，初期傷胃礙腸，日久妨礙肝臟代謝，也會影響心臟與腎功能。

小博士解說

飲食時，大腸蠕動與胃、小腸互動，胃蠕動耗時較長，蠕動次數相對少；腸蠕動耗時較短，次數又多。胃的位置與形狀不停在變化，空腔時大小像一根大香腸，吸氣時橫膈膜將胃向下壓，呼氣時橫膈膜將胃向上拉提，規律持續進行運動來養胃。

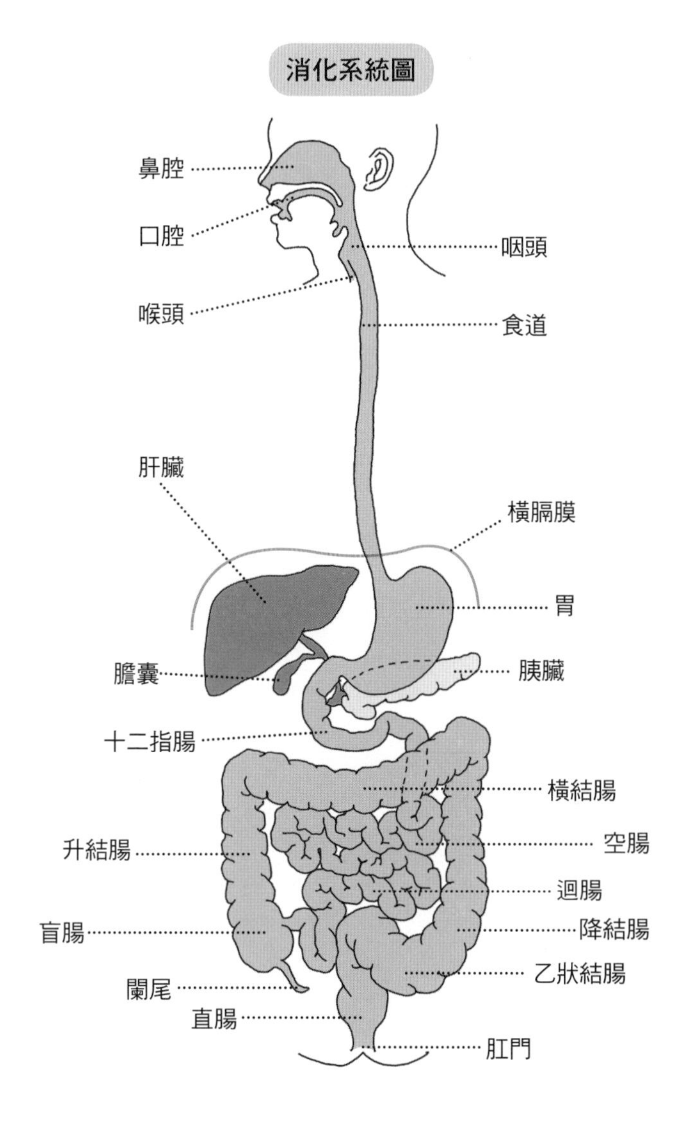

✚ 知識補充站

人類腸子長度有不同。肉食為主的西方人，身高約1.8公尺，腸子長度平均約5.4公尺，約3倍；以植物為主食的亞洲人，身高約1.7公尺，腸子長度平均約8.3公尺，約5倍。肉食為主者容易興奮，素食為主者多文靜。從腸子與飲食種類及秉性關係中得到啟示，飲食方式必會影響身體健康，飲食種類不當、暴飲暴食，消化腸道隨之亂序。

3-14 四十三難：人不食飲，七日而死者

人胃中當有留穀二斗，水一斗五升，故平人日再至圊，一行二升半；日中五升，七日五七三斗五升，而水穀盡矣。故平人不食飲七日而死者，水穀津液俱盡，即死矣。

一般人不吃飯七天會死，不喝水三天會死。喝水情況下約十天餓死，身體好可撐約一個月，打點滴補充葡萄糖，能活過一年以上。不吃不喝存活，是靠體內物質分解，先是血液中的血糖，最後是脂肪與蛋白質等。印度修行者，不吃飯只喝水，可活四十多天。

《內經·生氣通天論》：「聖人傳精神，服天氣，而通神明。失之則內閉九竅，外壅肌肉，衛氣散解，此謂自傷，氣之削也。」「平旦人氣生，日中而陽氣隆，日西而陽氣已虛，氣門乃閉。故暮而收拒，無擾筋骨，無見霧露，反此三時，形乃困薄。」「五藏氣爭，九竅不通。……『春』傷於風為洞泄，『夏』傷於暑，秋為咳瘧；『秋』傷於濕，上逆而咳，發為痿厥。『冬』傷於寒，春必溫病。」(1)味過於酸，肝氣以津，脾氣乃絕；(2)味過於鹹，大骨氣勞，短肌，心氣抑；(3)味過於甘，心氣喘滿，色黑，腎氣不衡；(4)味過於苦，脾氣不濡，胃氣乃厚；(5)味過於辛，筋脈沮弛，精神乃央。謹和五味，長有天命。

《金匱要略》條文114.：「病腹滿，發熱十日，脈浮而數，飲食如故，厚朴七物湯。」條文115.：「腹中寒氣，雷鳴切痛，胸脅逆滿，嘔吐，附子粳米湯。」條文116.：「痛而閉者，厚朴三物湯主之。」

厚朴七物湯(朴甘大棗枳桂薑)是厚朴三物湯(朴大枳)加桂枝湯去芍藥，(1)腹滿飲食如故，宜厚朴七物湯；(2)痛而閉者宜厚朴三物湯，是腹滿又腹痛且便閉。同是腹滿，證候不同用藥大不相同，厚朴三物湯只有三味藥，治療的證候較多；厚朴七物湯有七味藥，治療的證候針對腹滿；厚朴七物湯可中長期服用，緩和生活壓力，減少罹患疾病機會。厚朴三物湯之組成與小承氣湯相同，針對腹滿又有腹痛而便閉，可因應服用改善症狀。此二方都是餐後紓解腹滿良方。

附子粳米湯(附夏甘棗粳)治「腹中寒氣，雷鳴切痛，胸脅逆滿，嘔吐」，腹滿或大便困難，按之不痛為虛；或是腹滿時減，復如故為寒，當與溫藥。附子粳米湯與四逆湯是刺激腸道蠕動良方，二方餐前服用，改進寒性胃脹氣，與初期胃腸蠕動不佳。腹中雷鳴切痛則要附子粳米湯。

小博士解說

幽門桿菌陽性的胃腸潰瘍，治療後常再患，一年內再患率高達70%，用預防潰瘍藥劑維持療法，一年內再發率降低到10~20%。現多消炎藥加制酸劑並用，經此幽門桿菌除菌療法後，多不需要維持療法。時下生活緊張、壓力大，胃腸疾病罹患率高，診治方法日新月異，目前胃腸潰瘍病例減少了，但是，胃食道逆流病例卻大幅增加，日本西醫視半夏瀉心湯為胃病聖藥；然，無論醫藥科技如何進步，調整生活習慣才是根本防治之道。

太淵、經渠穴位圖

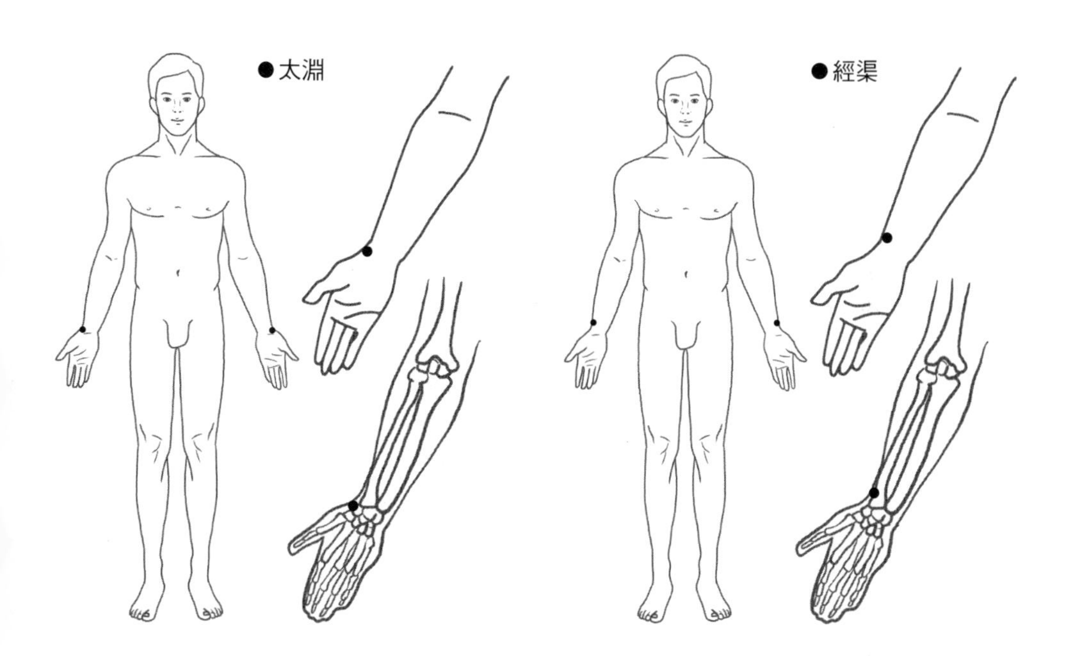

+ 知識補充站

人的身體有四個舟狀骨，左右手的太淵穴、經渠穴，手有八塊腕骨，近前臂的四塊為手舟狀骨、月狀骨、三角骨、豌豆骨，接近掌骨的為大多角骨、小多角骨、頭狀骨、鉤骨，排成兩排，雙手動能與交際手腕，全靠八塊腕骨。左右腳的然谷穴、照海穴，腳踝骨七塊(脛骨遠端是內踝，腓骨遠端是外踝)第一至第三楔狀骨位居第一至第四、五蹠骨上，再加上骰子骨在第四、五蹠骨上，舟狀骨與距骨（跟骨在距骨下面）再接上面的脛骨，人怎麼走動，這些骨頭都在記錄。脛骨旁邊有腓骨，腓骨有三塊肌肉：腓骨長肌、腓骨短肌與腓骨第三肌。腓骨斷了不會影響走路，但脛骨只要裂了，就得上石膏、拿枴杖。

3-15 四十四難：七衝門

1.唇為飛門，
2.齒為戶門，
3.會厭為吸門，
4.胃為賁門，
5.太倉下口為幽門，
6.大腸小腸會為闌門，
7.下極為魄門(肛門)，曰七衝門。

七衝門，分布在各部位的組織，如口腔「頸頜淋巴小結」、食道「上食道括約肌」、胃「下食道括約肌」及「食道靜脈叢」、小腸「迴盲瓣與淋巴小結」等，會受病變影響，造成不同症狀，《圖解金匱要略》治療（上焦——會厭與賁門間)病證處方如下：

1. 77.煩熱胸中窒者，梔子豉湯。
2. 78.煩按之心下濡，為虛煩，梔子豉湯。
3. 79.虛煩不得眠，反覆顛倒，心中懊憹，梔子豉湯。少氣者梔子甘草豉湯。嘔者梔子生薑豉湯。

《金匱要略》「中寒家」，喜打哈欠。腎氣不足(下焦——闌門與魄門間）多打哈欠與喜寐。腦脊髓液(任、督二脈)循環不暢，或有清淡的腦脊髓液從鼻孔滲出，眉頭與額頭呈青灰色者，晨醒噴嚏不斷，多見於過敏性體質者及長期缺乏運動者，宜桂枝湯輩。下巴與鼻唇周圍青灰色者，傍晚時分多疲累，不自覺打哈欠，宜腎氣丸輩。

「中寒家」(中焦——賁門與幽門間）發熱色和善嚏，呼吸道偏寒，多鼻竇黏膜過敏鼻涕出。初期鼻過敏宜小青龍湯輩，尤益發育期缺少運動的孩童，能助益腦部與肺部氣血循環。「變蒸」(轉大人)過程中常有輕度感冒現象，多腎功能虛弱，宜以腎氣丸或當歸生薑羊肉湯等調養，促進腦脊髓液(任、督二脈)循環，提升免疫功能。

「中寒」，下利是裏虛，多肚中寒(痛)，繞臍痛，宜附子粳米湯或四逆湯。心下痞，噴嚏打不出來，宜甘草瀉心湯、生薑瀉心湯與半夏瀉心湯。飲食習慣不良造成胃脹、胃酸逆流、口泛酸液、嘔吐、吃不下、腹痛，或一或兩種以上症狀，宜調胃承氣湯、小承氣湯、大承氣湯或大黃黃連瀉心湯等。這些症狀開始多因胃腸蠕動不良，胃的問題較多，先是若有若無的胸悶、心下痞悶，宜瀉心湯輩；接著十二指腸或結腸部分會出問題，宜承氣湯輩，此階段都還屬消化器官功能不良。若嘔吐、吃不下、腹痛一併出現，整體消化道與消化附屬器官都有狀況，甚至消化腺體與新陳代謝功能也出問題，不再是瀉心湯類可見效；進入太陰病「腹滿而吐時腹自痛」，宜小陷胸湯、小柴胡湯、五苓散、理中丸或通脈四逆湯等。

小博士解說

心臟病胸痛，與消化功能不良所造成的胸悶、胸痛大不相同，食道性嚥下困難，嚥下時，胸骨後方有食物堵滯感覺，時而疼痛。分器質病變機械閉塞與機能障礙，機械閉塞有食道癌、逆流性食道炎、食道潰瘍、食道憩室、食道異物等。機能的障礙是食道機能亢進或減弱，瀰漫性食道痙攣會造成食道機能亢進，伴見胸痛為多；食道遲緩不能症是賁門痙攣症與下部食道括約部弛緩。緊張時，不斷的嚥下唾液，使得唾液量減少，造成咽頭喉頭部不舒服或堵塞感，也可能會有胸悶或胸痛的感覺。

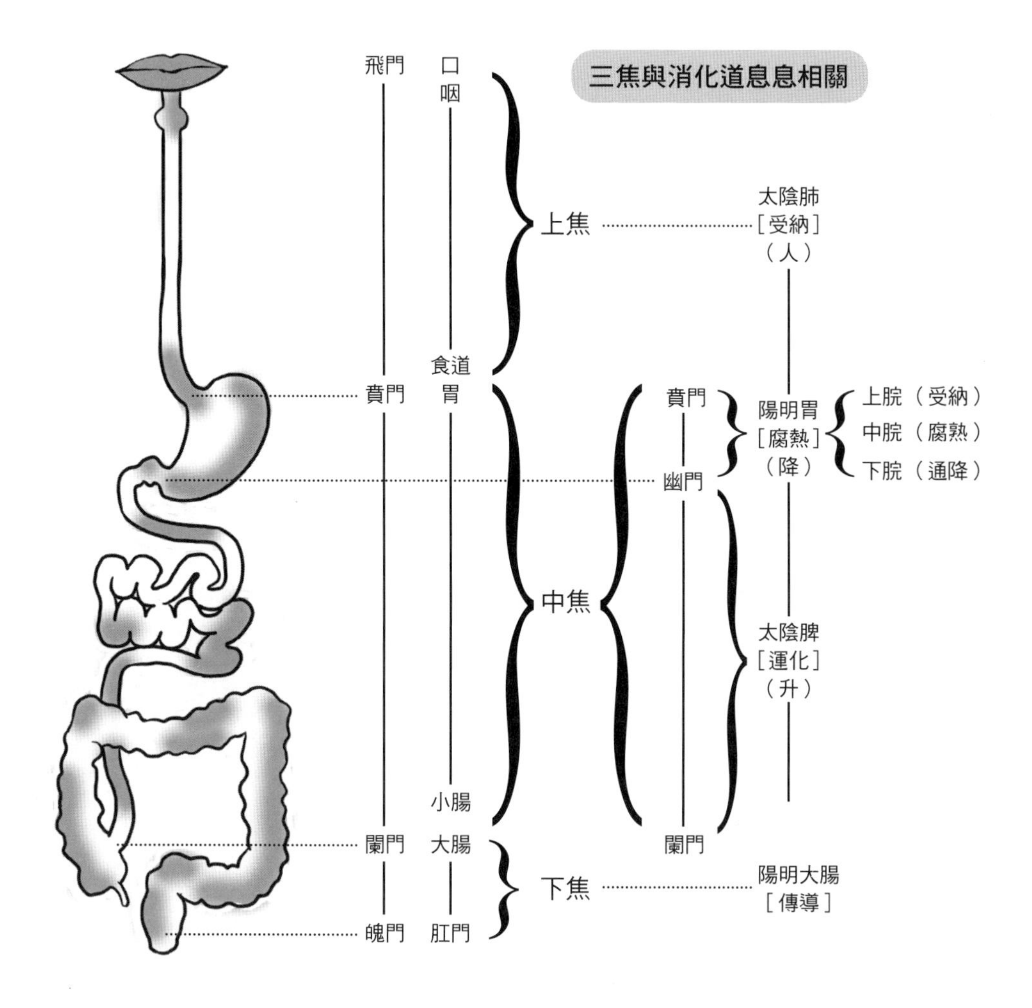

+ 知識補充站

消化道從口腔到肛門是一管作業，全長約7公尺，表面積約500平方公尺。上部消化道：食道、胃、十二指腸等進行消化吸收作業。下部消化道：空腸、迴腸、大腸，加上周邊臟器協同作業進行消化性排泄。

七門在三焦中，病變影響各部位重要的組織：上焦：飛門到吸門是口腔，最重要是頸頷淋巴小結；吸門到賁門是食道，最重要是上食道括約肌。中焦：賁門到幽門是胃，最重要的是下食道括約肌與食道靜脈叢；幽門到闌門是小腸，包括十二指腸、空腸、迴腸，最重要的是迴盲瓣與淋巴小結。下焦：闌門到魄門是大腸，包括結腸、直腸，最重要的是直腸靜脈叢。

3-16 四十五難：八會者

1.府會太倉，
2.藏會季脅，
3.筋會陽陵泉，
4.髓會絕骨，
5.血會鬲俞，
6.骨會大杼，
7.脈會太淵，
8.氣會三焦外一筋直兩乳內也。
熱病在內者，取其會之氣穴也。

《內經．刺瘧》：「箭痠痛甚，按之不可，名曰胕髓病，以鑱鍼鍼絕骨出血，立已。」治病觸、壓診小腿足少陰脈(太溪與大鍾)，及足陽明跗陽脈(衝陽與中封)之脈動為主，相關穴區冷熱僵腫為輔，主診原發性消化功能問題。診胃經脈(足三里與上巨虛)與膽經脈(絕骨與光明)，以相關穴區冷熱僵腫為主，肌膚滑澀瘡疹為輔，主診繼發性消化器官問題。

「以手掩腫上」觸切診(壓按痛處)，「熱者為有膿，不熱者為無膿」，膿或發炎或感染；「以手掩腫上」少陰脈與跗陽脈，少陰脈很虛弱或冰冷(不熱者為無膿)，是腎經與補養先天原氣的問題，多虛寒，宜「靜」休養與溫熱藥方補養；跗陽脈不穩或燥熱者(熱者為有膿)，是胃經脈與後天中氣問題，多濕熱，宜清理之，若極虛弱需食飲溫熱補養之。

八會穴、筋會陽陵泉與髓會絕骨，都屬於膽足少陽經脈；透過陽陵泉與絕骨，大可改善肝膽滯礙與筋骨痠痛。足三里穴與陽陵泉穴皆反應胃經脈功能，絕骨穴與丘墟穴反應膽經脈功能。「以手掩腫上」，胃經脈區的小腿上半部(足三里穴區)較熱，是胃經脈與消化器官問題，多飲食方面失調，宜「動」保養肢體與藥方養護。膽區的小腿下半部(絕骨穴區)較熱，是膽經脈與消化附屬器官問題，多精神情緒方面有障礙，宜多娛樂、度假，搭配藥方以解鬱開心。

膈俞位在血氣的樞紐，上有心俞與督俞，下有肝俞，心主血，肝藏血，督俞通督脈，督脈管脊椎造血。造血的骨髓主要分布在頭骨、胸骨、肋骨、脊椎、骨盤骨、長骨近端等，可知胸廓是產血量最多處，因呼吸運動不斷地帶動胸廓而造血。另外，膈俞往上為胸腔，有心俞、肺俞，往下為腹腔，有肝俞、膽俞、脾俞、胃俞，橫膈膜是胸、腹腔的交界，也是最大的呼吸肌，前面連胸骨，側面連肋骨，後面連腰椎骨，均連在造血的骨頭上，藉由呼吸升降刺激骨髓生血。

小博士解說

針刺小腿外側上部，或快走20~30分鐘，都可以活絡腓骨腸肌與脛骨後肌，促進小隱靜脈與大隱靜脈回流下腔靜脈，改善六條足經脈循環，治療跗蹶。脛脹是小腿後面腓腸肌群腫脹，是深部靜脈栓塞症候群之一，可能演變成肺栓塞。《金匱要略》承山穴區是針砭「跗蹶」要穴；《內經．刺腰痛》用來治療持重腰部扭傷疼痛。脛骨內的血液隨著年齡增大而減少，《難經》八會穴中髓會絕骨，位於外踝上三寸，腓骨長肌區。承山穴區以脛骨為主，絕骨穴區、足三里穴區以腓骨為主。

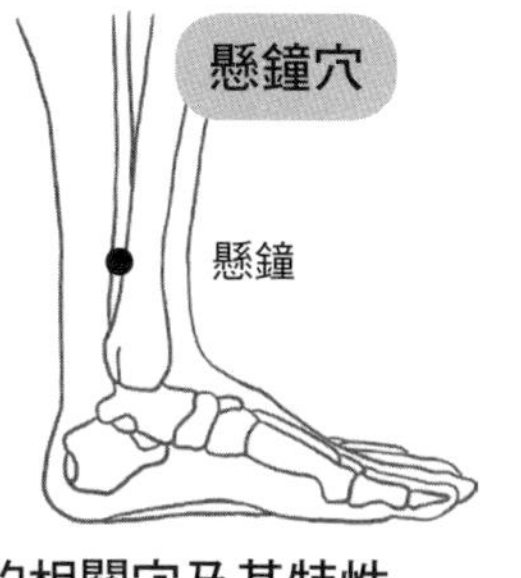

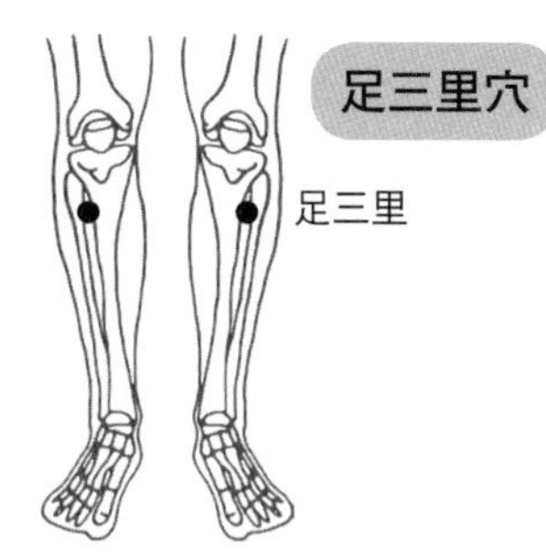

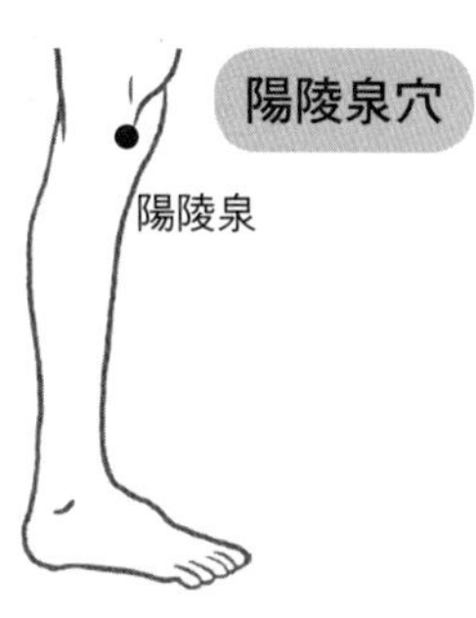

八會的相關穴及其特性

八會	穴名	穴位	特性及功能
腑	太倉（中脘穴）	臍上四寸，屬任脈，為胃經脈募穴	壓診胃，治上腹疼痛與脹氣
臟	季脅（章門穴）	大橫穴外，平肚臍，第十一肋端，屬肝經脈，為脾經脈募穴	壓診脾經脈與腎經脈（第十二肋端京門穴），治腰脅痛
筋	陽陵泉	膝下一寸外廉腓骨陷中，屬膽足少陽經脈	壓診筋與骨屈伸狀況的虛實
髓	絕骨（懸鐘穴）	足外踝尖上三寸，屬膽足少陽經脈	壓診髓與骨狀況的虛實，肝腎真陰的反應區
血	膈俞	第七胸椎下，兩旁各一寸半，屬膀胱足太陽經脈	壓診心經脈狀況的虛實
骨	大杼穴	第一胸椎下，兩旁各一寸半，屬膀胱足太陽經脈	壓診腦與骨節狀況虛實，肝經脈與督脈功能的反應區
脈	太淵穴	掌後陷中動脈，即寸口，屬肺經脈	壓診血脈循環虛實，痛為實與血鬱，舒癢為虛與血弱
氣	三焦	膻中穴，兩乳之間，在玉堂下一寸六分，屬任脈	壓診呼吸宗氣虛實，痛為實與氣鬱，舒癢為虛與氣弱

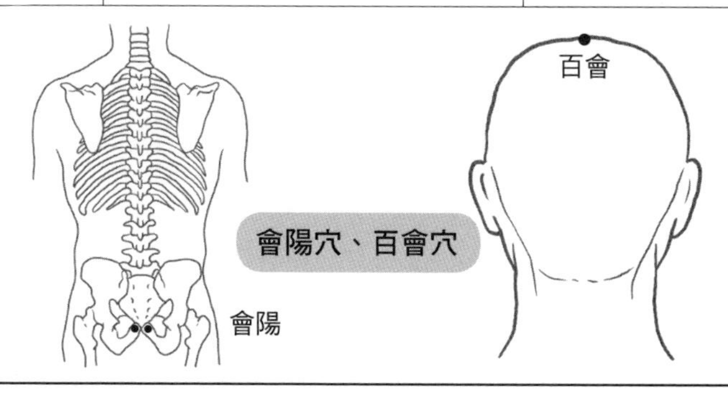

+ 知識補充站

《內經·骨空論》:「鼠瘻寒熱，還刺寒府，寒府在附膝外解榮，取膝上外者使之拜，取足心者使之跪」，寒府穴(即陽陵泉穴)在脛骨遠端突出下緣窪陷處，覆蓋此穴區的脛骨前肌、腓骨第三肌等膚表越枯澀灰黯者，肢體關節越僵滯，多見於長期過勞者。

3-17 四十六難：老人臥不寐少壯寐不寤

老人臥而不寐，少壯寐而不寤者，何也？

1.少壯者，血氣盛，肌肉滑，氣道通，榮衛之行不失於常，故晝日精，夜不寤也。

2.老人血氣衰，肌肉不滑，榮衛之道澀，故晝日不能精，夜不得寐也。故知老人不得寐也。

《內經．營衛生會》：「壯者之氣血盛，其肌肉滑，氣道通，營衛之行不失其常，故晝精而夜瞑。老者之氣血衰，其肌肉枯，氣道澀，五藏之氣相搏，其營氣衰少而衛氣內伐，故晝不精，夜不瞑。」自律神經是周圍神經的一部分，不受意志控制，壓力過大無法釋放時，自律神經會失調，需由間腦釋放大量的腦內荷爾蒙來修復。

晨起壓力會造成副腎上腺皮質荷爾蒙（Adrenocorticotropic Hormone，ACTH）分泌增加。晨醒即有規劃的執行生活，如活動運動，這種良性壓力會使ACTH分泌隨之頻繁，一旦進入血液，心跳和血壓立即增加、專注力上升，更加清醒，肌肉更有力量。當身體處於活動狀態，交感神經緊張時，心跳加速、血壓上升、血液中蛋白質濃度升高，ACTH分泌增加，對蛋白質需求量也增大。同時，ACTH會提高血糖質，增加熱量供給，使身體容易活動。

維生素C是形成ACTH時所需來源之一，熬夜或睡眠不足者，蛋白質和維生素C的消耗量特別大，要補充更多。少壯者營養吸收好，修復快，腦內荷爾蒙的褪黑激素讓少壯者睡好，血清素令人心情愉悅。老人則因氣血日衰，充分的活動與重視蛋白質和維生素C攝取，是助眠首要之務。

至於心理性的緊張壓力，直接影響ACTH分泌，長期未紓解，其分泌機能會衰退。再者，腦中的視交叉上核影響ACTH分泌週期，ACTH整天不規則分泌，血漿的腎上皮質素(又稱壓力荷爾蒙Cortisol)隨之升降。通常在清晨肺經脈時辰(上午三~五時)最頻繁，傍晚腎經脈時辰(下午五~七時)最稀疏。年齡越大，腎上腺皮質醇(死亡荷爾蒙)分泌越多，且不易降低。年輕人與健壯老人，腎上腺皮質醇在壓力消除後幾小時內可下降到正常水準，不吃藥可自癒；老弱者卻需要好幾天，此時補充睡眠與營養同等的重要。

小博士解說

三焦經脈內關穴，與胃經脈頭維穴，青筋(靜脈)出現的情形，可看出心情狀態(內關穴)與情緒低落程度(頭維穴)。內關穴在掌內側腕橫紋上二寸，在橈骨與尺骨縫隙中，此處為屈指深肌，揉壓可穩定心悸與恐慌，改善初期失眠症。頭維穴浮現靜脈，心情一定壞，頭維穴在額角髮際上五分處，分布有第五對腦神經三叉神經，控制顳肌、咬肌及翼內肌等，咬緊牙關不放寬的積極態度，促使ACTH分泌增加；反之，咬牙切齒恨得牙癢癢，或生活麻木不仁，ACTH分泌機能會衰退，顳骨會日漸塌陷，日久失智機會越大。

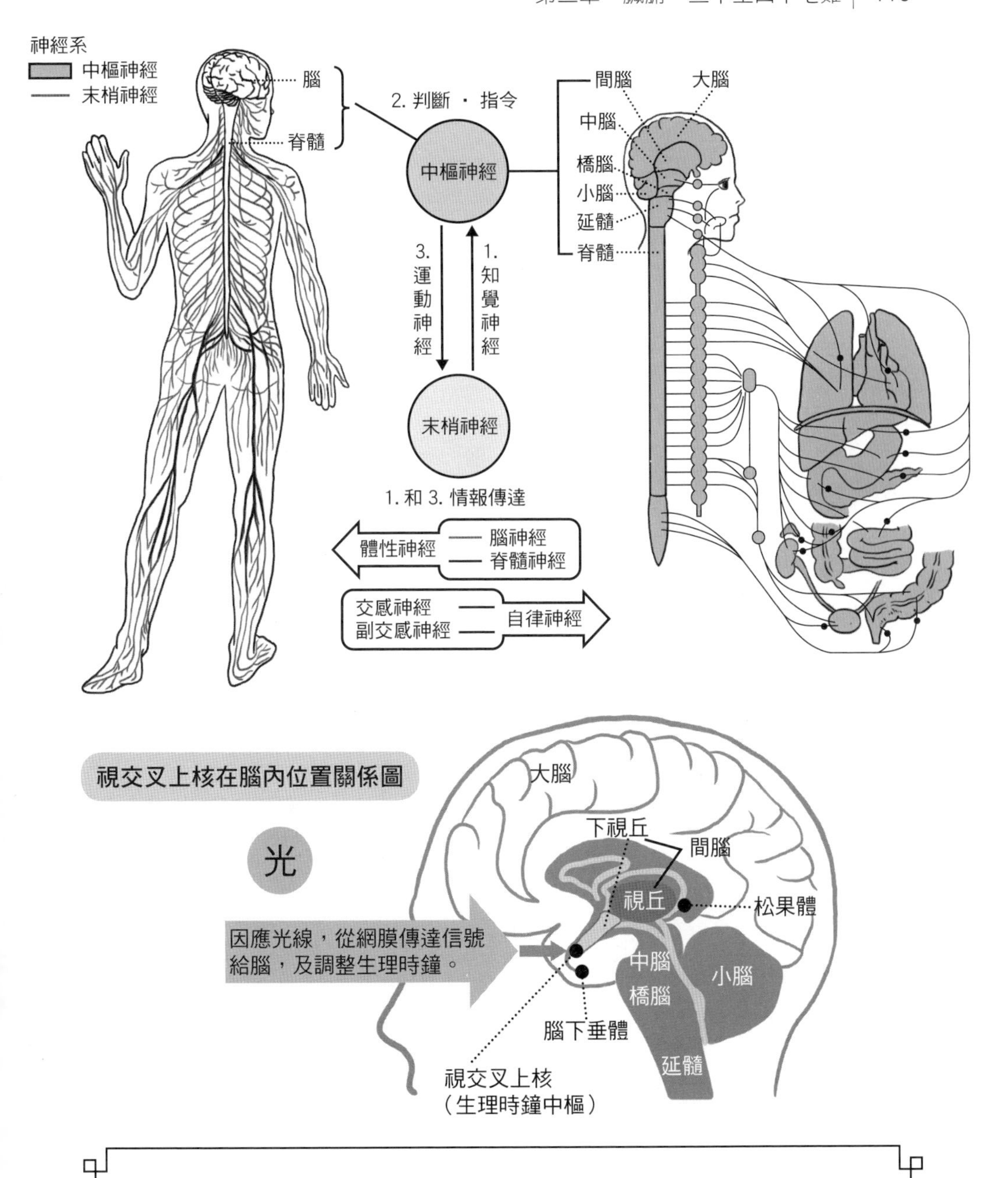

＋ 知識補充站

生理時鐘基因定序睡與醒的循環，是地球上所有生命核心組織原則。褪黑激素是一種能幫助身體休息整個晚上的荷爾蒙，在大腦松果體裡製造出褪黑激素，告訴身體是晚上了，白天褪黑激素由光線抑制，晚上會流入血液，若處於亮光或藍光下，會抑制褪黑激素釋放，讓我們醒著。

3-18 四十七難：人面獨能耐寒

人面獨能耐寒者，何也？

1.人頭者，諸陽之會也。

2.諸陰脈皆至頸、胸中而還(肝經脈除外)，獨諸陽脈皆上至頭耳，故令面耐寒也。

《內經．邪氣藏府病形》：「首面與身形也，屬骨連筋，同血合於氣耳。天寒則裂地凌冰，其卒寒或手足懈惰，然而其面不衣。十二經脈，三百六十五絡，其血氣皆上於面而走空竅，其精陽氣上走於目而為睛，其別氣走於耳而為聽，其宗氣上出於鼻而為臭(嗅)，其濁氣出於胃，走唇舌而為味。其氣之津液，皆上燻於面，而皮又厚，其肉堅，故天氣甚寒，不能勝之也。」

《內經．經脈》：「胃足陽明之脈，起於鼻之交頞中，旁納太陽之脈，下循鼻外，入上齒中，還出挾口環唇下，交承漿，卻循頤後下廉，出大迎，循頰車，上耳前，過客主人，循髮際至額顱。」「肝足厥陰之脈，……上貫膈，布脅肋，循喉嚨之後，上入頏顙，連目系，上出額，與督脈會於巔。」「膀胱足太陽之脈，起於目內眥，上額交巔。」胃之額顱，肝之額、巔，膀胱之巔，皆是十二經脈循行在頭部最重要的部位；於此，頭上五行之分布互為生息，展現於《內經》相關診治上最為經典。

脾足太陰、腎足少陰、肝足厥陰三陰經脈，主要是神經傳輸入大腦與靜脈回流身體的循行路線。胃足陽明、膀胱足太陽、膽足少陽三陽經脈，主要是神經傳出與動脈輸送的循行路線，以上都屬腳部的經脈。從足三陰、三陽經脈的循行路線，瞭解到靜脈、動脈走向，知道為何人面獨能耐寒。

《內經．邪氣藏府病形》：「面熱者足陽明病，魚絡血者手陽明病(降結腸)，兩跗之上脈堅陷者，足陽明病(升結腸)，此胃脈也。(1)大腸病者，腸中切痛而鳴濯濯。冬日重感於寒即泄，當臍而痛，不能久立，與胃同候，取巨虛上廉。(2)胃病者，腹䐜脹，胃脘當心而痛，上肢兩脅，膈咽不通，食飲不下，取之三里也。(3)小腸病者，小腹痛，腰脊控睪而痛，時窘之後，當耳前熱。若寒甚，若獨肩上熱甚，及手小指次指之間熱，若脈陷者，此其候也。手太陽病也，取之巨虛下廉。(4)三焦病者，腹氣滿，小腹尤堅，不得小便，窘急，溢則水留，即為脹。候在足太陽之外大絡，大絡在太陽少陽之間，亦見於脈，取委陽。(5)膀胱病者，小腹偏腫而痛，以手按之，即欲小便而不得，肩上熱，若脈陷，及足小指外廉及脛踝後皆熱，若脈陷，取委中央。(6)膽病者，善太息，口苦，嘔宿汁，心下澹澹，恐人將捕之，嗌中吤吤然數唾，在足少陽之本末，亦視其脈之陷下者灸之，其寒熱者取陽陵泉。」

小博士解說

頸內、外動脈正常交會處為眼內眥；膀胱經脈起於目內眥，是指目內眥週圍區域。胃經脈起於鼻之交頞中，旁納太陽之脈，也是泛指整片區域。動脈從頸外動脈上「頭部」，直接從鄰旁的頸外靜脈下來；頸內動脈從頸部與臉內部進到「眼睛」上到「腦部」。努力運動、頻繁動腦，頸內動脈發達，額頭及眼睛都會發亮，滿面春光；疏於運動，懶得動腦，頸內動脈退化速度快於年齡，臉色灰土。由此可知，努力運動、頻繁動腦者，頸內動脈與頸外動脈更富彈性、更發達，其顏面也更能耐寒。

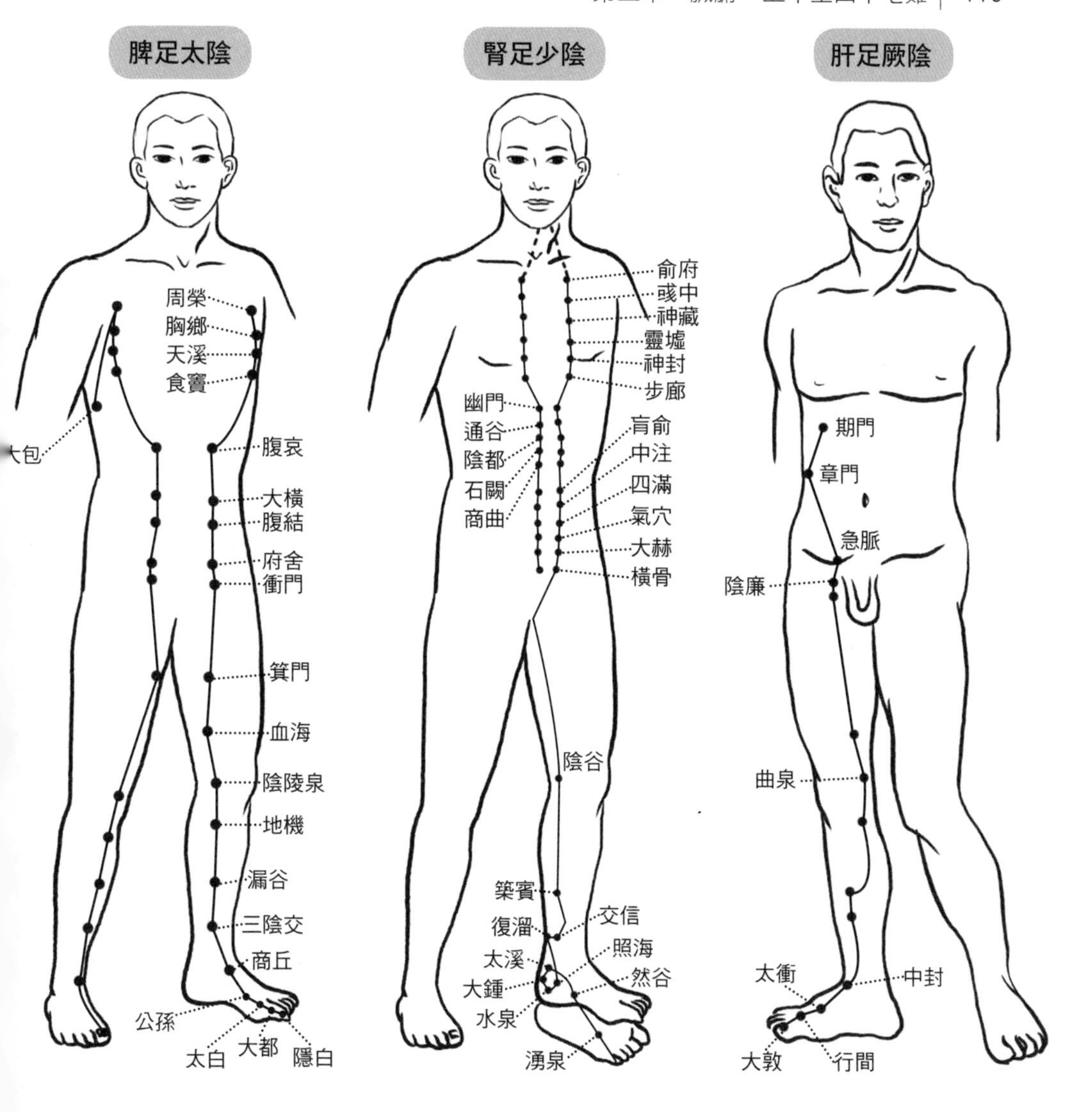

+ 知識補充站

成人的大腦約重1500克，約占體重2.5%，大腦氧耗量占全身總耗氧量1/4。它不能片刻缺血、缺氧，僅缺氧幾秒鐘就會引起頭暈、眼前發黑，甚至暈厥、危及生命。另，記憶力減退的原因之一，是腦細胞不斷減少。長期坐辦公室活動量少，記憶力減退常因室內空氣含氧量低，顯見戶外活動很重要。

靜脈栓塞不只發生在下肢或腹腔，腦部栓塞更是致命傷；下肢或腹腔靜脈的栓塞子，日久將會影響及腦部，造成栓塞。上矢狀靜脈栓塞，可能引起頭痛、單側腳偏癱、或雙肢偏癱；栓塞若在下矢狀靜脈，可能引起眼睛失明。

第四章

疾病：四十八至六十一難

4-1 四十八難：人有三虛三實

人有三虛三實，何謂也？

有脈之虛實，有病之虛實，有診之虛實。

1.脈之虛實者，濡者為虛，緊牢者為實。

2.病之虛實者，出者為虛，入者為實；言者為虛，不言者為實；緩者為虛，急者為實。

3.診之虛實者，濡者為虛，牢者為實；癢者為虛，痛者為實；外痛內快，為外實內虛；內痛外快，為內實外虛。故曰虛實也。

《內經·玉機真藏論》：「虛實以決死生，五實死，五虛死。」視其脈之虛實，觀其病之虛實，察其診之虛實。脈之虛實，診脈知疾病走向；病之虛實，診查病狀發展情形；診之虛實，依證診治運作情形；導引、吐納、針灸、膏摩，由外而內，通暢五臟元真。

《金匱要略》言及，人稟五常，因風氣而生長，風氣能生萬物，亦能害萬物。五臟元真通暢，人即安和。千般疢難，不越三條：一為內因，經絡受邪入臟腑；二為外中，四肢九竅，血脈相傳，壅塞不通；三為非內非外，房室、金刃、蟲獸所傷。人能養慎，不令邪風干忤經絡，適中經絡，未流傳腑臟，即醫治之。四肢才覺重滯，即導引、吐納、針灸、膏摩，勿令九竅閉塞；更能無犯王法、禽獸災傷，房室勿令竭乏，服食節其冷、熱、苦、酸、辛、甘，不遺形體有衰，病則無由入其腠理。慢性生活習慣病，都是邪中或濕中，久而久之，新陳代謝症候群、腦心血管疾病、不孕症、性功能障礙……等，隨之出現。

《內經·邪氣藏府病形》言及，邪中身半以上，濕中身半以下。邪之中人，中於陽則溜於經，諸陽之會，皆在於面，中於面則下陽明，中於項則下太陽，中於頰則下少陽，中於膺背兩脅，亦中其經，故中陽則溜於經，中於陰則溜於府。中於陰者，從臂胻始，臂、胻、胸腹皮薄肉淖澤，俱受於風，獨傷其陰，身之中於風，不必動藏，故邪入陰經，則其藏氣實；邪氣入不能客，故還之於府，故中陰則溜於府。陰與陽異名同類，上下相會，經絡之相貫，如環無端。臨床診治，中於陽則溜於經，以導引、吐納、針灸、膏摩治療之。中於陰則溜於府，以飲食調理養護之。陰與陽如環無端，中於陽又中於陰，則整合導引、吐納、針灸、膏摩與飲食調理養護。

小博士解說

《傷寒論》「柴胡加龍骨牡蠣湯」治越動越痛的實證，肢節疼痛，動脈的血液輸送不良，造成的疼痛，是越動越痛。「柴胡桂枝湯」治有動反而較不痛的虛證，肢節疼痛，靜脈的疼痛是越動越不痛。外痛內快為外實內虛，則越動越不痛；內痛外快為內實外虛，所以越動越痛。這也就是臨床上辨證虛實的要領之一。

虛實脈象病證及診斷

脈象	病證	診斷
虛 - 濡 實 - 緊牢	虛 - 出、言、緩 實 - 入、不言、急	虛 - 濡、癢、外痛內快 - 外實內虛 實 - 牢、痛、內痛外快 - 內實外虛
		病之處所 - 知痛實，癢，非實 外痛內快 - 邪盛在外 內痛外快 - 邪盛在內 邪氣盛則實，精氣奪則虛

病之虛實與辨證

虛實	病證
出者為虛，入者為實	五臟自病，由內而之外，是內傷。五邪所傷，由外之而內，是外傷
言者為虛，不言者實	五臟自病，不由外邪，故惺惺不妨於言。人之邪氣內鬱，故昏亂而不言
緩者為虛，急者為實	不急。言內之出者，徐徐而遲，非一朝一夕之病。外邪所中，風寒溫熱等病，死生在五六日之間

五實死與五虛死

虛實	死證	活證
五實	脈盛，皮熱，腹脹，前後不通，悶瞀	漿粥入胃，泄注止，則虛者活。身汗得後利，則實者活（死證越多，死亡率越高；反之，存活越高）
五虛	脈細，皮寒，氣少，泄利前後，飲食不入	

＋ 知識補充站

《金匱要略》「導引、吐納、針灸、膏摩，勿令九竅閉塞」，強化自律神經系統的運作能力，當壓力過大產生緊急狀況時，交感神經負責判斷要「面對」或「躲避」；反之，副交感神經負責「休息」和「消化」以養精蓄銳。吐，呼氣速度慢似龜息，調節副交感神經休息作業，讓靜脈完整回流心臟；納，吸飽氣似蛇吞象，充實交感神經活動功能，讓心臟動脈循環更順暢。

自律神經系統屬於周圍神經系統，自律神經系統控制體腔的器官和肌肉。我們無法察覺自律神經系統的運作，它是透過非潛意識主控作業。我們感覺不到血管管徑的變化或心跳加快。但是，藉由訓練得以控制諸如心跳、血壓一類的自律神經運作。

4-2 四十九難：正經自病與五邪所傷

有正經自病，有五邪所傷，何以別之？

1.五正經自病。

(1)憂愁思慮則傷心。

(2)形寒飲冷則傷肺。

(3)恚怒氣逆，上而不下則傷肝。

(4)飲食勞倦則傷脾。

(5)久坐濕地，強力入水則傷腎。是正經之自病也。

2.五邪所傷。

(1)中風。

(2)傷暑。

(3)飲食勞倦。

(4)傷寒。

(5)中濕。

3.假令心病。

(1)中風其色當赤。肝主色，自入為青，入心為赤，入脾為黃，入肺為白，入腎為黑。肝為心邪，故知當赤色，其病身熱，脅下滿痛，其脈浮大而弦。

(2)傷暑當惡臭。心主臭，自入為焦臭，入脾為香臭，入肝為臊臭，入腎為腐臭，入肺為腥臭。故知心病傷暑得之也，當惡臭，其病身熱而煩，心痛，其脈浮大而散。

(3)飲食勞倦當喜苦味，虛為不欲食，實為欲食。脾主味，入肝為酸，入心為苦，入肺為辛，入腎為鹹，自入為甘。脾邪入心，為喜苦味也，其病身熱而體重嗜臥，四肢不收，其脈浮大而緩。

(4)傷寒當譫言妄語。肺主聲，入肝為呼，入心為言，入脾為歌，入腎為呻，自入為哭。故知肺邪入心為譫言妄語也，其病身熱，灑灑惡寒，甚則喘咳，其脈浮大而濇。

(5)中濕當喜汗出不可止。腎主液，入肝為泣，入心為汗，入脾為涎，入肺為涕，自入為唾。故知腎邪入心，為汗出不可止也，其病身熱而小腹痛，足脛寒而逆，其脈沉濡而大。

心病之因：(1)中風，肝赤，脈浮大而弦；(2)傷暑，心臭，脈浮大而散；(3)飲食勞倦，脾味，脈浮大而緩；(4)傷寒，肺聲，脈浮大而濇；(5)中濕，腎液，脈沉濡而大。五邪的脈皆有大脈，只有(5)中濕是沉脈，其他都是浮脈。

《內經·邪氣藏府病形》心脈反應心經脈自經病：「脈之緩急、小大、滑濇之病形，五藏之病變。」

心脈(1)急甚者為瘛瘲；微急為心痛引背，食不下。(2)緩甚為狂笑；微緩為伏梁，心下，上下行，時唾血。(3)大甚為喉吤，微大為心痺引背，善淚出。(4)小甚為善噦，微小為消癉。(5)滑甚為善渴；微滑為心疝引臍，小腹鳴。(6)濇甚為瘖；微濇為血溢，維厥，耳鳴，癲疾。

憂愁思慮傷心，形寒飲冷傷肺，恚怒氣逆傷肝，飲食勞倦傷脾，久坐濕地傷腎，是正經五傷自病，是自我內傷造成的慢性疾病主因，日久小病漸漸病化，如果不理不睬，難免大病一場，及時改善生活習慣，有機會獲得再生。臨床上，即使只是蛛絲馬跡，為醫者當掌握治未病之契機。

小博士解說

《內經·論疾診尺》論及「審其尺之緩急小大滑濇，肉之堅脆，而病形定矣」及「耳間青脈起者掣痛」，「尺」泛指全身肌膚，針砭腳部穴道，立刻改善腳部靜脈循環，進而改善胸腔與頭面疾病。腳趾末端與腳趾背側靜脈延伸成為腳背側靜脈，再與來自腳底的靜脈合流，形成兩腳背靜脈弓與腳背靜脈網。

五臟自病與五邪之傷

五臟	五臟自病原因	五臟所主	五邪入侵	五邪之傷
肝	恚怒氣逆，上而不下	主怒	中風	木也，喜傷肝
心	憂愁思慮	主思慮，君子之官	傷暑	火也，喜傷心
脾	飲食勞倦	主飲食及四肢	飲食勞倦	土爰稼穡，脾主四肢
肺	形寒飲冷	主皮毛，而在上，是為嫩臟	傷寒	金氣也，喜傷肺
腎	久坐濕地，強力入水	主骨屬水	中濕	水也，喜傷腎，霧雨蒸氣類

五邪之傷與正經自病

五邪	臟屬	所主	邪入之癥	脈象	病證	正經自病
中風	肝邪	色	色赤	浮大弦	身熱，脅下滿痛	怒氣不下傷肝
傷暑	心邪	臭	惡臭	浮大散	身熱而煩、心痛	憂愁思慮傷心
飲勞	脾邪	味	喜苦味	浮大緩	身熱體重嗜臥，四肢不收	飲食勞倦傷脾
傷寒	肺邪	聲	譫言妄語	浮大濇	身熱灑灑惡寒、喘咳	形寒飲冷傷肺
中濕	腎邪	液	汗出不止	沉濡大	身熱小腹痛、足脛寒而逆	久濕強水傷腎

+ 知識補充站

腳背側靜脈弓與靜脈網內側部血流，集流成腳內側邊緣靜脈，形成大隱靜脈：

1.中風得之為虛邪治，腎經脈為主。取太溪、照海穴。

2.中濕得之為賊邪治，肝經脈為主，取行間、太衝穴。

腳背側靜脈弓與靜脈網外側部血液，外側邊緣(膀胱經脈的崑崙、申脈穴為主)形成小隱靜脈：

1.傷寒得之為微邪治，膀胱經脈為主，取承山、委中穴。

2.飲食勞倦得之為實邪治，胃經脈為主，取足三里、上巨虛穴。

3.傷暑得之為正邪治，膽經脈為主，取外丘、光明穴。

從大隱靜脈與小隱靜脈延伸成深層的血液迂迴路，流入腹股溝與腹股溝淋巴結合區合流；五邪入侵之傷，都會顯現在以上穴區。

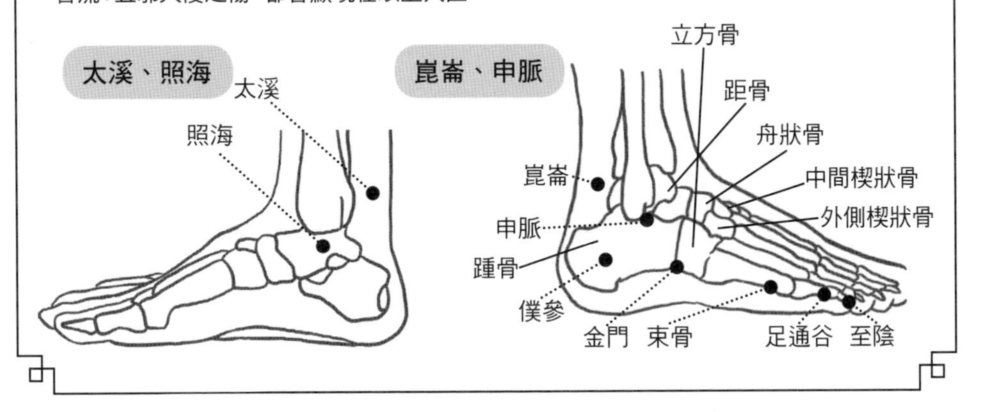

4-3 五十難：五邪之別

1.病有虛邪，有實邪，有賊邪，有微邪，有正邪，何以別之？
(1)從後來者為虛邪，
(2)從前來者為實邪，
(3)從所不勝來者為賊邪，
(4)從所勝來者為微邪，
(5)自病者為正邪。
2.假令心病。
(1)中風得之為虛邪(從後來者為虛邪)，
(2)傷暑得之為正邪(自病者為正邪)，
(3)飲食勞倦得之為實邪(從前來者為實邪)，
(4)傷寒得之為微邪(從所勝來者為微邪)，
(5)中濕得之為賊邪(從所不勝來者為賊邪)。

心病中濕得之為賊邪(從所不勝來者為賊邪)，暑濕風寒雜感，寒熱迭作，表證正盛，裏證復急，腹不和而滯下者，此內傷水穀之釀濕，外受時令之風濕，中氣不足，又氣為濕傷，內外俱急。活人敗毒散主之，活人敗毒散改善容易感冒的過敏體質，調整自體免疫系統失調；同時，舒緩用眼過度之眼澀眼痛、四肢疼痛、頸背痠痛等缺乏運動之電子族群常見症狀。心病飲食勞倦得之為實邪(從前來者為實邪)，保和丸可改善消化吸收不良的體質，助益發育中學童之消化吸收，以及改善過勞族飲食習慣不良，常暴飲暴食或飲食營養不均衡造成之症狀。活人敗毒散、保和丸是保健常用方，長期調理者以散劑與丸劑較合宜。活人敗毒散多餐前服用，養護膀胱經脈；保和丸多餐後服用，養護胃經脈。

《內經‧熱論》強調在「少愈」(稍微痊癒)之際，要有「熱病禁食」的概念，不在受病之初。《傷寒論》則強調「桂枝湯食粥卻病」與「禁食重濁肥膩」的調養觀念。「淡薄滋味，如何可以恣食，與邪氣團成一片，病久不解耶！……患傷寒之人知餓而思食，是不死之證；病人知餓，病機尚淺，醫者助胃氣，捍外侮，則愈，故云不死，若不餓則重矣。醫者順水推舟則愈……。」

《內經‧陰陽應象大論》：「喜怒不節，寒暑過度，生乃不固。」內心情志放肆於喜、怒、憂、思、悲、恐、驚，肢體放置於風、寒、暑、濕、燥、熱，不知節制調適，必傷生命。

小博士解說

《內經‧疏五過論》：「凡欲診病者，必問飲食居處，暴樂暴苦，始樂後苦，皆傷精氣。精氣竭絕，形體毀沮。暴怒傷陰，暴喜傷陽，厥氣上行，滿脈去形。愚醫治之，不知補瀉，不知病情，治之二過。」臨床診治關鍵：(1)中風得之為虛邪，足厥陰經脈的行間穴、太衝穴；(2)傷暑得之為正邪，膽經脈的外丘穴、光明穴；(3)飲食勞倦得之為實邪，足陽明經脈的足三里穴、上巨虛穴；(4)傷寒得之為微邪，足太陽經脈的承山穴、委中穴；(5)中濕得之為賊邪，足少陰經脈的太溪穴、照海穴。

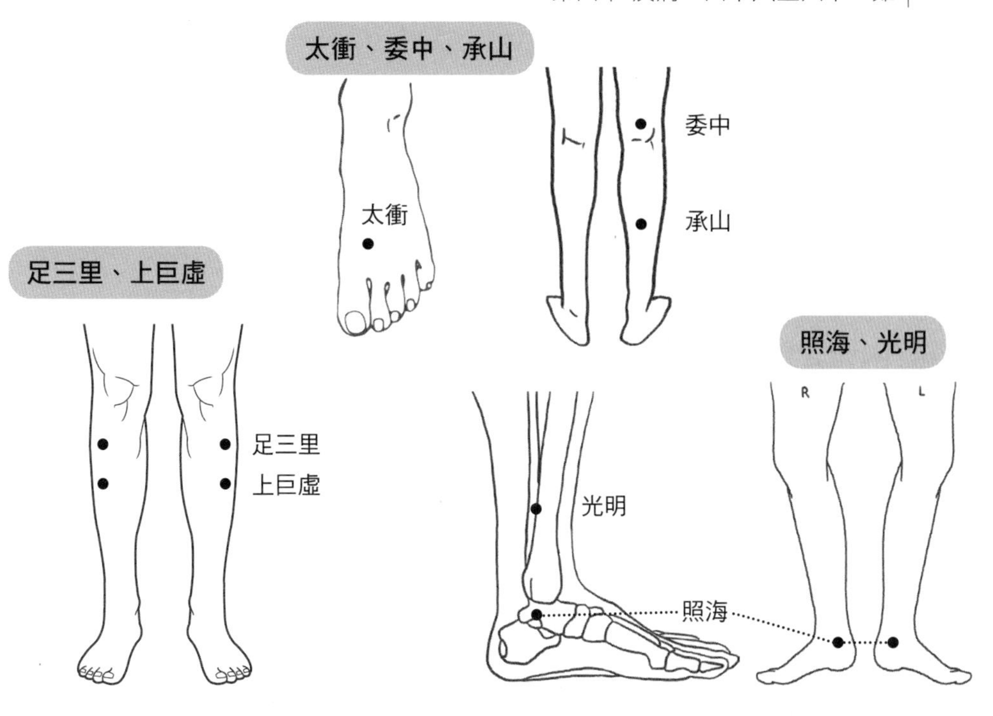

五邪之病

五邪	邪之來源	症狀	五行
虛	後來者	生我者體，氣虛。中風	火前木後
實	前來者	我生者相，氣方實。飲食勞倦	土前火後
賊	所不勝來	中濕	水剋火
微	所勝來	傷寒	火勝金
正	自來者	本經自病。傷暑	火自病

+ 知識補充站

《內經．邪氣藏府病形》「邪中身半以上，濕中身半以下」，濕中身半以下如大黃附子湯(下肢與排泄)，邪中身半以上如桂枝去芍藥加麻辛附子湯(上肢與呼吸)。

《金匱要略》第10章之腹滿寒疝：「脅下偏痛，脈緊弦，寒也，溫藥下之，宜大黃附子湯，如人行4、5里(約一小時)服一次。」大黃附子湯的附子劑量是麻黃附子細辛湯與麻黃附子湯的3倍，大黃附子湯(大黃、附子各1.2克，細辛0.6克) 是治肝氣不舒，脅下疼痛，助益肝門靜脈與下腔靜脈循環。麻黃附子甘草湯助益肝動脈循環；麻黃附子細辛湯助益肝靜脈循環，三湯方都對肝臟與腎臟氣血循環有影響力，對證下藥，養益相關經脈臟腑，減少罹患大病機率。第15章之桂枝去芍藥加麻辛附子湯，治心下堅大如盤，有桂枝湯與麻黃細辛附子湯合方之意，改善下食道括約肌、橫膈膜和胃的功能。

4-4 五十一難：藏府病證之別

1.病有欲得溫者，有欲得寒者，有欲得見人者，有不欲得見人者，而各不同，病在何藏府？

(1)病欲得寒，而欲見人者，病在府；

(2)病欲得溫，而不欲見人者，病在藏。

2.何以言之？

(1)府者陽也，陽病欲得寒，又欲見人；

(2)藏者陰也，陰病欲得溫，又欲閉戶獨處，惡聞人聲。

故以別知藏府之病。

病有欲得溫與欲得寒之異，不同於體質寒熱，並有臟腑偏勝所致體況寒熱差異。欲得寒又欲見人者，病在腑；嗜食飲冰冷寒涼，胃熱。欲得溫且不欲見人者，病在臟；嗜食飲溫熱辛辣，腸寒。

「病痙」是太陽證，與肢體活動相關。「血虛汗出」導致神經系統與呼吸系統出現狀況，免疫力隨之降低，容易感冒、發燒、咳嗽、肢節疼痛，肌肉方面的血液循環不通暢，尤其是膀胱經脈問題多，出現頭痛、頸肩痠疼、脊背疼痛等。病痙主要服藥與針灸治療的時間是在白天，中午尤其適合；「腰以上腫，當發汗乃愈」，宜桂枝湯、葛根湯、柴胡桂枝湯等，診治要穴為風府穴與風池穴，針灸反應最強烈，效果也最快最明顯。

「病鬱冒」是少陽證，與腦部活動有關。「亡血復汗多寒」以血液循環問題為主，體虛氣弱，頭暈目眩，尤其多為膽經脈問題，頭暈痛、胸脅疼痛、腳踝痠疼等。病鬱冒主要服藥與針灸治療的時間是中午以前，尤其是清晨，「腰以下腫，當利小便」，宜小柴胡湯、五苓散、真武湯，診治要穴為期門穴與太衝穴，針灸反應最強烈，效果最明顯。

「病大便難」是陽明證，與飲食營養方面有關。「亡津液胃燥」以消化系統問題為主，胃腸蠕動不良，煩躁發熱，尤其多是胃經脈問題，臉色難看、咽喉疼痛、胸悶腹脹、腳背疼痛，病大便難。主要服藥與針灸治療的時間是中午以後，尤以傍晚為佳，「諸黃者，豬膏髮煎導之」，宜大柴胡湯、大承氣湯、半夏瀉心湯，診治要穴為曲池穴與足三里穴，以針灸反應最強烈，療效最明顯。

小博士解說

臨床上，新產婦與三陽欲解時辰，一日氣溫變化，日中熱，半夜寒，是身體正常的感應。《金匱要略》條文342.：「新產婦血虛，多汗出，喜中風，病痙。亡血復汗，寒多，鬱冒。亡津液，胃燥，大便難。」新產婦有三病，從三陽欲解時辰觀之，少陽證欲解時辰(3:00~9:00)清晨多病鬱冒(頭腦)，太陽證欲解時辰(9:00~15:00)正午多病痙(肢體)，陽明證欲解時辰(15:00~21:00)多病大便難(排泄)。三病之「汗出」、「復汗」、「亡津液」，如滿頭大汗、汗流浹背之為病，歸根於汗者為血之液；最養生的狀態猶如服桂枝湯後吃熱稀粥和覆汗，令微汗出的效果。

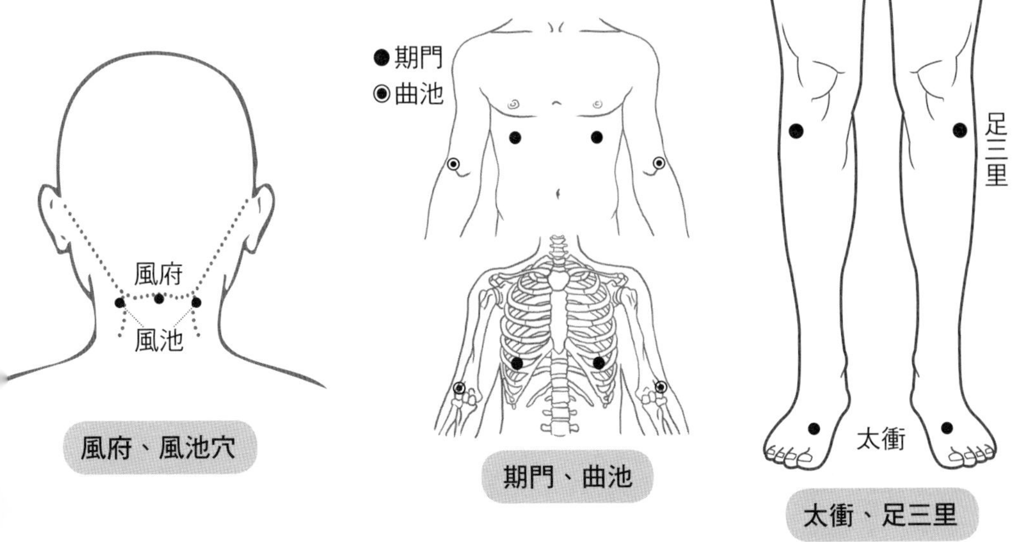

病欲得寒欲見人 VS. 病欲得溫不欲見人

症狀	《難經》	臨床	診治穴道	代表藥方
病欲得寒而欲見人	病在腑，陽也；陽病欲得寒，而欲見人	腑為陽，陽病熱有餘，寒不足，飲食衣服居處，皆欲就寒，陽主動而應乎外，欲得見人	足三里	三黃瀉心湯
病欲得溫不欲見人	病在臟，陰也；陰病欲得溫，欲閉戶獨處，惡聞人聲	臟為陰，陰病寒有餘，熱不足，飲食衣服居處，皆欲就溫，陰主靜而應乎外，欲閉戶獨處，而惡聞人聲	太衝	真武湯

+ 知識補充站

《內經·經脈》欲得寒又欲見人者，病在腑，欲得溫且不欲見人者，病在臟，是大原則。胃氣盛則「身以前皆熱」，氣不足則「身以前皆寒慄」，是臨床辨證要領：

1.胃足陽明之脈：

「是動則病灑灑振寒，善呻數欠，顏黑，病至則『惡人與火』，聞木聲則惕然而驚，心欲動，獨閉戶塞牖而處。甚則欲上高而歌，『棄衣而走』，賁響腹脹，是為骭厥，是主血所生病者，狂瘧溫淫汗出，鼽衄，口喎唇胗，頸腫喉痺，大腹水腫，膝臏腫痛，循膺、乳、氣街、股、伏兔、骭外廉、足跗上皆痛，中指不用；氣盛則『身以前皆熱』；其有餘於胃，則消穀善飢，溺色黃；氣不足則『身以前皆寒慄』，胃中寒則脹滿。」

2.腎足少陰之脈：

「是動則病飢不欲食，面如漆柴，咳唾則有血，喝喝而喘，坐而欲起，目䀮䀮如無所見，心如懸，若飢狀；氣不足則『善恐，心惕惕如人將捕之』，是為骨厥。是主腎所生病者，口熱舌乾，咽腫，上氣，嗌乾及痛，煩心心痛，黃疸腸澼，脊股內後廉痛，痿厥嗜臥，足下熱而痛。」

4-5 五十二難：藏府發病根本不等

藏府發病，根本等不？
不等也。其不等奈何？
1.藏病者，止而不移，其病不離其處。
2.府病者，彷彿賁嚮，上下行流，居處無常。
故以此知藏府根本不同也。

控制消化道的副交感神經「刺激」腸道神經系統(ENS)的神經元，使其活性化，消化道的分泌與蠕動隨之亢進。控制消化道的交感神經「抑制」腸道神經系統的神經元，消化道的分泌與蠕動隨之低下。腸道疾病與自律神經系統功能失調互為因果，「朝食暮吐成為胃反」與「胃中虛冷反吐」都有腸道神經系統神經元是否活性化的問題，嘔吐與下利也一樣。臨床上診治，胃經脈募穴中脘穴很重要，此外，要壓按比較大腸經脈募穴右天樞、左天樞的疼痛反應，天樞穴區反應所屬腸道運作情況，右天樞是虛證，宜補；左天樞是實證，宜瀉。腑病者，彷彿賁嚮，上下行流，居處無常，要檢視右天樞及左天樞。臟病者，止而不移，其病不離其處，會反應在五臟所屬的各經脈募穴，壓按檢視其疼痛反應以確診。

《金匱要略》：「(1)嘔家有癰膿，不可治嘔，膿盡自愈。(2)嘔家本渴，今反不渴者，心下有支飲。(3)脈數為熱，當消穀引食，而反吐者，胃中虛冷。(4)脈弦者虛，胃氣無餘，朝食暮吐，變為胃反。」以上都是腑病，上下行流，居處無常，令咽頭、胸腹壁與腸道等部位受刺激，誘發嘔吐。

「嘔家有癰膿」是體內癰膿，或異物在上食道部分，「吐之」是必要的。若癰膿或異物不在上食道，就不可以「吐之」來治嘔，讓膿自盡而癒，或汗之或下之以癒。「膿盡自愈」需是一段療程調理，部分病例即使最強效抗生素也無效；因此，調理飲食與作息是「膿盡自愈」的最佳療法。

「病人脈數，而反吐者，胃中虛冷」，胃正常每分鐘蠕動3~5次，此徐緩的蠕動P波，嘔吐時會停止，並出現逆行性收縮蠕動波向口腔側傳導，令腸道內容物從口腔排出。胃中虛冷者胃每分鐘蠕動低於2~3次，常併見幽門痙攣或窄縮而脈數，出現消穀不良而食反。食物入胃，通常一小時內都在胃底，主要靠口腔唾液酶幫助消化，食後一小時內反胃，多為食道與胃的問題，飲食內容物是最為重要，也受周圍環境氣氛與心情影響。

「脈弦者，虛也，胃氣無餘，朝食暮吐，變為胃反，寒在於上。」十二指腸每分鐘蠕動11~20次(腸鳴就超過20次)。正常情況下，胃徐緩蠕動從胃體向胃底蠕動，再從胃底向胃體蠕動，反覆重複此徐緩蠕動波，胃再將食糜慢慢注入十二指腸；反之，只出現單行性收縮蠕動波向口腔側傳導，胃腸蠕動不良造成「胃氣無餘」，就是胃反或反胃，致朝食暮吐。

小博士解說

噁心與嘔吐的意識知覺與大腦皮質相關，噁心時大腦皮質額葉與顳葉會活化；嘔吐靠腦幹的神經核控制咽頭、顏面、舌頭運動神經核，只要咽頭、胸腹壁與腸道有症狀，即影響腦幹嘔吐中樞而嘔吐。一週嘔吐一次以上是機能性嘔吐，與精神壓力有關。週期性嘔吐症候群多併見偏頭痛，以孩童為多；成人多見於急速胃排出，常因飲食不當。

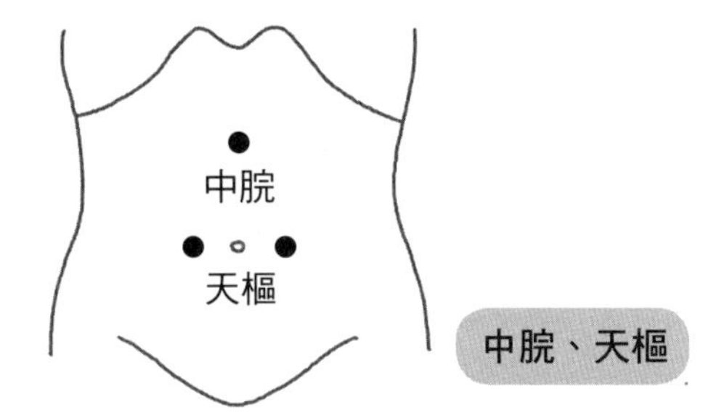

臟病與腑病辨證

臟腑病	病狀	陰陽屬性	動靜狀態
臟病	止而不移，其病不離其處	陰	靜態
腑病	彷彿賁嚮，上下行流，居處無常	陽	動態

《內經・玉機真藏論》五難治之脈

五難治之病證	發熱（發燒）	泄（腹瀉）	脫血（流血過多）	病在中（內臟有症狀）	病在外（內臟無症狀）
異常脈象	脈靜	脈大	脈實	脈實堅	脈不實堅
正常脈象	脈速或躁	脈小	脈虛	脈小	實堅

+ 知識補充站

「嘔家本渴」，通常嘔吐後會口渴欲飲；不渴者，下食道括約肌與橫膈膜運作有礙，胃的賁門與胃底，甚至幽門蠕動不良，「心下有支飲」此即屬支飲之證。消化道大部份(消化與吸收)受控制於第十對腦神經(迷走神經)的副交感神經，即盲腸與升結腸進行逆蠕動，反應在右天樞與左曲池。骶骨神經叢的副交感神經控制大腸的後半部分(排泄)，即橫結腸與降結腸到乙狀結腸的蠕動運動，反應在左天樞與右曲池。壓按比較，其痠痛感較強烈者即反應所屬腸道運作不良。大腸後半部的橫結腸與降結腸到乙狀結腸蠕動過慢或不動，會產生便秘，蠕動過快會下利。如果連盲腸與升結腸都蠕動過慢或過快，便秘或下利會更嚴重。

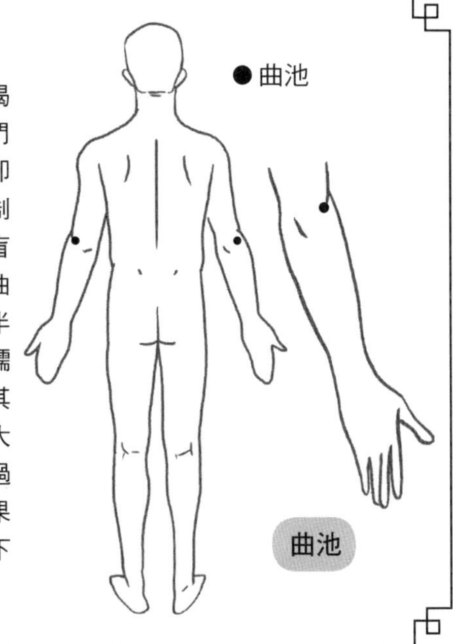

4-6 五十三難：七傳者死與間藏者生

七傳者死，間藏者生，何謂也？

1.七傳者，傳其所勝也。

2.間藏者，傳其子也。

3.心病傳肺，肺傳肝，肝傳脾，脾傳腎，腎傳心，一藏不再傷，故言七傳者死也。

4.間藏者，傳其所生也。心病傳脾，脾傳肺，肺傳腎，腎傳肝，肝傳心，是母子相傳，竟而復始，如環無端，故曰生也。

七傳者傳其所勝，五臟之間無直接營運關係的兩臟，先後生病，如心病，屬循環系統，與飲食與營養關係密切；肺病，屬呼吸系統，與空氣品質與活動情況關係密切。心病與肺病，無直接營運關係的兩臟，先後生病，表示生活品質問題嚴重。

七傳者死。心病傳肺，肺傳肝，肝傳脾，脾傳腎，腎傳心，一臟不再傷，是臟器衰竭，故言七傳者死。肺傳肝，呼吸器官功能不良時，肝臟的新陳代謝功能出現障礙，呼吸衰竭的機會加大；脾胃的消化與造血功能再出現障礙，腎臟功能有可能出現更嚴重症狀。現代的腹膜透析(洗腎)法，可救人命，但常因呼吸系統功能不良，感染嚴重流感，或因重症糖尿病，以致肝臟新陳代謝功能障礙，如此，日久多造成心臟衰竭而亡。

肝氣鬱，容易緊張、鬱悶、喜哀聲嘆氣，因陽氣被阻滯無法通透，導致氣機不暢，阻礙了氣血運行，無法傳導至末梢。患者心氣不足，也可能是心臟無足夠力量將血液持續順利送達四肢末梢；此肝傳心，是子母相傳。脾氣不足者，脾胃虛弱，胃口不佳，消化不良，以致身體無法吸收足夠營養以轉化能量，導致心臟乏力將血液輸達四肢末梢；此心病傳脾，也是母子相傳，間臟者生。

《內經．玉機真藏論》：「五藏受氣於其所生，傳之於其所勝，氣舍於其所生，死於其所不勝。病之且死，必先傳行至其所不勝，病乃死。此言氣之逆行也，故死。肝受氣於心，傳之於脾，氣舍於腎，至肺而死。心受氣於脾，傳之於肺，氣舍於肝，至腎而死。脾受氣於肺，傳之於腎，氣舍於心，至肝而死。肺受氣於腎，傳之於肝，氣舍於脾，至心而死。腎受氣於肝，傳之於心，氣舍於肺，至脾而死。此皆逆死也。一日一夜五分之，此所以占死生之早暮也。」「五藏相通，移皆有次，五藏有病，則各傳其所勝。不治，法三月若六月，若三日若六日，傳五藏而當死，是順傳所勝之次。故曰：別於陽者，知病從來；別於陰者，知死生之期。言知至其所困而死。」

小博士解說

空氣品質好、適當的運動，強化肺部製造的血管收縮素轉換成酵素的機制，呼吸越來越順暢。營養均衡、攝取足夠，休息夠、睡眠品質好，有益肝臟釋放血管收縮素原，進而促進肺部相關功能，五臟六腑彼此間都是互為生息。

七傳與間臟

七傳	間臟
傳其所勝	傳其子
心病傳肺，肺傳肝，肝傳脾，脾傳腎，腎傳心，一臟不再傷	心病傳脾，脾傳肺，肺傳腎，腎傳肝，肝傳心，是母子相傳，竟而復始，如環無端
死	生，間其所勝之臟而傳之

高血壓常用治療穴太衝穴

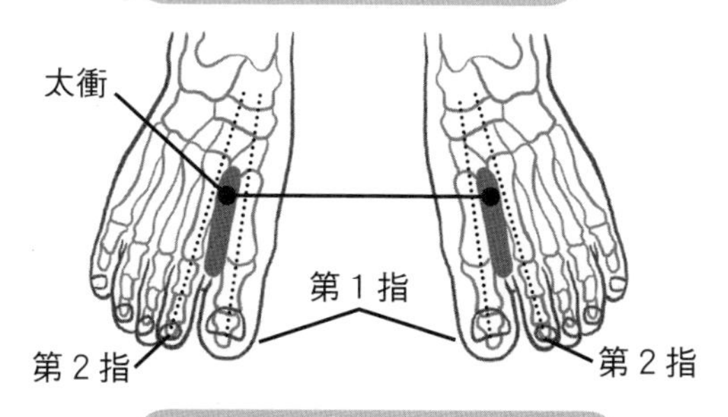

高膽固醇常用治療穴絕骨穴

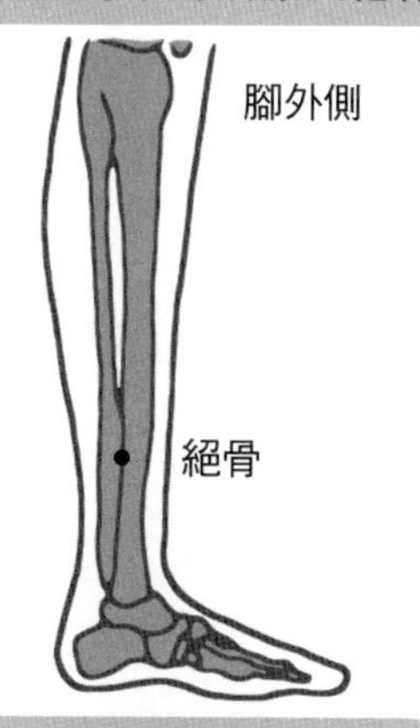

糖尿病常用治療穴三陰交穴

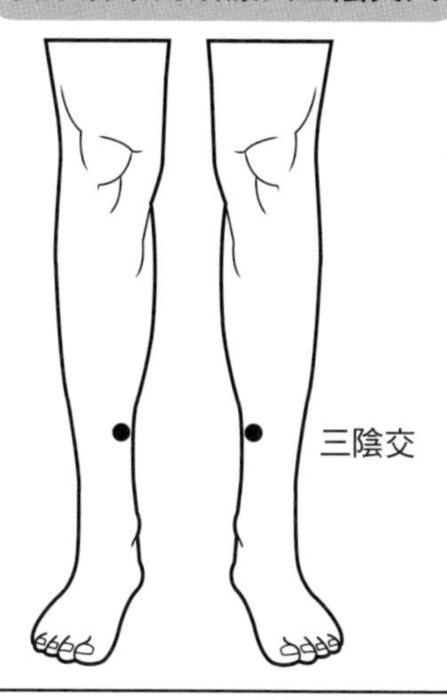

肥胖常用治療穴梁丘穴

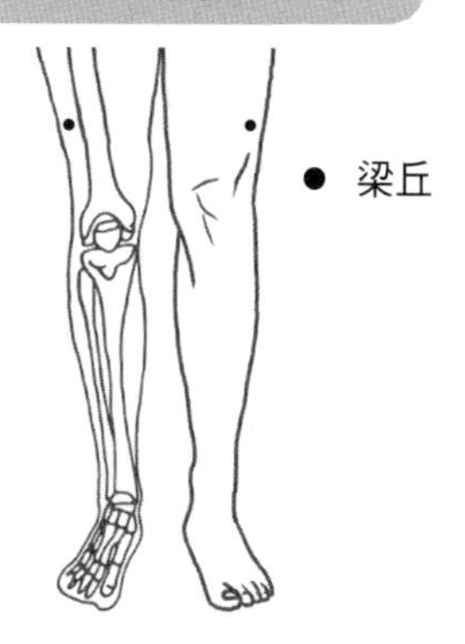

+ 知識補充站

心血管疾病常見於六大族群：

1.菸酒族：吸菸加速血管壁粥樣硬化；喝酒過量使血壓增高。
2.三多族：嗜好多糖、多鹽、多脂肪(高熱量)不健康飲食。
3.三高族：高血壓、高血脂、高血醣與糖尿病，會破壞血管健康。
4.肥胖族：過度肥胖易引發高血壓、高血脂、糖尿病。
5.慵懶族：缺乏規律持恆的運動，致新陳代謝緩慢，使體內脂肪堆砌。
6.忙碌族：壓力大、焦慮、煩躁、緊張、壓抑情緒、過勞、作息不規律、熬夜失眠。

4-7 五十四難：藏病難治與府病易治

藏病難治，府病易治。
1.藏病所以難治者，傳其所勝也。
2.府病易治者，傳其子也。
3.與七傳、間藏同法。

《傷寒論》條文66.：「心中悸而煩者，小建中湯。」條文67.：「脈結代，心動悸，炙甘草湯。」脈結代，是脈來緩時一止復來者，名曰結；脈來數時一止復來者，名曰促。陽盛則促，陰盛則結，此皆病脈皆難治。結脈、代脈就是間歇脈，持續正常韻律脈動情況下，出現一時疏離的休止現象，主要原因是心臟期外收縮(高頻率)與心臟傳導阻斷(短頻率)。從寸口橈動脈診斷脈動調律的韻律，臨床上是要在很短的時間內，診察疾病的可能性。

脈結代，來去時一止，心臟的彈性動脈，心悸是整體肝門靜脈與下腔靜脈影響心臟的跳動，心中悸而煩適合小建中湯，心動悸則宜炙甘草湯。心悸與煩躁，是肝門靜脈回流心臟血液不足，無法輸送足夠的營養；小建中湯(桂枝湯加芍藥、麥芽)助益膽囊、胰臟、十二指腸之間的生理作業。

心動悸，是心臟缺乏充分營養以維持正常跳動，才會「動悸」，炙甘草湯去芍藥，去其苦酸、微寒，加富含優質蛋白質的阿膠(滋補上品，補血、止血、滋陰、潤燥)，與含脂肪的麻子仁(脾胃大腸之藥，潤燥滑利、緩脾潤胃)、麥門冬(甘微苦寒，清心除煩、滋陰養肺)、人參(味甘微苦性微溫，大補元氣，補脾益肺)，再加生地(甘苦大寒，清熱涼血、益陰生津)來平和其他藥材，並有助消瘀血、通經脈；關鍵是以清酒七升與水八升來煮藥。炙甘草湯又名復脈湯，具養益心臟，促進血脈循環良效。

小博士解說

體內十二經脈、體外十二時辰(五臟因應日夜、四季寒暑)與內分泌系統及神經系統關係密切。晚上副交感神經亢奮，氣管分泌機制隨之亢進；支氣管氣喘者，因為夜間血液中組織胺濃度低，咳痰量會少；日間血中組織胺濃度高，咳痰量為多，且併見咳出困難。心臟功能不全(衰竭)者，或見夜間起坐呼吸，尤其是併見肝腫大或脾腫大的患者。子、丑時辰(23:00~3:00)是睡眠美容時辰，交感神經較不亢奮，心跳不如白天活潑；此為膽、肝經脈時辰，在大腿內側，屬肝經脈的足五里穴，是股動脈上診治要穴(另一穴為屬脾經脈的箕門穴)，聽診股動脈，正常是收縮期可聽診到雜音，如擴張期出現雜音，是心臟功能不全(衰竭)的徵候之一。多壓按或運動，刺激足五里穴區，促進血脈循環，可養護心臟及血管循環。

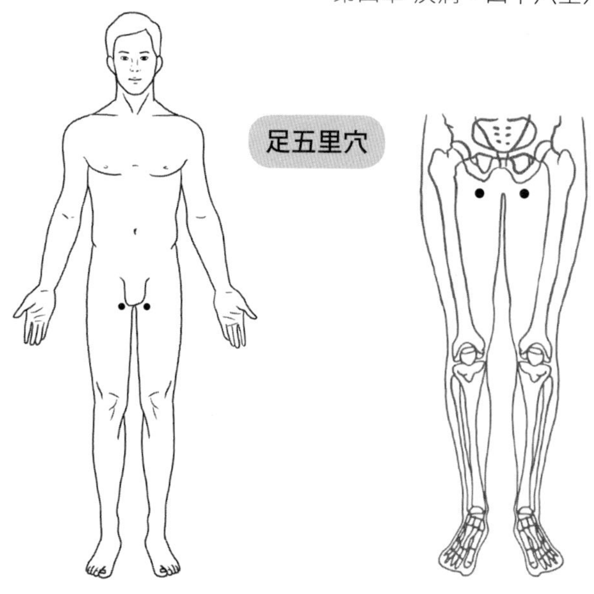

✚ 知識補充站

心臟病觀察八項自覺症狀：1.消化(腹脹)、2.呼吸(氣喘)、3.感冒(呼吸困難)、4.疼痛(胸痛)、5.水腫(下肢)、6.睡眠(心慌)、7.精神(極度勞累)、8.心臟(心悸痛、心電圖異常)。

自我檢查，超過五項，應完全聽從醫生囑咐；出現兩、三項，或因體質虛弱，或因生活作息步調紊亂，如果不及時調整，狀況會越來越惡化。透過以下簡單表單，早晚自我檢查記錄，並登錄日期，出現兩項以上者，當持續追蹤觀察，更重要是要藉此自我提醒，確實改善之。

心臟自覺症狀檢查表

項次	症狀	勾選
1	噁心及嘔吐、上腹疼痛或痙攣疼痛、輕度消化不良到嚴重噁心	
2	喘不過氣、易頭暈、胸口痛、呼吸困難	
3	常出現類似流感症狀	
4	下巴、耳朵、頸部或肩膀疼痛，胸部、肩膀、手臂劇痛且麻，莫名牙痛時有時無	
5	雙腳水腫	
6	失眠、焦慮	
7	極度疲勞	
8	脈搏、心跳過速、心悸、心電圖異常	

4-8 五十五難：積聚之別

病有積有聚。

1.積者，陰氣也；聚者，陽氣也；故陰沉而伏，陽浮而動。

2.氣之所積名曰積，氣之所聚名曰聚。

3.積者五藏所生，聚者六府所成。

4.積者，陰氣也，始發有常處，其痛不離其部，上下有所終始，左右有所窮處。

5.聚者，陽氣也，始發無根本，上下無所留止，其痛無常處。

呼吸器官與循環器官出現大問題，常因消化、吸收、排泄器官長期有狀況所導致；相關症狀，開始之初常是小毛病，適時調整生活步調，改善起居作息，短時間內多見效果；反之，作息紊亂、飲食不節、恣意妄為，心臟與肝臟循環系統反覆受傷，於是出現心臟腫大、血管病變、脂肪肝、肝腫瘤等。因此，聚者六腑所成，聚者陽氣，陽浮而動，始發無根本，其痛無常處，上下無所留止。

心臟病多突然發作，發作前幾天甚或幾十天前即可能有徵兆，不一定是典型的胸痛，出現下列症狀時亦應特別注意：

1.消化：輕微消化不良到嚴重噁心、上腹痙攣痛及嘔吐。心臟靠近橫膈膜，橫膈膜與消化道相關，與下食道括約肌是一體的；橫膈膜的血流與心臟的心膜一出現「心臟找捷徑」的側副管道，預警痛感會往上或向下轉移；噁心與胃痛常是腸胃炎，若不是則須留意心臟病。

2.呼吸：心臟、橫膈膜與呼吸器官相關，心臟缺血時，感覺缺氧不能深呼吸，喘不過氣或頭暈，多伴見肺動脈與肺靜脈血管病變，但還是心臟問題。

3.感冒：心臟血液無法滿足腸道黏膜需求，自體免疫功能失調，出現皮膚濕冷、冒汗、頭暈眼花、疲倦、虛弱等類似流感症狀，可能是心臟病發作前兆。

4.疼痛：耳朵、頸部、胸部、肩膀、手臂劇痛且麻，莫名疼痛從下巴延伸到耳朵或唇牙，或肩胛骨間(膏肓)疼痛往上轉移或擴散，可能是心臟病要發作了。

5.水腫：心肌功能異常影響血液循環，組織細胞的廢棄物無法隨血液循環移除，體液滯留引致「心臟病水腫」，多從腳趾、腳踝、腿開始。

6.睡眠：心臟血液無法提供腦部基本需求，大腦皮質和腦下垂體與褪黑激素失去正常運作機制，心臟病發前可能出現失眠、焦慮或恐懼。

7.精神：超過70%的女性心臟病患者，病發數週或數月前，均出現極度疲勞異常狀態，無法靠意志力支撐，得癱著休息；平常精力充沛，突然感到累癱，極度疲勞導致心臟病要發作。

8.心臟：心臟病發可能突然感覺脈搏、心跳快速而劇烈，心悸通常只持續幾秒鐘，持續較長時間會感到暈眩或虛弱，此心悸症狀易被誤作恐慌症。

小博士解說

消化吸收、排泄器官屬六腑，六腑之聚，開始發病時無定處，無根本可見，隨消化吸收、排泄狀況而變化，所謂「陽明病胃家實，與少陽病口苦咽乾目眩」，其痛無常處，上下無所留止；胃家實是消化器官問題，口苦咽乾、目眩是消化附屬器官問題，消化器官問題多肇因於飲食方面，消化附屬器官出問題多與情緒相關。

辨證臟積與腑聚

臟腑積聚	臟積	腑聚
陰陽	陰氣	陽氣
脈象	沉而伏	浮而動
病源	五臟所生	六腑所成
病狀	始發有常處，其痛不離其部，上下有所終始，左右有所窮處	始發無根本，上下無所留止，其痛無常處
病傳	初亦未覺，漸以滋長，日積月累	病之所在，與血氣偶然邂逅，故無常處

✚ 知識補充站

患者自覺腹滿時減時滿，動氣上下左右；腹滿，按之腹不痛為虛，按之腹痛者為實。解剖學上以兩側乳頭(胃經脈)畫兩條垂直線，肋骨下緣線是上水準線，髂結節關節線是下水準線，四條線劃分為右下肋部、右側腹部(腰部)、右鼠蹊部(髖骨部)、左下肋部、左側腹部(腰部)、左鼠蹊部(髖骨部)、胃上部、臍部、下腹部(恥骨部)等九個區域。

臨床上，當以上任何一區域出現異常，再以肚臍為圓心劃垂直線與水平線，擴大範圍分成左上、下腹部及右上、下腹部四個區域，來診斷治療，更能確實掌握病狀。五臟因應日夜十二時辰、四季寒暑與節氣，四立（春、夏、秋、冬）二分（春分、秋分）二至（夏至、冬至）腹腔的感應也依此類推，四立之治以左右氣衝與期門為主，二分以左、右天樞，二至則是中脘與中極為主。

《內經・九宮八風》分九區腹診

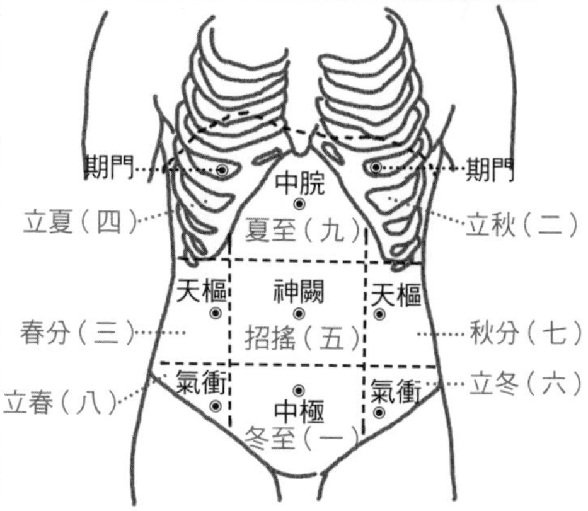

期門
期門
中脘
立夏（四）
夏至（九）
立秋（二）
天樞
神闕
天樞
春分（三）
招搖（五）
秋分（七）
氣衝
氣衝
立冬（六）
立春（八）
中極
冬至（一）

4-9 五十六難：五藏之積

1.肝之積名曰肥氣，在左脅下如覆杯，有頭足。久不愈，令人發咳逆、痎瘧，連歲不已，以季夏戊己日得之。肺病傳於肝，肝當傳脾，脾季夏適王，王者不受邪，肝復欲還肺，肺不肯受，故留結為積，故知肥氣以季夏戊己日得之。

2.心之積名曰伏梁，起臍上，大如臂，上至心下。久不愈，令人病煩心，以秋庚辛日得之。腎病傳心，心當傳肺，肺以秋適王，王者不受邪，心復欲還腎，腎不肯受，故留結為積，故知伏梁以秋庚辛日得之。

3.脾之積名曰痞氣，在胃脘，覆大如盤。久不愈，令人四肢不收，發黃疸，飲食不為肌膚，以冬壬癸日得之。肝病傳脾，脾當傳腎，腎以冬適王，王者不受邪，脾復欲還肝，肝不肯受，故留結為積，故知痞氣以冬壬癸日得之。

4.肺之積名曰息賁，在右脅下，覆大如杯。久不已，令人灑淅寒熱、喘咳、發肺壅，以春甲乙日得之。心病傳肺，肺當傳肝，肝以春適王，王者不受邪，肺復欲還心，心不肯受，故留結為積，故知息賁以春甲乙日得之。

5.腎之積名曰賁豚，發於少腹，上至心下，若豚狀，或上或下無時。久不已，令人喘逆、骨痿、少氣，以夏丙丁日得之。脾病傳腎，腎當傳心，心以夏適王，王者不受邪，腎復欲還脾，脾不肯受，故留結為積，故知賁豚以夏丙丁日得之。

此五積之要法也。

《內經·邪氣藏府病形》敘及：「五臟之病變也，(1)心脈，緩甚為狂笑，微緩為伏梁在心下，上下行，時唾血；(2)肺脈，滑甚為息賁上氣，微滑為上下出血；(3)肝脈，急甚者為惡言，微急為肥氣在脅下，若覆杯；(4)脾脈，大甚為擊仆，微大為痞氣，腹裏大，膿血在腸胃之外；(5)腎脈，急甚為骨癲疾，微急為沉厥奔豚，足不收，不得前後。」

再者，「病之六變者，諸急者多寒；緩者多熱；大者多氣少血；小者血氣皆少；滑者陽氣盛，微有熱；澀者多血少氣，微有寒。是故刺急者，深內而久留之；刺緩者，淺內而疾發鍼，以去其熱；刺大者，微瀉其氣，無出其血；刺滑者，疾發鍼而淺內之，以瀉陽氣而去其熱；刺澀者，必中其脈，隨其逆順而久留之，必先按而循之，已發鍼，疾按其痏，無令其血出，以和其脈；諸小者，陰陽形氣俱不足，勿取以鍼而調以甘藥也。」

臨床上，辨證有方、施治有法，陰陽形氣都不足，不宜用針，應用甘藥來調治：

1.四君子湯（參朮苓草薑棗）：食飲過勞時用得比較多，提高能量代謝率、提高紅血球、增長血紅蛋白等作用。望診是兩眉間色澤最差，其次是鼻翼，且面色痿白。

2.補中益氣湯（參草朮歸陳、耆升柴薑棗）：心腎過勞時用得較多。望診是兩眉間色澤最差，其次是鼻骨區，面色晃白。

小博士解說

《內經·奇病論》：「病脅下滿，氣逆，二、三歲不已，病名曰息積；此不妨於食，不可灸刺，積為導引服藥，藥不能獨治也。」「身體髀股骱皆腫，環臍而痛，病名伏梁。此風根也，其氣溢於大腸而著於肓，肓之原在臍下，故環臍而痛也。不可動之，動之為水溺濇之病。」

辨證五臟積

五臟積	肝積	心積	脾積	肺積	腎積
病名	肥氣	伏梁	痞氣	息賁	賁豚
病證	在左脅下，如覆杯，有頭足。久不愈，令人發咳逆、痎瘧，連歲不已	起臍上，大如臂，上至心下。久不愈，令人病煩心	在胃脘，覆大如盤。久不愈，令人四肢不收，發黃疸，飲食不為肌膚	在右脅下，覆大如杯。久不已，令人灑淅寒熱、喘咳、發肺壅	發於少腹，上至心下，若豚狀，或上或下無時。久不已，令人喘逆、骨痿、少氣
患病日	季夏戊己日得之	秋庚辛日得之	冬壬癸日得之	春甲乙日得之	夏丙丁日得之
病傳	有頭足者，有大小本末也	伏而不動，如樑木然	痞塞而不通	或息或賁，非居處無常，如腑病，特以肺主氣，故其病有時而動息爾，腎亦主氣，故賁豚亦然	若豚之賁突，不常定也，豚性躁，故以名之

+ 知識補充站

腦部的症狀——「目中不了了，睛不和」、「煩躁不安」，或是胸腹的症狀——「喘冒不能臥」、「腹滿痛」，多常肇因於消化道功能不良，併見自律神經失調，才有宿食或燥屎現象。臨床上，用大承氣湯、小承氣湯、調胃承氣湯、桃仁承氣湯、防風通聖散等，或可解一時之症狀與病痛；然，最重要的還是要改善生活作息步調，調整飲食習慣，才能通暢腸道，根治慢性痼疾。

4-10 五十七難：五泄

泄凡有五，其名不同，有胃泄，有脾泄，有大腸泄，有小腸泄，有大瘕泄名曰後重：

1.胃泄者，飲食不化，色黃。

2.脾泄者，腹脹滿，泄注，食即嘔吐逆。

3.大腸泄者，食已窘迫，大便色白，腸鳴切痛。

4.小腸泄者，溲而便膿血，少腹痛。

5.大瘕泄者，裏急後重，數至圊而不能便，莖中痛。

《金匱要略》條文161.：「吐血不止者，柏葉湯。」條文162.：「下血，先便後血，此遠血也，黃土湯。」條文163.：「下血，先血後便，此近血也，赤小豆當歸散。」條文164.：「心氣不足，吐血、衄血，瀉心湯。」

包括食道、胃、小腸、大腸、結腸、直腸或肛門的管壁破損流血，都會造成便血，不論是胃潰瘍的一個小出血口，或是結腸炎的大面積瀰漫性腸壁滲血；痔瘡或肛裂，糞便表面附著鮮血，或大便後滴血，或衛生紙沾有鮮血。結腸上段或更高處部位出血，糞血混雜而下，便色多為深紅或褐色，便色愈深即消化道出血位置愈高。直腸腫瘤多持續便血，伴隨便秘和腹瀉交替出現，又體重下降。消化道上部如胃、十二指腸潰瘍或是小腸出血，大便多深黑柏油樣、惡臭。直腸腫瘤多血性腹瀉，黏液膿血便，伴隨便意頻頻、腹痛、發燒。大便潛血(指出血量極低)，可能是結腸癌或結腸息肉初期的信號。便血併見牙血、鼻血、體表易有瘀斑，多是全身性疾病。肛門疾病、胃腸病變、某些急性傳染病、血液病、中毒等，均可見便血。

便血病證多因外感濕熱、飲食所傷、情志失調、勞倦內傷等，或心陰虛，或胃陽虛，導致腸道積熱，熱傷脈絡，或瘀阻脈絡，血不循經，或氣虛不攝，血液下溢而成，整體分析治療很重要。瀉心湯輩是緩解壓力良方，依證，柴胡湯輩與建中湯輩亦值得考量。胃陽虛是胃與消化問題，吃喝出問題人才會煩躁，特別是嬰幼兒與老弱者。心陰虛是心臟與循環問題，不會煩躁，間接與吃喝有關，常因長期吃喝不當以致心陰虛。一時性呼吸不順暢或心動悸是胃與消化問題，非一時性的呼吸不順暢或心動悸，則是心臟與循環問題。

《內經．通評虛實論》：「腸澼便血，身熱則死，寒則生。腸澼下白沫，脈沉則生，脈浮則死。腸澼下膿血，脈懸絕則死，滑大則生。腸澼之屬，身不熱，脈不懸絕，滑大者曰生，懸濇者曰死，以藏期之。」

《內經．九鍼十二原》：「五藏之有疾，善用鍼者，取其疾也。……刺諸熱者，如以手探湯；刺寒清者，如人不欲行。陰有陽疾者，取之下陵三里，正往無殆，氣下乃止，不下復始也；疾高而內者，取之陰之陵泉；疾高而外者，取之陽之陵泉也。」

小博士解說

針刺小腿外側上部，活絡腓腸肌、腓骨第三肌、腓骨後肌、腓骨長肌與脛骨後肌；促進小隱靜脈與大隱靜脈回流下腔靜脈；針刺小腿外側上半部，或走路二~三十分鐘，促進六足經脈循環，改善食道、胃、小腸、大腸、結腸、直腸或肛門黏膜功能。

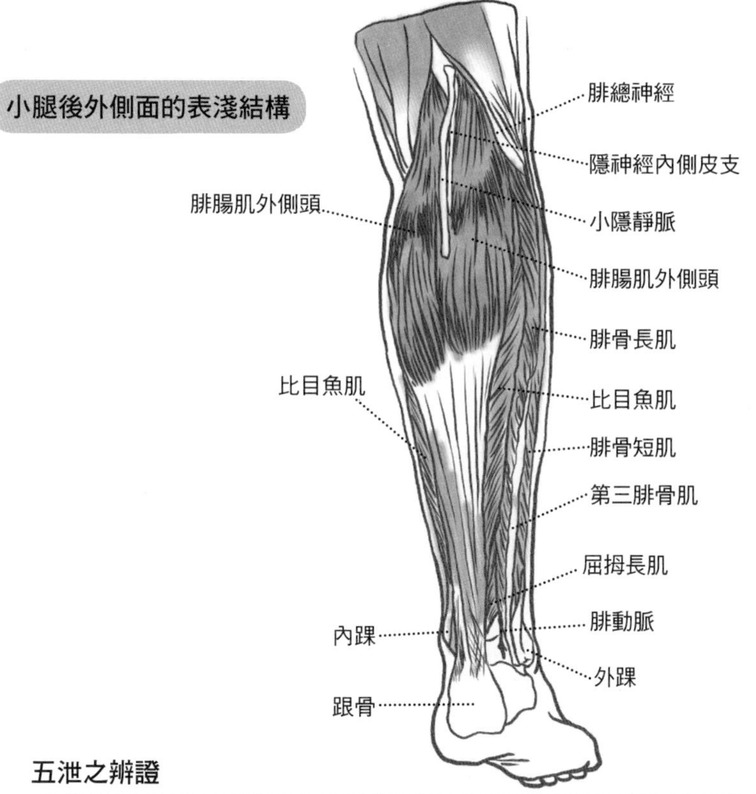

五泄之辨證

五泄	胃泄	脾泄	大腸泄	小腸泄	大瘕泄
病證	飲食不化，色黃	腹脹滿，泄注，食即嘔吐逆	食已窘迫，大便色白，腸鳴切痛	溲而便膿血，少腹痛	裏急後重，數至圊而不能便，莖中痛
泄狀	飧泄	濡泄	洄泄	血泄	腸澼
病灶	胃受病，胃屬土	脾受病	白者金之色，腸寒	小便不閟，大便不裏急後重	因有凝結而成

+ 知識補充站

「先便後血，遠血；先血後便，近血」，常見於嚴重的胃潰瘍出血、嚴重肝硬化靜脈曲張、腸道內血管瘤破裂、腸黏膜缺血的壞死或嚴重發炎等。便血在腸道停留越久，顏色越黑越綿。90%的便血是肛門口破皮，勞累或火氣大，或大量吃辛辣、油炸類等刺激性食物或酒類，造成黏膜水腫或脆弱，肛門口黏膜即是容易受創的部位。上消化道出血經常引起嘔血，出血的血液也可能向下流，成為黑便；上消化道的便血是非常顯著且快速，多會危及生命。食用甜菜或服用鐵劑、鉍鹽類止瀉藥、活性碳、中草藥或深色食品，都可能令糞便顏色加深，要詳為辨識。

4-11 五十八難：傷寒有五

1.傷寒有五，有中風，有傷寒，有濕溫，有熱病，有溫病，其所苦各不同。
(1)中風之脈，陽浮而滑，陰濡而弱。
(2)濕溫之脈，陽浮而弱，陰小而急。
(3)傷寒之脈，陰陽俱盛而緊濇。
(4)熱病之脈，陰陽俱浮，浮之而滑，沉之散濇。
(5)溫病之脈，行在諸經，不知何經之動，各隨其經所在而取之。
2.傷寒有汗出而愈，下之而死者；有汗出而死，下之而愈者：
(1)陽虛陰盛，汗出而愈，下之即死。
(2)陽盛陰虛，汗出而死，下之而愈。
3.寒熱之病：
(1)皮寒熱者，皮不可近席，毛髮焦，鼻槁，不得汗。
(2)肌寒熱者，皮膚痛，唇舌槁，無汗。
(3)骨寒熱者，病無所安，汗注不休，齒本槁痛。

寸口脈陰陽俱緊，詳細問診才能掌握治療策略。《傷寒論》條文526.：「寸口脈陰陽俱緊。」即使上吐下瀉，只要轉索無常的緊脈消失，就會痊癒；若寸口脈陰陽俱緊又兼見脈遲，且不欲食，是水停飲滯造成，服用小青龍湯或真武湯都可利水飲；反之，寸口脈陰陽俱緊，又兼見脈遲卻飲食正常，就表示快要痊癒。

傷寒由毛竅而入，自下而上，始於足太陽。足太陽膀胱屬水，寒即水之氣，同類相從，病始於此(風寒之於頭部，濕熱之於腳部，外感五疫六氣)。足太陽膀胱經脈起始於目銳眥之睛明穴，終止於小趾之至陰穴；足少陰腎經脈起始於小趾之下。換言之，小趾之上下即傷寒之根源處，此亦為小隱靜脈回流心臟的第一感應區。至陰穴在下，肢體動作的活動能量反應在此；睛明穴在上，中樞神經與十二對腦神經反應在此。

溫病由口鼻入，自上而下，鼻通於肺，始於手太陰(飲食之於消化器官，呼吸之於呼吸器官)。《傷寒論》風(寒氣流)從西北方來，乃觱發（即風寒冷之意）之寒風也，最善收引，陰盛必傷陽，鬱遏(受壓抑、遏止)太陽經中之陽氣，而為頭痛、身熱等證。太陽陽腑也，傷寒陰邪也，陰盛傷人之陽。溫為陽邪風(暖氣流)從東方來，乃解凍之溫風也，最善發洩，陽盛必傷陰，鬱遏太陰經中之陰氣，而為咳嗽、自汗、口渴、頭痛、身熱、尺熱等證。太陰陰臟也，溫熱陽邪也，陽盛傷人之陰。

小博士解說

《內經·熱論》：「熱病已愈(癒)，時有所遺者，熱甚而強食之，故有所遺也。治遺，視其虛實，調其逆從，可使必已矣。病熱少愈，食肉則復，多食則遺，此其禁也。」「凡病傷寒而成溫者，先夏至日者為病溫，後夏至日者為病暑，暑當與汗，皆出勿止。」「熱病者，皆傷寒之類，或愈或死，其死皆以六七日之間，其愈皆以十日以上者。巨陽者，諸陽之屬也，其脈連於風府，故為諸陽主氣也。人之傷於寒也，則為病熱，熱雖甚不死；其兩感於寒而病者，必不免於死。傷寒一日，巨陽受之，故頭項痛、腰脊強。」

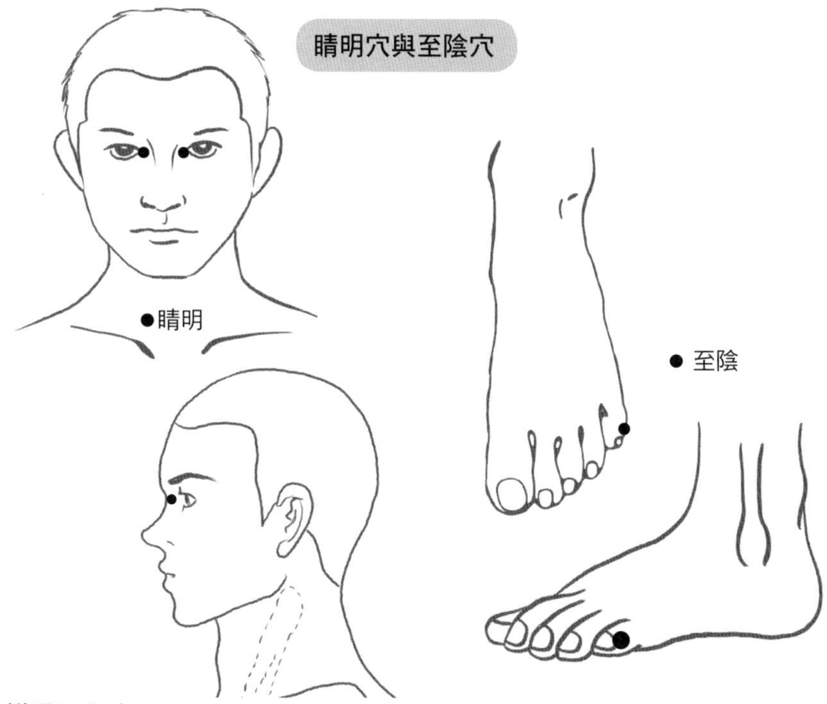

辨證五傷寒

五傷寒	中風	濕溫	傷寒	熱病	溫病
病證	汗出惡風	一身盡疼，不可轉側	無汗惡寒	冬傷於寒，至夏而發	非其時而有其氣，一歲之中，病多相似
脈象	陽浮而滑，陰濡而弱	陽浮而弱，陰小而急	陰陽俱盛，而緊濇	陰陽俱浮，浮之而滑，沉之散濇	行在諸經，不知何經之動，各隨其經所在而取之

辨證寒熱病

寒熱病	皮寒熱	肌寒熱	骨寒熱
《難經》	皮不可近席，毛髮焦，鼻槁，不得汗	皮膚痛，唇舌槁，無汗	病無所安，汗注不休，齒本槁痛
《內經·寒熱病》	不可附席，毛髮焦，鼻槁蠟，不得汗	肌痛，毛髮焦而唇槁蠟，不得汗	病無所安，汗注不休
治法	取三陽之絡，補手太陰	取三陽於下，以去其血；補足太陰，以出其汗	齒未槁取少陰於陰股之絡，齒已槁，死不治，骨厥亦然

4-12 五十九難：狂癲之別(參考二十難)

狂癲之病，何以別之？

1.狂疾始發，少臥而不饑，自高賢也，自辨智也，自貴倨也，妄笑好歌樂，妄行不休。

2.癲疾始發，意不樂，僵仆直視，其脈三部陰陽俱盛。

《內經・通評虛實論》：「癲疾，脈搏大滑，久自已；脈小堅急，死不治。癲疾之脈，虛則可治，實則死。」

癲證初期症狀，出現情緒障礙，感情淡漠，生活懶散，少與人互動，喜靜惡動；此為胃經脈是動病，惡人與火。病情進一步發展，出現思維障礙，情緒低下，沉默寡言，學習下降，直至喪失生活和工作能力。病情更甚者，出現淡漠不知，喃喃自語，終日閉戶，不知飢飽。

《內經・癲狂》治癲疾，「癲疾始生，先不樂，頭重痛，視舉目赤甚，煩心，取手太陽、陽明、太陰……。」，治療以手經脈為主。「癲疾始作，而引口啼呼喘悸者，候之手陽明、太陽，左強者攻其右，右強者攻其左……。」，亦以手經脈為主。「癲疾始作，先反僵，因而脊痛，候之足太陽、陽明、太陰，手太陽……。」，以足經脈為主，手經脈為輔，其治皆血變而止。

狂證初期情緒高漲，多見興奮話多，夜不寐，好外走，喜冷飲，喜動惡靜，此乃胃經脈所生病，狂瘧溫淫汗出。病情進一步發展，剛暴易怒，登高而歌，自高賢，自尊貴，部分患者亦可出現呼號罵詈，不避水火，不避親疏的嚴重症狀。癲狂至晚期，正氣大虧，邪氣猶存，極為難治。

《內經・癲狂》：「狂始生，先自悲，喜忘苦怒善恐者，得之憂飢，取手太陰、陽明，足太陰、陽明。」其治以太陰、陽明經脈為主。「狂始發，少臥不飢，自高賢、自辨志、自尊貴，善罵詈，日夜不休，取手陽明、太陽、太陰，舌下少陰。」其治以手經脈為主。「狂言、驚、善笑、好歌樂、妄行不休者，得之大恐，取手陽明、太陽、太陰。」其治以手經脈為主。「狂，目妄見、耳妄聞，善呼者，少氣之所生，取手太陽、太陰、陽明，足太陰、頭兩顑。」其治以太陰、陽明經脈為主。「狂者多食，善見鬼神，善笑而不發於外者，得之有所大喜，取足太陰、太陽、陽明，後取手太陰、太陽、陽明。」其治以手足太陰、太陽、陽明經脈併治。「狂而新發，未應如此者，先取曲泉左右動脈及盛者見血，……灸骨骶二十壯。」其治以肝經脈、督脈為主。

小博士解說

癲狂證療法，除本文提及依證施治，在相關經脈及其所屬穴道針砭放血，之外，對證下藥，更見療效。

1.痰氣鬱結，宜消遙散、順氣導痰湯等。

2.心脾兩虛，神思恍惚，心悸易驚，宜養心湯、越鞠丸等。

3.癲狂久延，時作時止，勢已較緩，妄言妄為，寢不安寐，煩惋焦躁，宜二陰煎、琥珀養心丹。

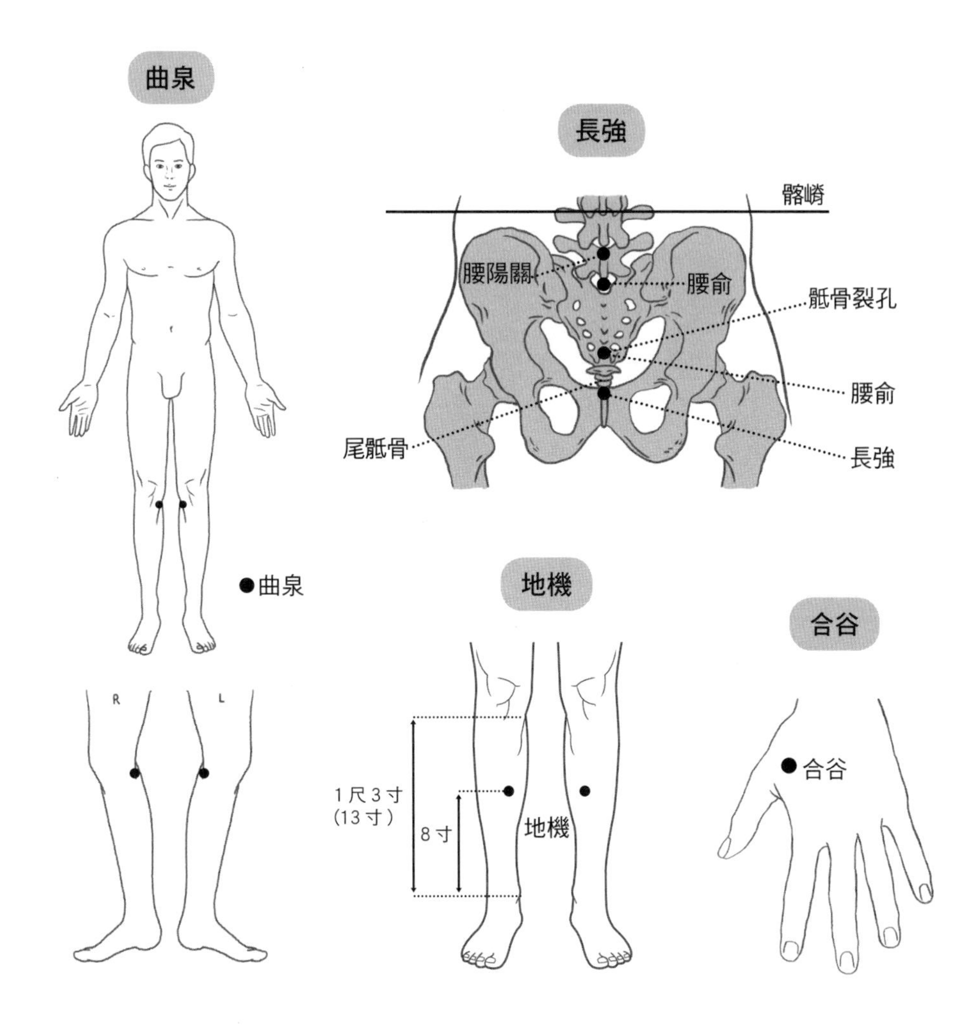

✚ 知識補充站

《內經‧八正神明論》：「神乎神，耳不聞，目明心開，而志先慧然獨悟，口弗能言，俱視獨見，適若昏，昭然獨明，若風吹雲，故曰神。三部九候為之原，九鍼之論不必存也。」高明的上工醫生，能夠望神，以自我感受到外在日月寒溫虛盛、四時氣浮沉的細微影響規律，施治之於病患身上。

臨床上，專心則心馳神往，無處不在，胃經脈是動病，惡人與火；胃經脈所生病，狂瘧溫淫汗出；依井、滎、俞、經、合之陰陽五行屬性，以三部九候為本源，診斷治療之方法依證變通，可不拘泥於《九鍼》理論。

4-13 六十難：頭心病之厥痛與真痛

頭心之病，有厥痛，有真痛：

1.手三陽之脈，受風寒，伏留而不去者，則名厥頭痛；

2.入連在腦者，名真頭痛；

3.其五臟相干，名厥心痛；

4.其痛甚，但在心，手足青者，即名真心痛；

5.其真心痛者，旦發夕死，夕發旦死。

《內經・奇病論》：「人有病頭痛，以數歲不已，……當有所犯大寒，內至骨髓，髓者以腦為主；腦逆，故令頭痛，齒亦痛，病名曰厥逆。」腦心血管疾病風險遠高於犯大寒，因腦心血管畸形造成心肌梗塞或腦血管病變而猝死，所占比例很低；腦心血管輕度畸形，可以透過「頭痛，齒亦痛」之訊息以治未病。治厥頭痛與厥心痛，斟酌用小青龍湯、五苓散、瀉心湯(半夏瀉心湯)、半下天麻白朮湯等，達到治未病的療效，效果優過普拿疼、阿斯匹靈。小青龍湯(治心下有水氣)促使主動脈從胸部通暢的往腹部(及食道與迷走神經)，改善胸腔脈管循環，包括食道、氣管、奇靜脈系統等，進而治吐涎沫或流口水、非特定性頭痛，就是厥頭痛；小青龍湯與五苓散發汗利尿，配合忌食生冷食物，其療效比一般止痛藥物彰顯。

口腔黏膜不舒爽，或吐涎沫、胸腹不舒服、心下痞，常是下食道括約肌、胃及橫膈膜有問題；吐涎沫是寒證，心下痞是熱證。橫膈膜負責70%的吸氣功能，下食道括約肌由右橫膈膜腳構成，管制胃內容物不逆流到食道(消化功能)。下食道括約肌、胃及橫膈膜的靜脈回流有問題，多出現吐涎沫或心下痞；情緒起伏越大，影響越大；且吐涎沫與口苦咽乾等症狀，都與肝經脈循環不暢有關。

真心痛要接受心臟外科治療，真心痛前的厥心痛，審慎診治，可減少發生真心痛。《內經・厥病》論五種厥心痛的症狀及其治療要穴：

「與背相控，善瘈，如從後觸其心；傴僂者，腎心痛也，先取京骨、崑崙。發鍼不已，取然谷。」

「腹脹胸滿，心尤痛甚，胃心痛也，取大都、太白。」

「痛如以錐鍼刺其心，心痛甚者，脾心痛也，取之然谷、太溪。」

「色蒼蒼如死狀，終日不得太息，肝心痛也，取行間、太衝。」

「臥若徒居，心痛間，動作痛益甚，色不變，肺心痛也，取之魚際、太淵。」

小博士解說

五心痛，肺心痛取魚際與太淵，其他腎心痛、胃心痛、脾心痛、肝心痛，分別取京骨、崑崙、大都、太白、然谷、太溪、行間與太衝等八穴，都在腳上。同時，操作達摩易筋經第八式，十個腳趾使勁緊緊抓地，大拇趾更要用力，即可強化救心八穴，五臟六腑的循環隨之通暢。《內經・異法方宜論》之「導引按蹻」專治食雜而不勞的族群，持恆操作比針灸、藥物治療更具長效。

救心八穴

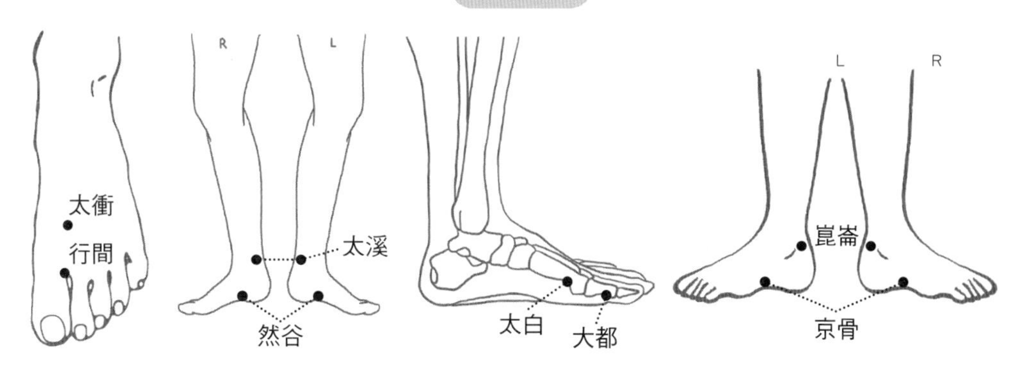

《內經．厥病》辨證心痛及其治療

心痛	症狀	治療
厥心痛	與背相控，善瘈，如從後觸其心，傴僂者，腎心痛也	先取京骨、崑崙，發鍼不已，取然谷
	腹脹胸滿，心尤痛甚，胃心痛也	取之大都、太白
	痛如以錐鍼刺其心，心痛甚者，脾心痛也	取之然谷、太溪
	色蒼蒼如死狀，終日不得太息，肝心痛也	取之行間、太衝
	臥若徒居，心痛間，動作痛益甚，色不變，肺心痛也	取之魚際、太淵
真心痛	手足青至節，心痛甚	旦發夕死，夕發旦死
禁忌	心痛不可刺者，中有盛聚，不可取於腧	

+ 知識補充站

尿液檢查，正常尿液清澈，呈黃色或淡黃色，若顏色改變(如紅色、褐色)或呈混濁、起泡沫，常是正常現象，也可能反應體內某種異常病變。正常情況下尿液含有微量蛋白質(每日小於150mg)，試紙測試呈陰性(—)，有時早晨第一泡尿出現(+/—)或(+)，可能沒有意義。尿液中是否帶血：(+)表示尿液潛血陽性，(—)表示尿液潛血陰性，尿中潛血可能是尿路結石、攝護腺肥大、腎臟泌尿道發炎、感染或腫瘤等。若尿液檢體放置過久，女性生理時期等可能造成假陽尿液。

4-14 六十一難：望聞問切與神聖工巧

望而知之謂之神，聞而知之謂之聖，問而知之謂之工，切脈而知之謂之巧。何謂也？

1.望而知之者，望見其五色，以知其病；

2.聞而知之者，聞其五音，以別其病；

3.問而知之者，問其所欲五味，以知其病所起所在；

4.切脈而知之者，診其寸口，視其虛實，以知病在何藏府；

經言以外知之曰聖，以內知之曰神，此之謂也。

《內經．脈度》：「五藏常內閱於上七竅，……五藏不和則七竅不通，六府不和則留為癰。」《內經．五色》亦言：「五色『獨決於明堂』。明堂者，鼻也；『常候闕中』，闕者，眉間也。」內傷看明堂，外感觀闕中，醫者當知「常候闕中」與「獨決於明堂」為臨證望診要領。《內經．經脈》上唇對應大腸，反應排泄；下唇對應胃，反應飲食消化。上工「獨決於明堂」足矣；中工「常候闕中」也可；下工「觀上唇下唇」則保平安。七十七難：「上工治未病，中工治已病者。」

《內經．五味》五味有所合、欲、禁、宜；《內經．五藏生成》多食五味之所傷：

1.心欲苦，喜苦多心病。心病禁鹹，多食鹹脈凝泣而色變；心色赤，宜食酸，犬肉麻李韭皆酸。

2.肺欲辛，喜辛多肺病。肺病禁苦，多食苦皮槁而毛拔；肺色白，宜食苦，麥羊肉杏薤皆苦。

3.肝欲酸，喜酸多肝病。肝病禁辛，多食辛筋急而爪枯；肝色青，宜食甘，米飯牛肉棗葵皆甘。

4.脾欲甘，喜甘多脾病。脾病禁酸，多食酸肉胝䐢而唇揭。脾色黃，宜食鹹，大豆豕肉栗藿皆鹹。

5.腎欲鹹，喜鹹多腎病。腎病禁甘，多食甘骨痛而髮落。腎色黑，宜食辛，黃黍雞肉桃蔥皆辛。

《金匱要略》第1章條文6.：「吸而微數，其病在中焦，實也，當下之即愈；虛者不治。在上焦者，其吸促，在下焦者，其吸遠，此皆難治。呼吸動搖振振者，不治。」喘在上焦，其息促，多心、肺疾病，取太淵。病在中焦，吸而微數，多肝、胃疾病，取太白。病在下焦者，其吸遠，多腎、生殖排泄器官的問題，取太溪。呼吸器官急症外，五藏六府皆令人咳，或感冒咳嗽，或慢性呼吸道疾病，或過敏。

小博士解說

最常見的是慢性阻塞性肺疾病，多從肺尖開始損壞；間質性肺炎則多從肺底開始損壞。長跑，一開始即喘是支氣管的喘，跑到後來很累時的喘是肺泡的喘。正常人肺尖的呼吸量比肺底來得弱；有些間質性肺炎會使基本的肺底呼吸功能變差，嚴重者會造成死亡。調理治療，依三焦之吸而微數，吸促與吸遠，不同之呼吸狀況作診治參考。

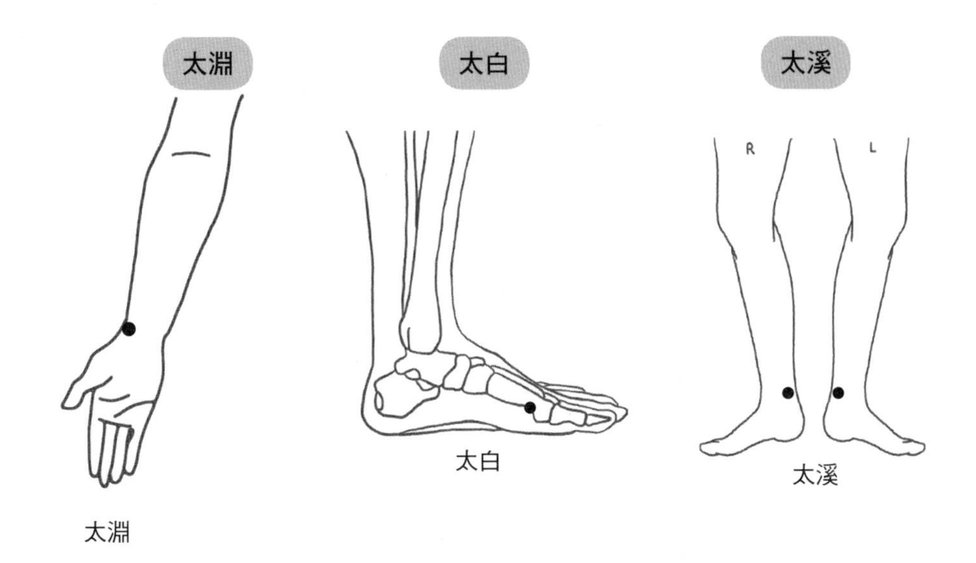

五臟與色味聲之對應

五臟	五色	五味	五聲	五官
肝	青	酸	呼	目
心	赤	苦	言	舌
脾	黃	甘	歌	口
肺	白	辛	哭	鼻
腎	黑	鹹	呻	耳

神聖工巧之望聞問切

望而知之	聞而知之	問而知之	切而知之
神	聖	工	巧
望五色	聞五音	問五味	診（切） 其寸口

✚ 知識補充站

《內經·五色》以五色說明病證。「五色『獨決於明堂』：明堂者鼻，闕者眉間，庭者顏，蕃者頰側，蔽者耳門。其間欲方大，去之十步，皆見於外，如是者壽，必中百歲。」並言明臉部五官是五臟外部候診之對應部位：「五官之辨，明堂骨高以起，平以直，五藏次於中央，六府挾其兩側，首面上於闕庭，王宮在於下極，五藏安於胸中，真色以致，病色不見，明堂潤澤，以清五官，惡得無辨。其不辨者，五色之見也，各出其色部，部骨陷者，必不免於病矣。」

第五章

俞穴：六十二至六十八難

5-1 六十二難：藏井滎有五府獨有六

5-2 六十三難：藏府滎合，皆以井為始

5-3 六十四難：井滎俞經合之陰陽五行屬性

5-4 六十五難：所出為井與所入為合

5-5 六十六難：十二經之原

5-6 六十七難：募在陰而俞在陽

5-7 六十八難：井滎俞經合所主病(參考七十三難)

5-1 六十二難：藏井滎有五府獨有六

藏井滎有五，府獨有六者，何謂也？
府者陽也，三焦行於諸陽，故置一俞，名曰原，府有六者，亦與三焦共一氣也。

《內經．九鍼十二原》：「五藏六府所出之處，五藏五腧，五五二十五腧；六府六腧，六六三十六腧。經脈十二，絡脈十五，凡二十七氣以上下，所出為井，所溜為滎，所注為腧，所行為經，所入為合，二十七氣所行，皆在五腧也。節之交，三百六十五會。……所言節者，神氣之所遊行出入也，非皮肉筋骨也。觀其色，察其目，知其散復；一其形，聽其動靜，知其邪正。右主推之，左持而御之，氣至而去之。凡將用針，必先診脈，視氣之劇易，乃可以治也。」

五臟五腧(輸、俞)，六腑六腧，五臟之腧穴也是原穴，六腑之腧穴與原穴不一樣，比五臟多一穴。六腑的陽經脈與手腳的伸展肌肉同道，人活著是要多動；生病的時候，即使要動也未必能動。伸展肌肉同時活絡六陽經脈，伸展部位就是動起來的起始區塊，於六陽經脈相關部位或穴道進行針灸、導引按蹻，活動能量及痊癒率也相對增大。針灸手腳的穴道，能提升活動能量，必然啟動神經系統以及靜脈、淋巴的循環，治療效果因此更彰顯。

「三焦經脈散絡心包」，心包膜是包在心臟外的膜狀組織，其中有由淋巴液所組成的心包膜液，具緩衝與潤滑作用。「三焦經脈布膻中」，以胸管為主，輔之以胸腺；胸腺分泌胸腺素，促成T淋巴細胞成熟，再刺激從腸道中成熟的B細胞，啟動免疫反應。胸腺在胸骨柄後方，兩葉左右不對稱，胸腺有明顯的年齡變化，青春期後逐漸退化萎縮，被結締組織代替；雖然從七十公克萎縮到三公克左右，當生理上需要時，胸腺還是具有讓T細胞成熟的機制。全身四分之三的淋巴液從乳糜池與胸管，透過左鎖骨下靜脈回流心臟；另外的四分之一，在頭面與右手的淋巴液，則從右鎖骨下靜脈回流心臟。

小博士解說

太衝穴、太白穴與太溪穴，是關係著手舞「足蹈」三要穴，穴區皮表色澤與其所屬關節的靈活度，反應肝、脾、腎三經脈功能，影響情緒、脾氣與精氣神的高低強弱。同時，懸樞穴、三焦俞反應腰腳靈活度及行動力，並調節體力。

1.太衝穴：在第一、二蹠骨縫間，多壓按，安定神魂，穩定情緒。
2.太白穴：在第一蹠骨外側前緣，多揉捏，提神醒腦，調和脾氣。
3.太溪穴：在內踝後緣，多搓揉，強化志氣，補益精氣神。
4.懸樞穴：在第一、二腰椎之間，腰部有弧度、膚質光澤，腰腳有力，行動力好；反之，腰部扁塌、膚表枯澀、肌肉僵硬者，腰腳無力，活動力差。
5.三焦俞：在第一、二腰椎旁開一寸半，針灸按摩，調節過勞與羸瘦虛弱。

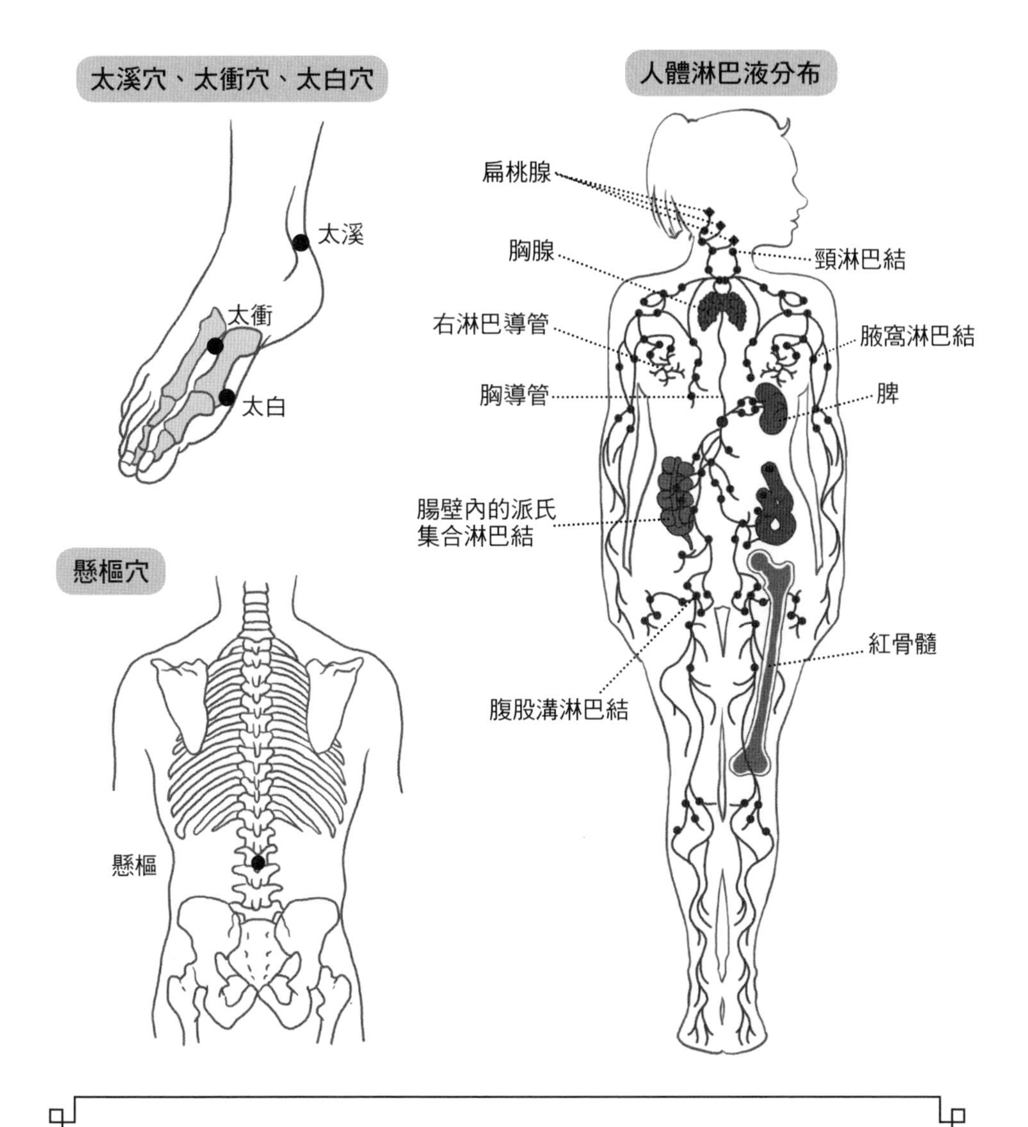

+ 知識補充站

乳糜池位於第一腰椎前方，正是懸樞穴、三焦俞所在區域(懸是懸掛，樞指中心，懸樞可比擬為胸管上掛著乳糜池)；胸管起始於乳糜池，是全身最粗大的淋巴管道，長約30~40公分。胸管負責淋巴與免疫系統的生理作業，並將循環系統多餘的組織間液送回心臟，也將消化系統的脂質營養送達心臟。胸腺負責淋巴與免疫系統的防衛作業，負責啟動T細胞與B細胞的免疫機制。T細胞、B細胞、巨噬細胞、嗜中性白血球、血小板、紅血球等的生成都來自骨髓幹細胞。

5-2 六十三難：藏府滎合，皆以井為始

十變言，五藏六府滎和，皆以井為始者，何也?
井者，東方春也，萬物之始生，諸蚑行喘息，蜎飛蠕動，當生之物，莫不以春生，故歲數始於春，日數始於甲，故以井為始也。

五臟六腑迎合(滎合)生命運作，以謹(井)為始，謹慎進行四肢活動，表層由周圍神經控制，內部靠心臟由動脈輸出血液，送達四肢末梢；再由四肢末梢的靜脈送回心臟，達到神經控制的作用。井、滎、輸、原、經、合穴區發生痠麻疼痛，是五臟六腑之海——心臟，或水穀之海——胃有問題的投射。

靜脈從四肢末梢的井穴流向體軀，由肘部與膝部的肱靜脈與股靜脈將血液送回心臟。肱靜脈回流不良，肱動脈輸出血流量明顯減少時，手指、手臂會麻痺腫脹疼痛；股靜脈回流不良，股動脈血液輸送到腳的量減少，腳趾與小腿抽筋機會將增加，並造成四肢重滯。末梢動脈硬化、末梢靜脈硬化與暫時性腦缺血，這些現象都隨著人之老化發生。手腳疏於活動、運動，會造成末梢動脈與靜脈硬化，頭腦不用就會造成暫時性腦缺血，雖沒有明顯的症狀，卻經常頭暈；坐著、躺著腳會不舒服，起來走一走即改善是靜脈硬化；起床時腳跟不痛，一起步走動就痛是動脈硬化反應。

胃經脈「還出挾口環脣下，交承漿，卻循頤後下廉，出大迎，循頰車，上耳前」，此段的穴區呈現紫黑乾澀，易出現腳部末梢動脈與靜脈硬化問題。大腸經脈「入下齒交人中，上挾鼻孔」，此段穴區紫黑乾澀，易有手部末梢動脈與靜脈硬化問題。

《金匱要略》：「四肢九竅，血脈相傳，壅塞不通，為外皮膚所中也；……人能養慎，不令邪風干忤經絡，適中經絡，未流傳腑臟，即醫治之。四肢才覺重滯，即導引、吐納、針灸、膏摩，勿令九竅閉塞，更能無犯王法、禽獸、災傷，房室勿令竭乏，服食節其冷、熱、苦、酸、辛、甘，不遺形體有衰，病則無由入其腠理。」血管栓塞或硬化是漸漸形成的，施以針灸、按摩，並配合飲食調節及適當適量的運動，可降低四肢九竅閉塞的機率。

小博士解說

《內經・五色》以色言病，從臉色評估病證，「常候闕中」(兩眉之間)是自我檢視的首要區域。「以色言病之間甚，其色麤以明，沉夭者為甚；其色上行者，病益甚；其色下行如雲徹散者，病方已。五色各有藏部，有外部，有內部也。色從外部走內部者，其病從外走內。其色從內走外者，其病從內走外。」「風者，百病之始也；厥逆者，寒濕之起也，……『常候闕中』，薄澤為風，沖濁為痺，在地為厥，此其常也，各以其色言其病。」

《金匱要略》視鼻頭之青、赤、黃、白、黑五色，辨證已病之兆：「鼻頭色青(為痛)腹中痛，苦冷者死；鼻頭色微黑(為勞)有水氣；色黃(便難)胸上有寒；色白亡血；色微赤(為風)非時者死；色鮮明者有留飲。」

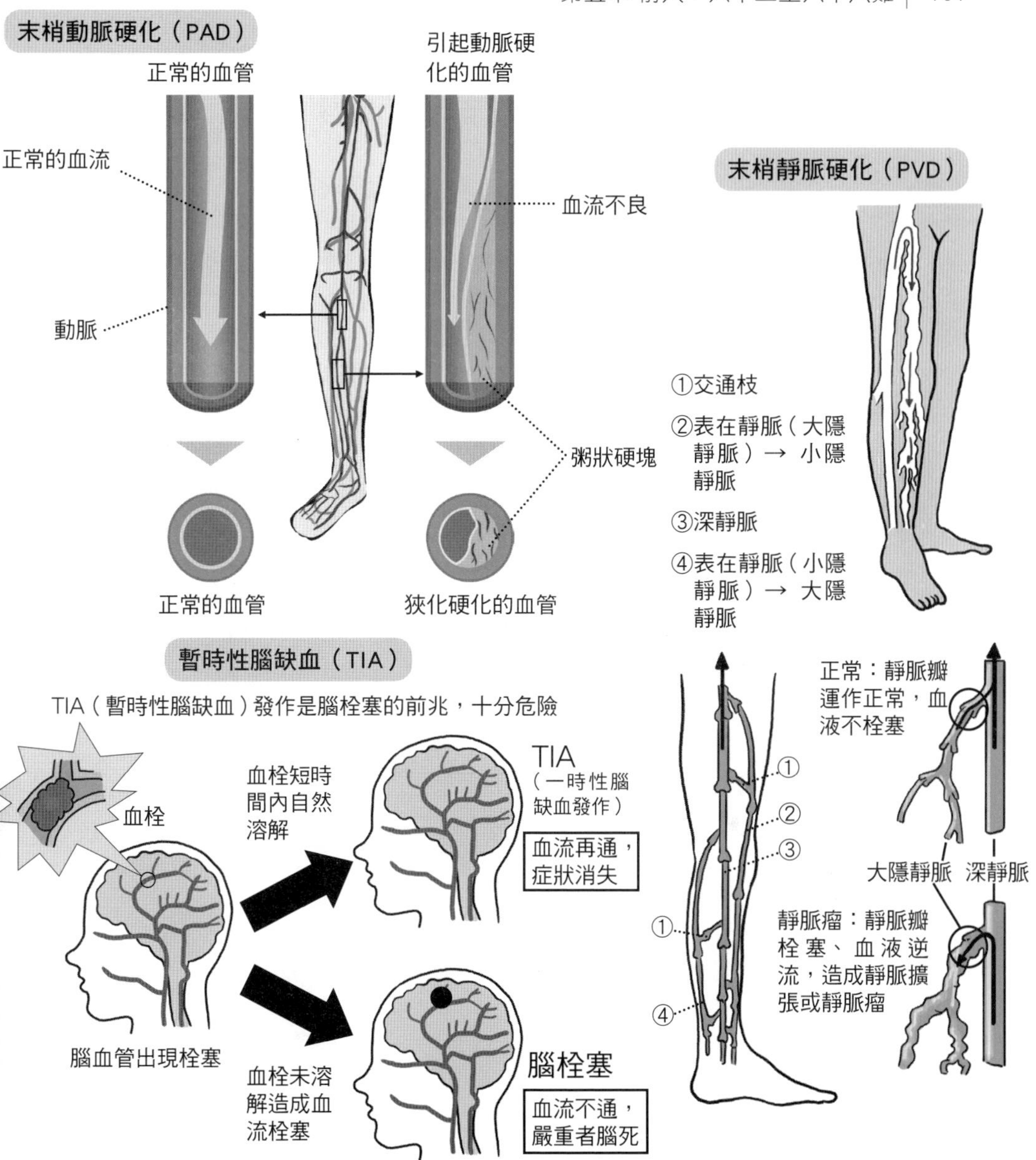

+ 知識補充站

鼻頭色澤投射頭顱內靜脈循環狀況，《傷寒論》「大煩，目重瞼，內際黃」與「面黃而喘，頭痛鼻塞而黃」，反應頭顱部靜脈回流心臟不良；同時反應肝臟、膽囊、胰臟狀況。上矢狀靜脈竇交流額、鼻及頭皮(有膽經脈、胃經脈、膀胱經脈與督脈循行)，乙狀靜脈竇交流後耳靜脈(與膽經脈、三焦經脈與任脈路徑交疊)和枕下靜脈(與膀胱經脈路徑交疊)，以上經脈與相關血管會在鼻頭及其周圍(鼻竇參考八、九難)反應體況。

5-3 六十四難：井滎俞經合之陰陽五行屬性

十變又言：陰井木，陽井金；陰滎火，陽滎水；陰俞土，陽俞木；陰經金，陽經火；陰合水，陽合土。陰陽皆不同，是剛柔之事也。陰井乙木，陽井庚金。陽井庚，庚者，乙之剛也；陰井乙，乙者，庚之柔也。乙為木，故言陰井木也；庚為金，故言陽井金也。餘皆倣此。

井、滎、俞、經、合之陰陽五行屬性，「四肢九竅，血脈相傳，壅塞不通，為外皮膚所中也」，即其陰陽五行之生剋變化。周圍神經功能與心臟輸出情形，反應在四肢的活動狀況；動脈血液送達四肢末梢，透過動脈與微血管和靜脈血液循環，再從四肢末梢的靜脈送回心臟，《內經·本輸》言及十二經脈的井、滎、輸、原、經、合穴，從四肢末梢井穴走向體軀，再由肘部肱靜脈與膝部股靜脈將血液送回心臟。肱靜脈與肱動脈血流量減少會造成手指、手臂麻痺疼痛；股靜脈與股動脈血液量減少，會使腳趾與小腿發麻疼痛，甚至影響腹部肌肉群；而且，經過提睪肌與腹內斜肌的血流量是否充足也與疝氣有關。施以針灸、按摩，減少九竅閉塞機率，改善四肢重滯現象。

臨床上，透過《金匱要略》第19章趺蹶手指臂腫轉筋陰狐疝蚘蟲病篇，四條文互為比較，能輔助定奪診治方針：

323：「病趺蹶，其人但能前，不能却，刺腨入二寸」，以承山穴為主。可取足太陽經脈的合穴與經穴委中穴、崑崙穴。

324：「病人常以手指臂腫動，此人身體瞤瞤」，以肩井穴為主。取手陽明經脈的原穴合谷穴、足陽明經脈的合穴足三里穴。

325：「轉筋之為病，其人臂腳直，……轉筋入腹者」，以關元穴為主。取足厥陰經脈的俞穴太衝穴、手厥陰經脈的俞穴大陵穴。

326：「陰狐疝氣者，偏有大小，時時上下」，以氣衝穴為主。取足厥陰經脈的俞穴太衝穴、足太陽經脈的合穴與經穴陰陵泉穴。

小博士解說

《內經·邪客》：「心主之脈，出於中指之端，內屈，循中指內廉以上，留於掌中，伏行兩骨之間，外屈，出兩筋之間，骨肉之際，其氣滑利，上二寸，外屈，出行兩筋之間，上至肘內廉，入於小筋之下，留兩骨之會，上入於胸中，內絡於心脈。」「少陰，心脈也。心者，五藏六府之大主也，精神之所舍也，其藏堅固，邪弗能容也，容之則心傷，心傷則神去，神去則死矣。諸邪在於心者，皆在於心之包絡。包絡者，心主之脈也，故獨無俞焉。」「少陰獨無俞者，其外經病而藏不病，故獨取其經於掌後銳骨之端，其餘脈出入屈折，其行之徐疾，皆如手少陰心主之脈行也，故本俞者，皆其因氣之虛實疾徐以取之，是謂因衝而瀉，因衰而補。」

鼻頭五色辨證及治療

鼻頭顏色	容易波及部位	主要病證	代表藥方	
			虛證	實證
青	鼻子及鼻下	腹寒、痛	附子粳米湯	大承氣湯
黃	鼻骨及兩眉之間	胸寒、便難	黃耆建中湯	大黃蟅蟲丸
黑	下巴	水氣、勞	八味腎氣丸	大承氣湯
白	雙唇	亡血、寒	當歸芍藥散	桂枝茯苓丸
赤	額頭與顴部	風	防己地黃湯	大柴胡湯
鮮明	部位不定	留飲	防己黃耆湯	防己茯苓湯

《金匱要略》與《內經》之望診比較

顏色	《金匱要略》	《內經・五色》	主要症狀
青或黑	腹中痛，苦冷者難治（死）	青黑為痛 深青黑，痛甚，痙攣	靜脈回流重度不良 腰部淋巴幹管功能不良
微青或微黑	水氣	疼痛	靜脈回流輕度不良 腰部淋巴幹管功能不良
黃	胸上寒	淡赤黃為風 深黃為鬱膿	動脈供血不良 支氣管縱膈幹管功能不良
白	亡血（失血、動脈血不足）	淡白為寒 很白為寒凝	動脈供血不良 左淋巴總幹管功能不良
微赤 非一時	難治（死）	淡紅帶白為失血 紅帶紫黯為瘀血	動脈或靜脈栓塞 左淋巴總幹管功能極為不良

5-4 六十五難：所出為井與所入為合

刺榮無傷衛，刺衛無傷榮，何謂也?

1.所出為井，井者，東方春也，萬物始生，故言所出為井；

2.所入為合，合者，北方冬也，陽氣入藏，故言所入為合也。

(參考七十一難)

《內經．本輸》所論，井穴都在手指、腳趾之末端，為十二經脈之所出，正是代表自體動靜脈瘻管(A-V Fistula)吻合區的部位。滎穴位在指骨、趾骨周邊，除腎經脈之然谷穴在第一蹠骨與舟狀骨之間，其餘的以位於第一指骨與趾骨為多。大隱靜脈與小隱靜脈回流受阻時，滎穴反應快速，足六經脈會與之呼應。臨床上，針灸太溪穴、大鍾穴、水泉穴、照海穴、復溜穴、交信穴、築賓穴等六穴區，促進腎經脈循環，養護腎臟功能。比較兩腳前揭穴區，選取較塌陷的一側針灸，效果彰顯；放血，則以膀胱經脈穴區，有靜脈曲張處為主要治療區。井穴多在指、趾末端處，風吹草動，潮汐汛變，隨時因應，是靜態生命指數。合穴多在膝、肘關節處，舉手投足，握拳踢腳，蓄勢待發，是動態生活指標。

《內經．欬論》：「五藏六府皆令人欬，非獨肺也。……感於寒則受病，微則為欬，甚則為泄為痛。……肺欬之狀，欬而喘息有音，甚則唾血。心欬之狀，欬則心痛。喉仲介介如梗狀，甚則咽腫喉痺。肝欬之狀，欬則兩脅下痛，甚則不可以轉，轉則兩胠下滿。脾欬之狀，欬則右脅下痛，陰陰引肩背，甚則不可以動，動則欬劇。腎欬之狀，欬則肩腰相引而痛，甚則欬涎。」肺欬而喘息有音治尺澤穴，心欬咽腫喉痺治少海穴，肝咳兩脅下痛治曲泉穴，脾欬右脅下痛陰陰引肩背治陰陵泉穴，腎欬腰背相引而痛治陰谷穴。五臟合穴都在肘關節與膝關節處，且都是彎曲肘、膝，肌肉活動量很大的部位，同時是神經反應敏感，動、靜脈循環豐盛之部位，針灸治療所屬臟的咳嗽，效果很好。

《內經．欬論》針灸五臟合穴治所屬臟的咳嗽，除效果好之外，背部的肺俞、心俞、肝俞、脾俞與腎俞等，亦是背部經脈入臟，具合穴功能，針對慢性支氣管疾病，依照五臟虛實對證針之或灸之，多有長期療效。

小博士解說

「五色『獨決於明堂』，明堂者鼻也。『常候闕中』，闕者眉間也。色薄為風，色濁為痺。」《內經》觀病的痛、風、寒，分青黑、黃赤、白三種顏色，看顏色診斷病人三色就夠，肺欬而喘息有音，眉間多青白。心欬咽腫喉痺，下極（兩眼之間）多豔赤。肝咳兩脅下痛，鼻顴骨區多青紫。脾欬右脅下痛，鼻唇際多枯黃。腎欬腰背相引而痛，兩頬下巴多黑黯。

本輸十穴之相關對應

本輸十穴	所屬經脈	對應頸骨	對應指趾	對應脊骨	對應背俞	對應募穴	對應井穴	對應合穴
天突	任脈	第 7 頸骨				鳩尾		
人迎	足陽明	第 6 頸骨	第 2 趾	第 12 胸椎 第 11 胸椎	胃俞 脾俞	中脘 章門	厲兌 隱白	足三里 陰陵泉
扶突	手陽明	第 5 頸骨	第 2 指	第 4 腰椎 第 3 胸椎	大腸俞 肺俞	天樞 中府	商陽 少商	曲池 上巨虛 尺澤
天窗	手太陽	第 4 頸骨	第 5 指	第 1 骶椎 第 5 胸椎	小腸俞 心俞	關元 巨闕	少澤 少衝	小海 下巨虛 少海
天容	足少陽	第 3 頸骨	第 4 趾	第 10 胸椎 第 9 胸椎	膽俞 肝俞	日月 期門	竅陰 大敦	陽陵泉 曲泉
天牖	手少陽	第 2 頸骨	第 4 指	第 1 腰椎 第 4 胸椎	三焦俞 心包俞	石門 膻中	關衝 中衝	天井 委陽 曲澤
天柱	足太陽	第 1 頸骨	第 5 趾	第 2 骶椎 第 2 腰椎	膀胱俞 腎俞	中樞 京門	至陰 湧泉	委中 陰谷
風府	督脈	枕骨		第 6 胸椎		靈台 督俞 譩譆		
天府	手太陰	第 5 頸骨		第 3 胸椎 第 4 腰椎	肺俞 大腸俞	中府 天樞	少商 商陽	尺澤 曲池 上巨虛
天池	手厥陰	第 2 頸骨		第 4 胸椎 第 1 腰椎	心包俞 三焦俞	膻中 石門	中衝 關衝	曲澤 天井 委陽

✚ 知識補充站

「刺腨入二寸」，承山穴、承筋穴是紓解腰脊壓力過大而傷痛的要穴。針砭治療跌打損傷，於委陽穴、委中穴、陰谷穴、浮郄穴等處放血，對證下針，又以委陽穴、委中穴效果彰顯。此穴區是小隱靜脈從腳背側靜脈外弓(有膀胱經脈、膽經脈流布)，經過外踝後方(以崑崙穴為主，屬膀胱經脈)，從小腿後皮下深部(有跗陽穴、飛陽穴、承山穴、承筋穴、合陽穴)注入膝窩部膝窩靜脈，上達大腿近位部(殷門穴、承扶穴)注入大隱靜脈。因證制宜，於承山、承筋、飛揚、跗陽、合陽此二承三陽穴扎針、放血或埋線，都見良效。

5-5 六十六難：十二經之原

1.十二經之原。
(1)肺之原出於太淵，
(2)心之原出於大陵，
(3)肝之原出於太衝，
(4)脾之原出於太白，
(5)腎之原出於太溪，
(6)少陰之原出於兌骨(神門)，
(7)膽之原出於丘墟，
(8)胃之原出於衝陽，
(9)三焦之原出於陽池，
(10)膀胱之原出於京骨，
(11)大腸之原出於合谷，
(12)小腸之原出於腕骨。
2.十二經皆以俞為原，五藏俞者，三焦之所行，氣之所留止也。
3.三焦所行之俞為原，臍下腎間動氣，人之生命，十二經之根本，故名曰原。
三焦者，原氣之別使也，主通行三氣，經歷於五藏六府。原者，三焦之尊號也，故所止輒為原，五藏六府之有病者，皆取其原也。

大腦皮質層的神經有感覺與運動反應，執行生命中所有的知覺與行動。頭為諸陽之會，肝經脈與督脈會於頭巔部；肝經脈與脾經脈起始區在腳大拇趾，膽經脈與胃經脈則終止於腳大拇趾。肝經脈與脾經脈帶動大腦皮質層與周圍神經的傳入，還帶動腦部活動，實現在精神層次。膽經脈與胃經脈帶動大腦皮質層與周圍神經的傳出，同時還帶動飲食與消化功能，外在反應在第四、三、二趾端，之後再表現在腳大拇趾。膽經脈與胃經脈及飲食方面屬陽，以表證為多；肝經脈與脾經脈及腦部功能活動屬陰，裏證為多。

三焦透過全身黏膜組織，將循環不息的神經網路，在活動最多的肢體部位提供網路訊息，氣交穴、石門穴和關元穴區，是腹腔活動最重要的部位，是腹腔所有的臟器活動的焦點；手腳末梢的原穴區也一樣，三焦經脈在耳後的瘈脈穴與翳風穴，和耳咽部的工作，互動微妙。

《內經．九鍼十二原》：「五藏有六府，六府有十二原，十二原出於四關，四關主治五藏。五藏有疾，當取之十二原。十二原者，五藏之所以稟三百六十五節氣味也。五藏有疾也，應出十二原，十二原各有所出，明知其原，睹其應，而知五藏之害矣。陽中之少陰肺，其原出於太淵，太淵二。陽中之太陽心，其原出於大陵，大陵二。陰中之少陽肝，其原出於太衝，太衝二。陰中之至陰脾，其原出於太白，太白二。陰中之太陰腎，其原出於太溪，太溪二。膏之原出於鳩尾，鳩尾一。肓之原出於脖胦，脖胦一。凡此十二原者，主治五藏六府之有疾者也。脹取三陽，飧泄取三陰。」

小博士解說

十二原穴，太淵、大陵、太衝、太白、太溪，左右各一共十穴，以及鳩尾、脖胦(即氣海穴，臍下寸半)二穴，臨床上以太衝與太溪最具療效；太白，因為位居大拇趾內側，皮薄，神經敏感度高，對患者而言痛感十分強烈；如果是需針太白，則可取三陰交代之；一如《傷寒論》之期門，臨床上，太衝可取代期門，活用穴道的功能是很重要的。

十二經脈手足要穴

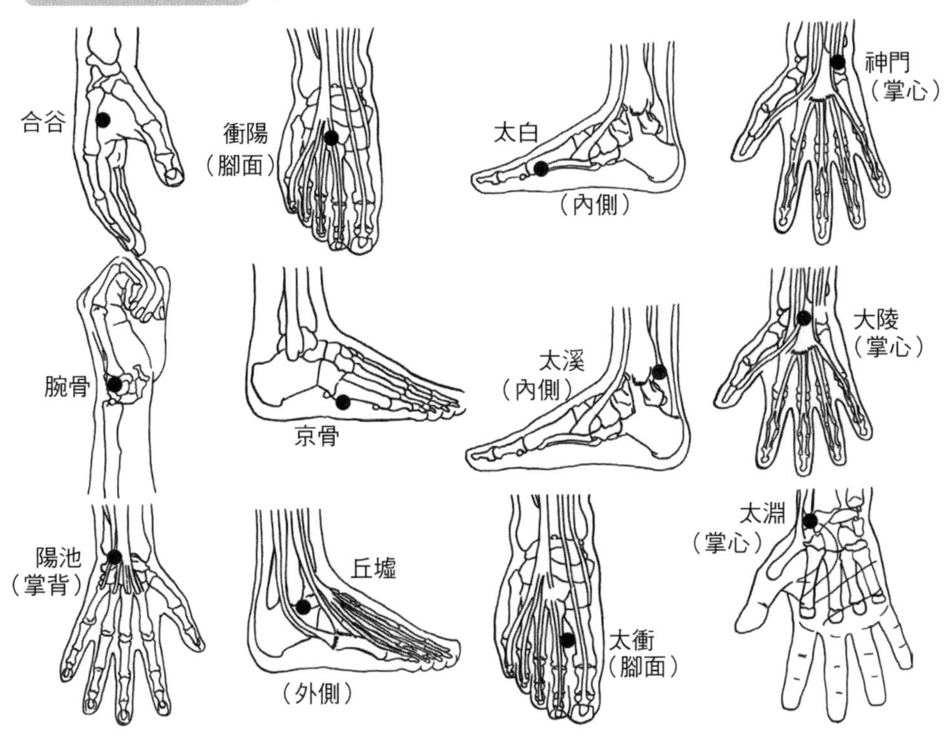

+ 知識補充站

耳朵是臉部五官中的望診軸心，臨床上，其重要性超過《內經·五色》的「獨決於明堂」與「常候闕中」。耳朵關係著聽覺與後段的腦神經，明堂與闕中關係著視覺、味覺和嗅覺，以及前段的腦神經。平常，臉頰外側（含眼、耳朵）觀察生活與工作，臉頰內側（含眼、鼻）反應情緒與飲食。臉頰內側的鼻、唇兩側發黑，是吃錯食物了。臉頰外側顏色黑，是近期工作不順，手腳伸展不開。黑色由外側往內，忙碌不已，累的幾近枯竭。色黑在內側，往外開展，最近營養失調，需調理補救。影響內側顏色的因素是飲食與心理，影響外側顏色則是手腳活動量、汗流多寡及工作環境好壞。

5-6 六十七難：募在陰而俞在陽

五藏募皆在陰，俞在陽者。
陰病行陽，陽病行陰，故令募在陰，俞在陽。

《傷寒論》條文173.：「陽明病下血、譫語，為熱入血室。頭汗出刺期門，隨其實而瀉之，濈然汗出則愈。」《傷寒論》條文123.、124.、173.、552.皆刺期門(552.加刺巨闕穴)，肝乘肺名曰横，診治肝俞、肺俞、期門、巨闕等穴；肝乘脾名曰縱，診治肝經脈與脾經脈的太衝、中封、三陰交、地機等穴。熱入血室是腹膜與肝門靜脈循環系統出問題，腦下垂體與下視丘也有狀況，婦女月經不順，男人壓力過大，影響內分泌，造成新陳代謝失調。針對此症狀，刺期門不如刺太衝，臨床上取穴方便，施治安全，療效又高；服小柴胡湯不如「無犯胃氣及上二焦」，從調整飲食與生活作息著手，過勞要休息或度假，暴飲暴食、抽菸酗酒的則要戒菸酒，改變飲食方式，少量多餐多變化，環境空氣不良要變換環境，其效果如《傷寒論》條文172.：「勿治之，得小便利，必自愈。」條文169.：「不更衣十日，無所苦也，渴欲飲水，少少與之，但以法救之。」

手腳的俞穴是臨床針灸要穴，也是診斷要穴，尤其是六陰經：

(1)太衝(肝)，大拇趾與第二趾縫間，是膽經脈終止(從大趾次指內出其端還貫爪甲出三毛)。枯黯者，多胸悶腹脹。
(2)太白(脾)，大拇趾內側，是脾經脈起始(大趾內側白肉際)，胃經脈終止。枯黯或靜脈多者，脾氣易失控或情緒起伏大。
(3)太溪(腎)，腳內踝後方，是腎經脈別入之處(別之跟中)。枯黯又青筋多者，多腰膝無力、常痠痛。
(4)太淵(肺)，大拇指掌骨後腕縫間，枯黯者，呼吸不順暢。
(5)大陵(心包)，中指掌骨後腕縫間，枯黯或靜脈多者，情緒多起伏。
(6)神門(心)，小指掌骨後腕縫間，青筋多者，心情常鬱悶。

(1)至(3)三穴活動量越大，所屬臟器越健康，骨肉結實、肌膚亮潔，「足蹈」動作以此三穴區為活動軸心區，該區如伸拇長肌、外展拇趾肌及脛骨後肌等肌肉組織，其活動能力與生命力成正比。「手舞」動作以(4)至(6)三穴為活動要區，即手腕內側彎處，太淵與魚際間的靜脈浮顯狀況，觀察肺經脈與脾、胃寒熱狀況。

小博士解說

腹募在陰，相關神經系統以周圍神經的自律神經，及十二對腦神經的大部分為主；背俞在陽，以周圍神經的三十一對脊椎神經及第十一對腦神經為主。表證與慢性疾病，多反應在背俞在陽。裏證與急性疾病，多反應在腹募在陰。太衝是肝經脈的俞穴，是肝經脈灌注肝臟的腳部穴道；肝俞、魂門是肝經脈的背俞穴，是肝經脈灌注入肝臟的背部穴道；期門是肝經脈腹募穴，是肝經脈灌注入肝臟的胸腹部穴道，都是養護肝臟與消化器官的重要穴道。

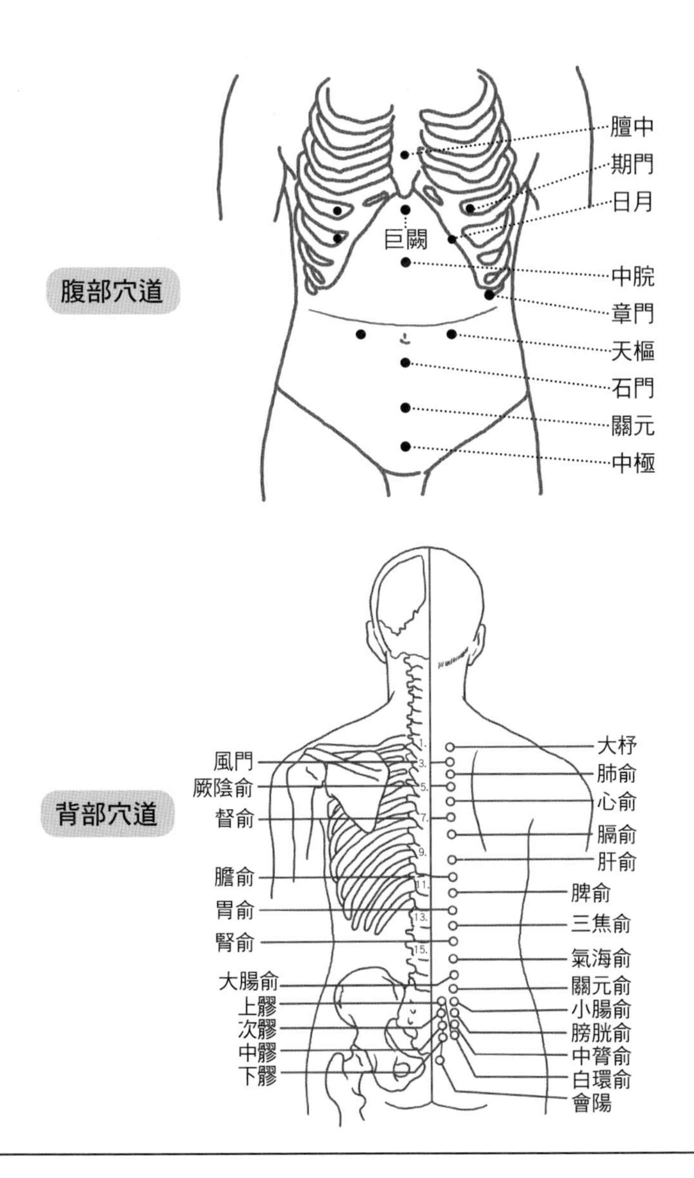

✚ 知識補充站

《金匱要略》第11章五臟風寒積聚病11-2肝中風寒、肝死臟之證：「肝著，其人常欲蹈其胸上，先未苦時，但欲飲熱，旋覆花湯主之。」肝臟與橫膈膜、食道之間有狀況，或是肝門靜脈循環有問題，都可能出現以上的症狀，除了旋覆花湯以外，針灸太衝穴療效最快，或導引按蹻太衝穴，也是最方便快速的。11-5腎著之病：「其人身體重，腰以下冷痛，腹重如帶五千錢，甘薑苓朮湯主之。」下半身功能有問題或下腔靜脈循環不良，針灸太溪穴，效果好。

5-7 六十八難：井滎俞經合所主病(參考七十三難)

五藏六府，各有井滎俞經合。
(1)出為井，井主心下滿，
(2)流(溜)為滎，滎主身熱，
(3)注為俞，俞主體重節痛，
(4)行為經，經主喘咳寒熱，
(5)入為合。合主逆氣而泄，
此五藏六府井滎俞經合所主病。

出為井，井穴全在手腳末端，井穴可比喻是奉獻和犧牲的穴道。心與胃皆為五臟六腑之海，十二井穴是邊疆，心與胃猶如是中央政府。脾胃主四肢，手腳末端氣血活動量大，邊疆進貢中央政府也大，心臟血液輸送手腳末端氣血量大，中央政府照顧邊疆也周全。十二井穴是人體末梢神經，同時是動靜脈分流最敏感的部位，針刺、按摩或任何刺激手法，都可以激發所感應的大腦皮質區、周圍神經和中樞神經系統；井穴是全身最敏感且具療效的穴道，如刺十宣穴與湧泉穴，可急救腦心血管疾病急證。

活動量(包括運動、勞動)越大，動靜脈分流循環越好，休克、中風的機率相對減少。指甲末端的少商、隱白等穴區黯濁、不紅潤，顯示呼吸(少商)或消化(隱白)狀況不佳，或兼而有之。少商穴區枯黯，要加強運動、調整生活習慣及改善空氣品質；隱白枯黯則要改善飲食習慣、均衡營養。調理生活慢性疾病，最重要的部位是食道、胃及橫膈膜等；換言之，要從「陽明病之胃家實也」與井穴著手。「井主心下滿」，為減緩生活慢性疾病，與其仰賴西藥維生，不如針刺與按摩刺激井穴，十指張開與十趾抓地，最能啟動井穴。

《內經·本輸》井穴是經脈所出，分布有手腳末梢動脈與靜脈交接的通道。《內經·繆刺論》：「邪客於手足少陰、太陰、足陽明之絡(心、腎、肺、脾、胃五絡)，此五絡皆會於耳中，上絡左角(左率谷穴)，五絡俱竭，令人身脈皆動，而形無知也，其狀若尸，或曰尸厥。刺其足大指內側爪甲上，去端如韭葉(隱白)，後刺足心(湧泉)，後刺足中指爪甲上(厲兌)各一痏，後刺手大指內側，去端如韭葉(少商)。」刺隱白(足大趾)、少商(手大指)，是急救休克、中風之證的首選要穴。「繆刺」是刺血絡，以靜脈浮現者為主，不同於刺經脈之「巨刺」，相同的穴道位置，刺經脈與血絡不同，經脈以動脈為主，絡脈以靜脈為主，臨床上當辨識之。

小博士解說

《內經·欬論》：「五藏之久欬，乃移於六府。……治藏者治其俞，治府者治其合，浮腫者治其經。」俞穴治五臟之初咳，以急證為主；合穴治其臟之久咳，主要治療慢性疾病。俞穴多在腕、踝區，此區肌膚薄而敏感，痛感強烈，適合短期內的快速治療；合多在肘、膝區，肌膚較厚而且痛感不強，適合中長期性的養護治療。七十三難：「刺井瀉滎之法，諸井者，肌肉淺薄，氣少不足使也。」臨床上，刺井的疼痛，是一般人無法接受此療法的主因，才用「瀉滎」取代之，以及「若當補井，則必補其合」。

臟腑與穴道之對應

臟腑	出為井	流為滎	注為俞	過為原	行為經	入為合
肺	少商	魚際	太淵	太淵	經渠	尺澤（肘中動脈）
心	中衝	勞宮	大陵	大陵	間使	曲澤
肝	大敦	行間	太衝	太衝	中封	曲泉
脾	隱白	大都	太白	太白	商丘	陰陵泉
腎	湧泉	然谷	太溪	太溪	復溜	陰谷
膀胱	至陰	通谷	束骨	京骨	崑崙	委中
膽	竅陰	俠溪	臨泣	丘墟	陽輔	陽陵泉
胃	厲兌	內庭	陷谷	衝陽	解溪	足三里、上巨虛、下巨虛
三焦	關衝	液門	中渚	陽池	支溝	天井
小腸	少澤	前谷	復溜	腕骨	陷谷	小海
大腸	商陽	二間	三間	合谷	陽溪	曲池

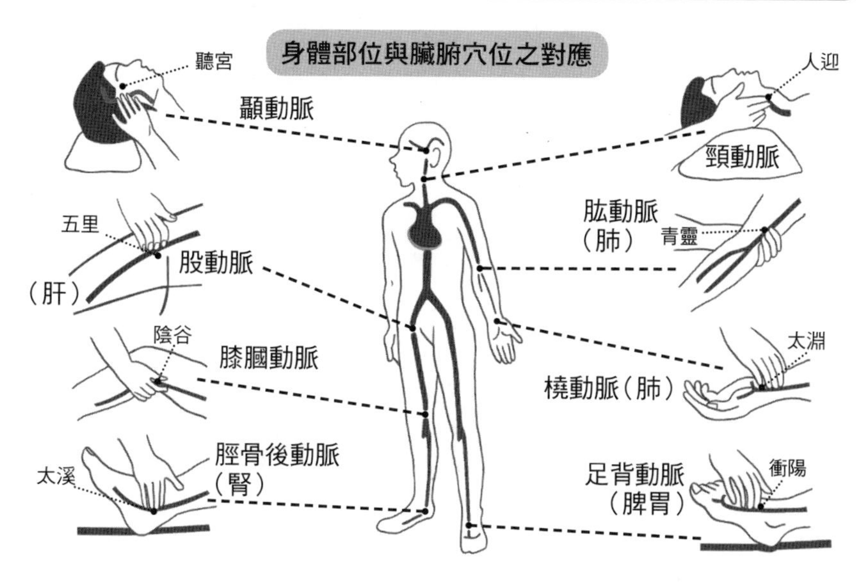

+ 知識補充站

「井」主心下滿，多在指、趾末端處，針灸或活動可助消化排泄。
「滎」主身熱，多在指掌與趾蹠關節處，針灸或活動可發汗利排泄。
「俞」主體重節痛，多在掌、蹠關節處，針灸或活動輕體重緩節痛。
「經」主喘咳寒熱，多在腕、踝關節處，針灸或活動可順暢呼吸排泄。
「合」主逆氣而泄，多在膝、肘關節處，針灸或活動可順氣止泄。

第六章

針療法：六十九至八十一難

6-1 六十九難：補母瀉子之治

6-2 七十難：四時針刺之法（參考六十五難）

6-3 七十一難：針刺榮衛之淺深

6-4 七十二難：迎隨調氣之方(參考七十九難)

6-5 七十三難：刺井瀉滎之法(參考六十八難)

6-6 七十四難：四時針刺之異

6-7 七十五難：肝實肺虛瀉火補水之道(參考七十九難、八十一難)

6-8 七十六難：補瀉之法與步驟

6-9 七十七難：上工中工之治病

6-10 七十八難：針刺壓按與補瀉之道(參考八十難)

6-11 七十九難：迎隨補瀉之法(參考七十五難)

6-12 八十難：入針出針之法(參考七十八難)

6-13 八十一難：實實虛虛之害(參考一難、十二難、四十八難、七十五難、七十七難)

6-1 六十九難：補母瀉子之治

虛者補之，實者瀉之，不虛不實，以經取之，何謂也？

1.虛者補其母，實者瀉其子。

2.當先補之，然後瀉之。

3.不虛不實，以經取之者，是正經自生病，不中他邪也，當自取其經，故言以經取之。

七十四難：「秋刺經者，邪在肺。」七十九難：「迎而奪之，瀉其子。隨而濟之，補其母。」補母瀉子，自取其經，為「母子取經」，非獨針灸、按摩如此，用藥與人際互動亦然。虛者宜善為照顧來源出處，使之源源不絕，如肝虛補腎，腎氣丸補肝腎不足、真陰虧損。實者宜清理疏通去處，使之暢通無阻，如心實用瀉心湯理脾胃。不虛不實，自理門戶，理中丸之治脾胃。

體內呼吸調節，大腦、延腦屬「行動調節」，延腦與頸動脈竇和大腦皮質屬「化學調節」，延腦到肺泡屬「神經調節」。肺循環，從右心室射出（含二氧化碳）靜脈血流入肺動脈，再流至肺泡周圍的毛細血管網，進行氣體交換，使靜脈血（含二氧化碳）變成含氧豐富的動脈血（含氧）再經肺靜脈注入左心房。

呼吸緩慢而長是最健康的，呼吸急促而短是不健康的。氣血在一瞬間交換 (1) 把氧氣從肺泡送到毛細血管網，肺泡與毛細血管網交易不順暢，吸氣就會困難或短氣（缺氧）。(2)把二氧化碳從毛細血管網的血液送到肺泡裡，毛細血管網與肺泡交易不順暢，呼氣就會出現咻咻聲，這是氣泡與支氣管摩擦的聲音。

呼吸作用，呼出與心、肺相關，吸入與腎、肝相關，呼吸之間以脾胃為主；透過延腦與頸動脈竇及大腦皮質的化學調節，呼吸與五臟六腑皆相關。大腦與延腦的行動調節，連繫著肝經脈與督脈(心經脈)的會於巔頂。延腦到肺泡的神經調節，就是連繫著肺經脈的起於中焦(脾經脈)。補母瀉子，自取其經，識之為「母子取經」，衍伸到用藥與人際互動上，即要善結關係，多予關心，上工善其事，必先利其器，不外乎「心」也。

《內經．終始》：「三脈動於足大指之間，必審其實虛。虛而瀉之，是謂重虛，『重虛』病益甚。凡刺此者，以指按之，脈動而實且疾者疾瀉之，虛而徐者則補之。『反此者』病益甚。……手屈而不伸者其病在筋，伸而不屈者其病在骨，在骨守骨，在筋守筋。補須一方，實深取之，稀按其痏以極出其邪氣。一方虛，『淺刺之』以『養其脈』，疾按其痏，無使邪氣得入。邪氣來也緊而疾，穀氣來也徐而和。脈實者『深刺之』以『泄其氣』；脈虛者『淺刺之』，使精氣無得出，以養其脈，獨出其邪氣。」

小博士解說

人體的第一道防衛系統是皮膚，其次是黏膜（含胃及臟器的黏膜），再者才是抵抗病毒的機制。皮膚從頭頂與四肢末端開始，黏膜從鼻子開始，如果少商穴（手大拇指端外側，屬肺經脈），或至陰穴（腳小腳趾端外側，屬膀胱經脈）感到冰冷、發麻，反應免疫抗毒能力降低了。黏膜除鼻黏膜外，還有口腔、舌蕾、耳膜、淚管、陰道、尿道等都有黏膜組織。

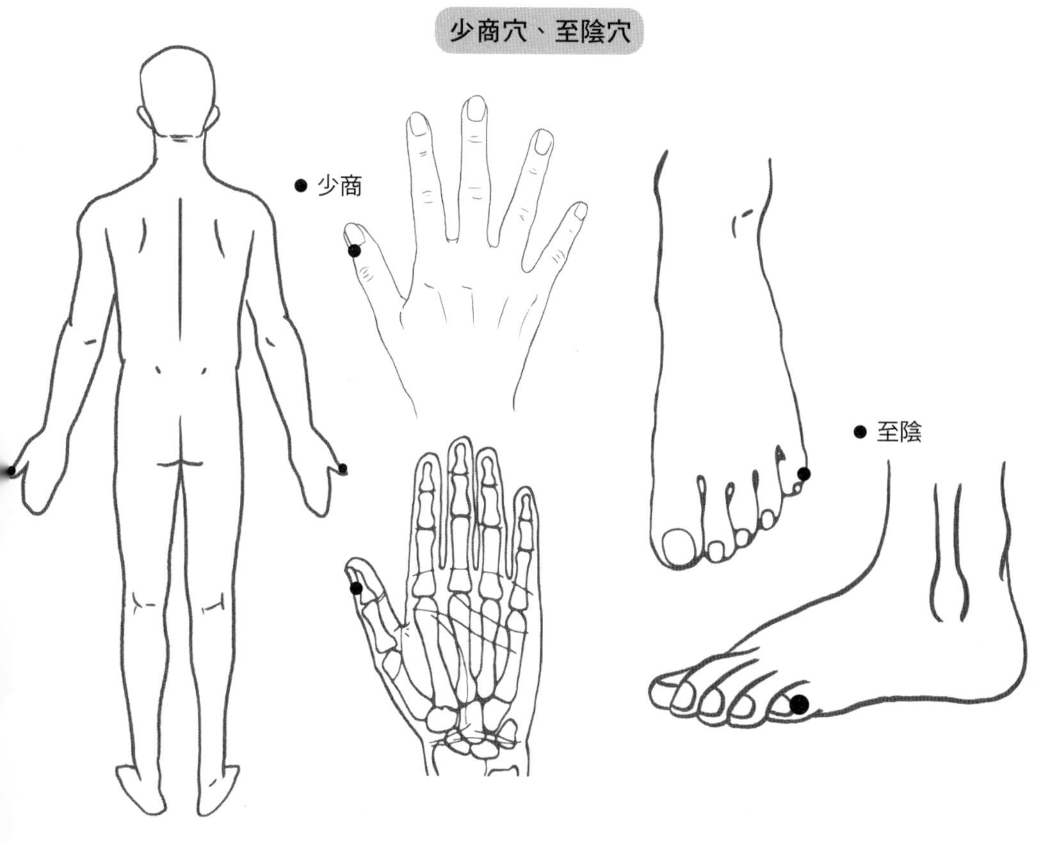

虛實之補瀉治則

虛實	補瀉治則
虛	虛者補其母
實	實者瀉其子，當先補之，然後瀉之
不虛不實	以經取之者，是正經自生病，不中他邪也，當自取其經，故言以經取之

＋ 知識補充站

呼吸、聽力都有「閾值」，酸鹼的PH值在7.35~7.45之間，只有0.1的彈性空間。多下降一點就引起酸中毒，上升太多就是鹼中毒。有代謝性的酸中毒、鹼中毒，也有呼吸性的酸中毒、鹼中毒。人體有自體調整機制，當出現代謝性的鹼中毒時，自動會以呼吸性來代償；反之，出現呼吸性的鹼中毒就會由代謝性來代償。藥吃得不適當等，一旦違反和諧及平衡，就會有代謝問題而上吐或下瀉，或呼吸性問題而發燒或咳嗽等。

6-2 七十難：四時針刺之法(參考六十五難)

1.春夏刺淺，秋冬刺深者，

(1)春夏者，陽氣在上，人氣亦在上，故當淺取之；

(2)秋冬者，陽氣在下，人氣亦在下，故當深取之。

2.春夏各致一陰，秋冬各致一陽者，

(1)春夏溫，必致一陰者，初下針，沉之至腎肝之部，得氣引持之陰也；

(2)秋冬寒，必致一陽者，初內針，淺而浮之至心肺之部，得氣推內之陽也。

是謂春夏必致一陰，秋冬必致一陽。

春夏溫暖，血液流動量大，淺取之，必致一陰者，初下針，沉之至腎肝之部，得氣(血流更順暢)引持之陰也；秋冬寒冷，血液流動量較小，深取之，必致一陽者，初內針，淺而浮之至心肺之部，得氣推內之陽也。所謂春夏必致一陰，因春夏溫暖，血液流動量大，可藉由深刺或留針提高療效。秋冬必致一陽，秋冬寒冷，血液流動量較小，不可能藉由深刺或留針提高療效，只能淺刺或短時間留針，維持正常療效；最重要的是要確實有「得氣」，以發揮療效。

《內經．官鍼》：「脈之所居深不見者，刺之微內針而久留之，以致其空脈氣也。脈淺者勿刺，按絕其脈乃刺之，無令精出，獨出其邪氣耳。三刺則穀氣出者，先淺刺絕皮，以出陽邪；再刺則陰邪出者，少益深絕皮致肌肉，未入分肉間也；已入分肉之間，則穀氣出。故刺法曰始刺淺之，以逐邪氣而來血氣；後刺深之，以致陰氣之邪；最後刺極深之，以下穀氣。此之謂也。」

《內經．終始》：「凡刺之道，氣調而止。……補則實，瀉則虛，痛雖不隨鍼，病必衰去。必先通十二經脈之所生病，而後可得傳於終始矣。……凡刺之屬，一刺則陽邪出，再刺則陰邪出，三刺則穀氣至，穀氣至而止。所謂穀氣至者，已補而實，已瀉而虛，故以知穀氣至也。邪氣獨去者，陰與陽未能調，而病知愈也。故曰補則實，瀉則虛，痛雖不隨針，病必衰去矣。陰盛而陽虛，先補其陽，後瀉其陰而和之。陰虛而陽盛，先補其陰，後瀉其陽而和之。……春氣在毛，夏氣在皮膚，秋氣在分肉，冬氣在筋骨，刺此病者，各以其時為齊。故刺肥人者，以秋冬之齊；刺瘦人者，以春夏之齊。」

《內經．繆刺論》：「邪客於手足少陰、太陰、足陽明之絡，此五絡皆會於耳中，上絡左角，五絡俱竭，令人身脈皆動，而形無知也，其狀若尸，或曰尸厥。

小博士解說

手腕三陽穴區膚表乾淨、有彈力，神采奕奕；穴區枯黯軟陷，則精疲力竭，多搓揉轉動讓人精神煥發。春夏溫，多搓揉手腕三陽穴。

手腕三陰穴區乾淨有力，有活力；穴區枯黯軟陷，心情苦悶，多搓揉轉動讓人神采飛揚。秋冬寒，多搓揉手腕三陰穴。

俞穴、原穴多在掌、蹠關節處，或腕、踝關節處，針灸或活動可促進四肢動脈、靜脈循環，尤其是微血管的運作。

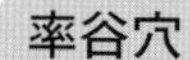

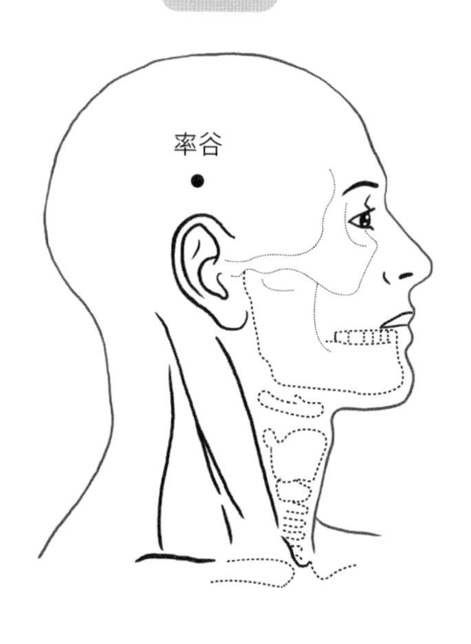

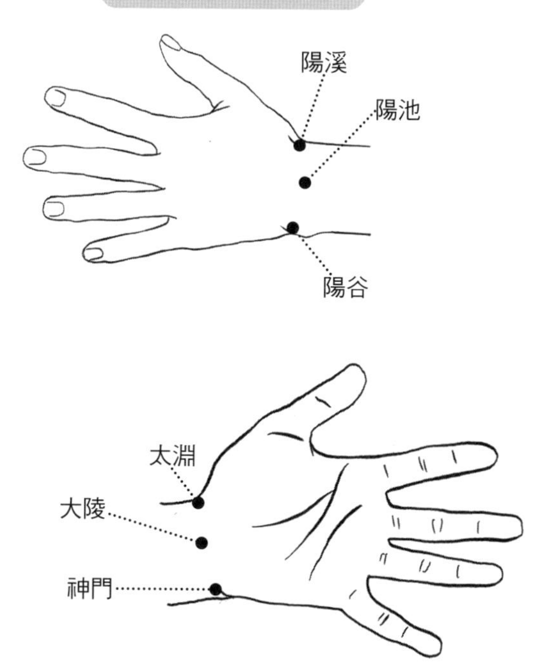

四時針刺之法

四季	淺深	氣之上下	針刺深淺
春夏	刺淺	陽氣在上，人氣亦在上，故當淺取之	必致一陰者，初下針，沉之至腎肝之部，得氣，引持之陰也
秋冬	刺深	陽氣在下，人氣亦在下，故當深取之	必致一陽者，初內針，淺而浮之至心肺之部，得氣，推內之陽也

✚ 知識補充站

老人與女性手腳冰冷，若幾乎摸不到脈搏，即見《傷寒論》「少陰之為病脈微細」之狀況，多見《內經．三部九候論》：「九候之相應也，上下若一，不得相失。」一旦「九候不一」，多有動脈硬化或血管不通的問題，年長者多器官衰退老化，體弱虛寒、血虛寒凝、手腳冰冷，多因血管壁膽固醇累積，下肢動脈狹化，導致周邊組織血液變少，末梢血液循環不良，無法正常灌流。

動脈血管硬化，血管壁增厚，血液難以流通等，是造成手腳冰冷主因；生理上，自主神經會先犧牲四肢，把血液送到腦部和心臟；四肢缺氧，無法產生熱能，手腳就冰冷，四肢若有傷口也不易痊癒。天溫之春夏，血液流動量大，活動手腳末梢就足以促進循環，天冷之秋冬，血液流動量較小，要運動到肘、膝區才有益循環。

6-3 七十一難：針刺榮衛之淺深

刺榮無傷衛，刺衛無傷榮：

1.針陽者，臥針而刺之；

2.刺陰者，先以左手攝按所針榮俞之處，氣散乃內針。

《內經．官鍼》論及針刺有其節制，以因應十二經脈。刺有十二節，以應十二經。一曰偶刺，治心痺。二曰報刺，刺痛無常處，上下行者，直內無拔針，以左手隨病所按之，乃出針復刺之。三曰恢刺，治筋痺。四曰齊刺，治寒氣小深者。五曰揚刺，治寒氣之摶大者。六曰直針刺，治寒氣之淺者。七曰輸刺，治氣盛而熱者。八曰短刺，刺骨痺，稍搖而深。九曰浮刺，治肌急而寒者。十曰陰刺，治寒厥。十一曰傍針刺，治留痺久居者。十二曰贊刺，治癰腫。其中報刺之刺法「以左手隨病所按之，乃出針復刺之也」，以及此「先以左手攝按所針榮俞之處，氣散乃內針」之針法，都是左、右手合作無間，運用在臨床，觸類旁通，可以融會貫通。

《內經．終始》：「病痛者陰也，痛而以手按之不得者，陰也，深刺之。病在上者陽也，病在下者陰也。癢者陽也，淺刺之。病先起陰者，先治其陰而後治其陽；病先起陽者，先治其陽而後治其陰。」

「肝經脈最後注入肺」，小青龍湯相應於此，治療因肝影響肺而併見的乾嘔或咳嗽。瀉心湯則因應於「肝經脈挾胃屬肝絡膽上貫膈」，治療因肝影響脾胃而併見的心下悶痛。小青龍湯先治吐涎沫，與瀉心湯適合涎沫止才治痞，此二湯方先治肺(呼吸)後治脾胃(飲食)。瀉心湯(治心下痞，亦治霍亂)與半下天麻白朮湯，助益胸管回流心臟，改進腹腔脈管循環，包括食道、胃、下腔靜脈系統等，進而治痞證，改善榮氣之運行。

橫膈膜與下食道括約肌為界，食道裂孔、主動脈裂孔、下腔靜脈裂孔等橫膈膜三大裂孔中，下腔靜脈與胸管並駕上行，食道與主動脈往下走；胸管收集橫膈膜以下淋巴，包括下肢的淋巴液，及收集腸胃的乳糜(來自乳糜槽的脂質營養)。瀉心湯與半下天麻白朮湯專治此類厥心痛，改善衛氣之運行。

小博士解說

《內經．繆刺論》：「人有所墮墜，惡血留內，腹中滿脹，不得前後，先飲利藥，此上傷厥陰之脈，下傷少陰之絡，刺足內踝之下(照海穴)，然骨之前(然谷穴)血脈出血，刺足跗上動脈(衝陽穴)，不已，刺三毛上(大敦穴)各一痏，見血立已，左刺右，右刺左。善悲驚不樂，刺如右方。」

「邪客於五臟之間，其病也，脈引而痛，時來時止，視其病，繆刺之於手足爪甲上，視其脈，出其血，間日一刺，一刺不已，五刺已。」針陽者，臥針而刺之；刺陰，先左手攝按所針榮俞處，氣散乃內針，刺榮無傷衛，刺衛無傷榮。

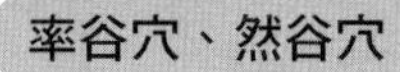

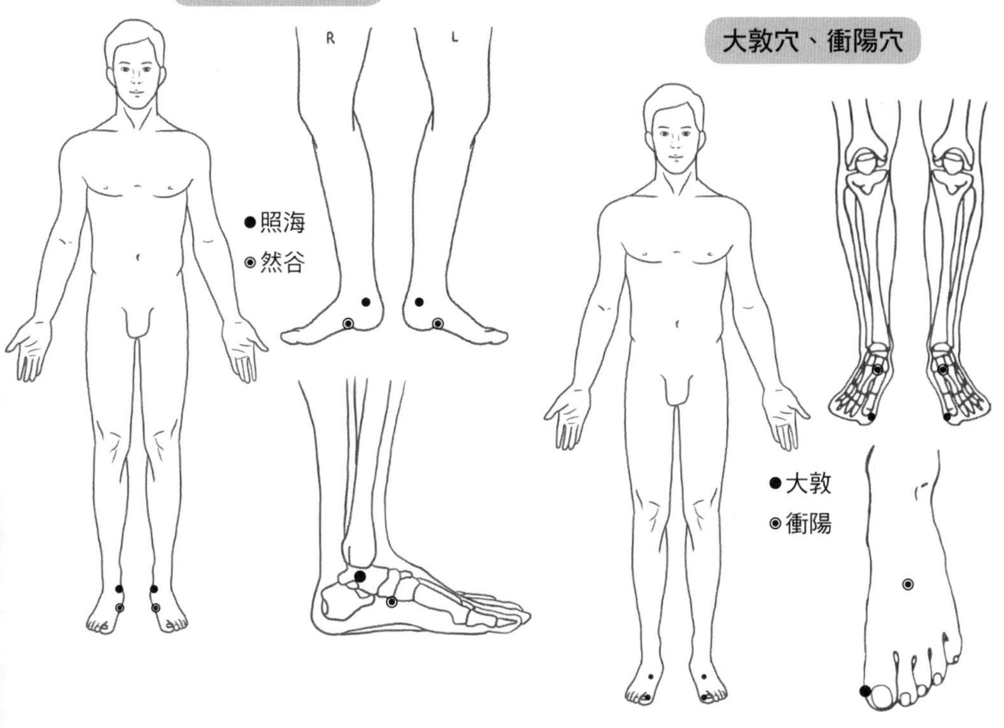

針刺陽陰之要領

陽陰	針刺要領
針陽	臥針而刺之，淺刺
刺陰	先以左手（或右手）攝按所針榮俞之處，氣散乃內針，深刺

＋ 知識補充站

血液或血管出問題，會影響血液運行。血液方面的問題，如血液量不足、血液含鐵量不足、血紅素不足、紅血球不足；血管問題，如血管內徑狹窄、硬化、阻塞等。血壓低，多血液運行不良，易造成手腳冰冷；血糖低，多熱量不足或貧血，也會導致手腳冰冷。貧血造成的手腳冰冷，特別容易發生在女性身上。因為缺乏鐵質，影響血中氧氣輸送，無法產生熱能，以致手腳冰冷，只要補充鐵質、解決貧血問題，多能改善手腳冰冷現象。

6-4 七十二難：迎隨調氣之方(參考七十九難)

能知迎隨之氣，可令調之，調氣之方，必在陰陽：

1.所謂迎隨者，知榮衛之流行，經脈之往來也。隨其逆順而取之，故曰迎隨。

2.調氣之方，必在陰陽者，知其內外表裏，隨其陰陽而調之，故曰調氣之方，必在陰陽。

七十九難「迎隨補瀉」，迎而奪之(正面迎戰)瀉其子，安得無虛，隨而濟之(後面追隨)補其母，安得無實。

桂枝湯是《溫病條辨》與《傷寒論》的第一藥方，服用單一桂枝湯機會很少，延伸出服完藥後喝熱稀粥與悶汗，就是要「好好休息」以防範過勞猝死。治未病，目的是要防範大病出現。桂枝湯服後啜熱粥，覆被微汗出，服藥後慢慢熱身，啟動安靜狀態下的靜脈，人在安靜時，64%血液貯存在靜脈與細靜脈內(其餘的在肺循環的血管9%，心臟7%，體循環的動脈與細動脈13%，體循環內的微血管7%)，主要的血液貯藏器是胸腹部臟器(特別是肝臟與脾臟的靜脈)及皮膚的靜脈。溫服桂枝湯加熱粥啟動這些臟器的靜脈，覆被則活絡皮膚的靜脈，令靜脈所含廢物及毒素從汗排出。這就是「陰陽俱不足，不可飲以至劑，以迎隨調氣之陰陽」之臨床衍伸。

血壓(心臟)與呼吸(肺臟)關係密切，呼吸(肺臟)者脈(心臟)之頭也，血壓與呼吸運作過程緊密關聯，培養有氧運動(肺臟)深呼吸(心臟)習慣，可改善高血壓與雷諾氏症候群的手腳冰冷；血壓控制中樞在延腦，影響自律神經的活動性，改變心輸出量(CO)及全身周邊血管阻力，以維持全身血壓穩定；心輸出量即為心跳速率(HR)與心搏量(SV)的乘積(CO=HRxSV)。感壓反射透過影響延腦來調節自主神經系統活性，維持原本的動脈血壓。延腦被稱為生命中樞，在於它可維持呼吸、心跳及血壓；調節呼吸的化學接受器反射，也由延腦來控制呼吸速率。這即在解釋「陰陽俱不足，要迎隨調氣之陰陽」。

《內經．終始》：「平人者不病，脈口人迎應四時，上下相應而俱往來，六經之脈不結動也，本末寒溫之相守司，形肉血氣必相稱，是謂平人。陰陽俱不足，……可將以甘藥，不可飲以至劑。」就是迎隨調氣陰陽之正道。

小博士解說

《內經·終始》：「刺諸痛者，其脈皆實。」「病生於頭者頭重，病生於手者臂重，病生於足者足重，治病者先刺其病所從生者也。」扶突與人迎分屬胃經脈與大腸經脈，和頸前動脈與消化排泄互動消長。天容與天窗分屬小腸經脈與膽經脈，和頸後動脈與吸收狀況互動消長。

《內經·寶命全形論》：「刺虛者須其實，刺實者須其虛。經氣已至，慎守弗失，深淺在志，遠近若一，如臨深淵，手如握虎，神無營於眾物。」人命是寶貴的，為醫者，臨證時應以審察至微的態度，全神貫注，小心用針。

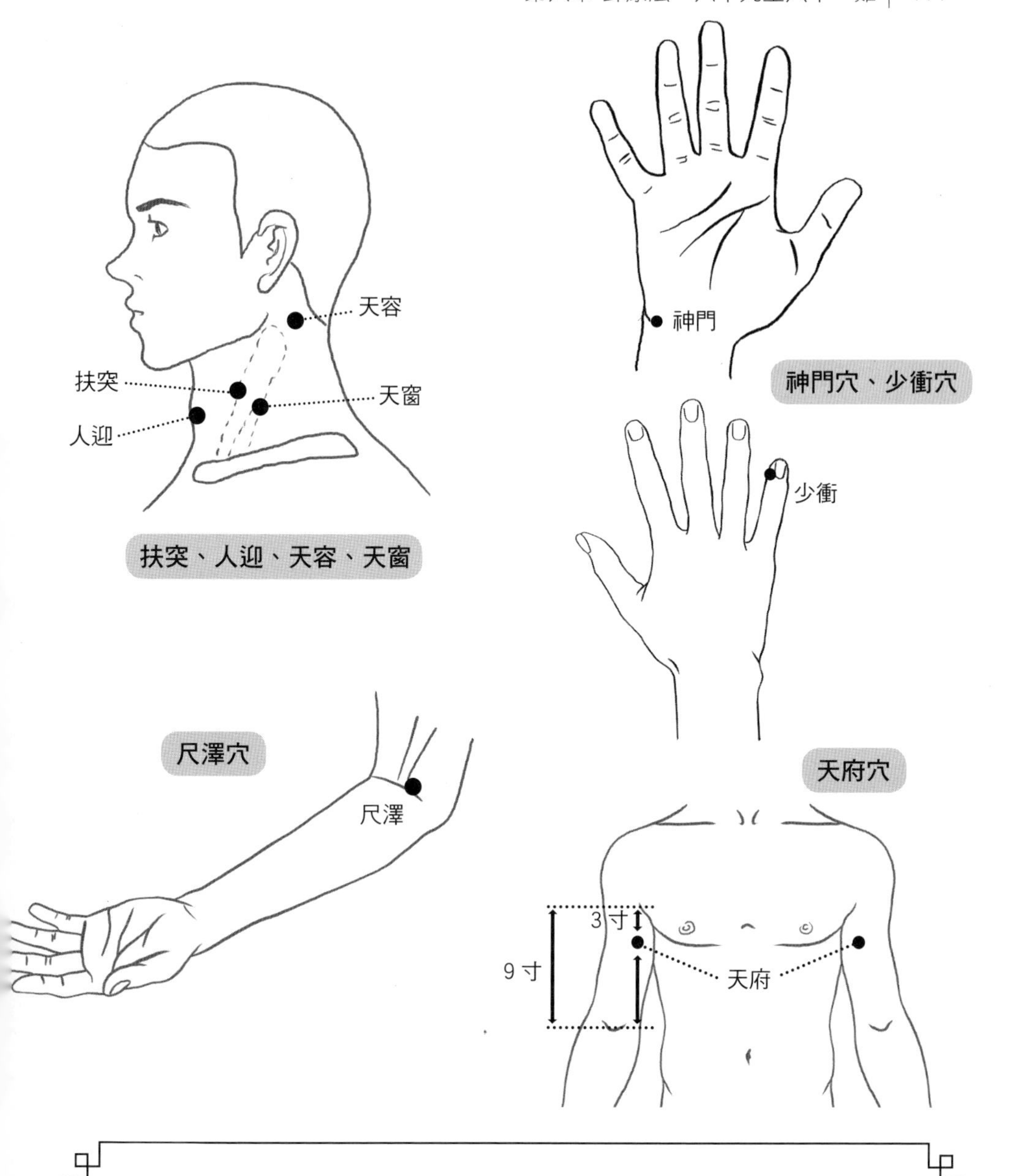

✚ 知識補充站

《內經·本神》：「肝藏血，血舍魂，肝氣虛則恐，實則怒。脾藏榮，榮舍意，脾氣虛則四肢不用。五藏不安，實則腹脹，經溲不利。心藏脈，脈舍神，心氣虛則悲，實則笑不休。肺藏氣，氣舍魄，肺氣虛則鼻塞不利少氣，實則喘喝胸盈仰息。腎藏精，精舍志，腎氣虛則厥，實則脹。五藏不安，必審五藏之病形，以知其氣之虛實，謹而調之也。」醫者臨證，當瞭解調氣之方，必在陰陽，知其內外表裏，隨其陰陽而調之。五藏不安，必審五藏之病形，以知其精、神、意、魂、魄等精神活動之虛實，謹慎調之也。

6-5 七十三難：刺井瀉滎之法(參考六十八難)

諸井者，肌肉淺薄，氣少不足使也，刺之奈何？

1.諸井者，木也，滎者，火也。

2.火者，木之子，當刺井者，以滎瀉之(肌肉淺薄，氣少不足使也)。

3.補者不可以為瀉，瀉者不可以為補，此之謂也。(參考六十九難、七十六難、七十九難)

諸經之井皆在手足之指梢，肌肉淺薄之處，氣血少，不足使為補瀉也，故設當刺井者，只瀉其滎。

若當補井，則必補其合，合多在肘與膝附近，肌肉更厚之處，氣血更多。

在臨床上，瀉其滎與補其合之運用，以指壓及導引運動最見效果。

小博士解說

《內經·繆刺論》刺井瀉滎之運用

邪客之經絡	病證	治療刺法
足少陰之絡	令人卒心痛暴脹，胸脅支滿，無積	刺然骨之前出血，如食頃而已。不已，左取右，右取左。病新發者，取五日，已
足太陰之絡	令人腰痛，引少腹控眇，不可以仰息	刺腰尻之解兩胂之上是腰俞，以月死生為痏數，發鍼立已，左刺右，右刺左
足厥陰之絡	令人卒疝暴痛	刺足大指爪甲上與肉交者（大敦穴）各一痏，男子立已，女子有頃已，左取右，右取左
足太陽之絡	令人頭項肩痛	刺足小指爪甲上與肉交者（至陰穴）各一痏，立已，不已，刺外踝下（申脈穴）三痏，左取右，右取左，如食頃已
足少陽之絡	令人脅痛不得息，咳而汗出	刺足小指次指爪甲上與肉交者（足竅陰穴）各一痏，不得息立已，汗出立止；咳者溫衣飲食，一日已。左刺右，右刺左，病立已；不已，復刺如法
足陽明之經	令人鼽衄，上齒寒	刺足中指次指爪甲上與肉交者（內厲兌穴）各一痏，左刺右，右刺左
手陽明之絡	令人氣滿胸中，喘息而支胠，胸中熱	刺手大指次指爪甲上，去端如韭葉（商陽穴）各一痏，左取右，右取左，如食頃已
手陽明之絡	令人耳聾、時不聞音	刺手大指刺指爪甲上，去端如韭葉（商陽穴）各一痏，立聞；不已，刺中指爪甲上與肉交者（中衝穴），立聞；其不時聞者，不可刺

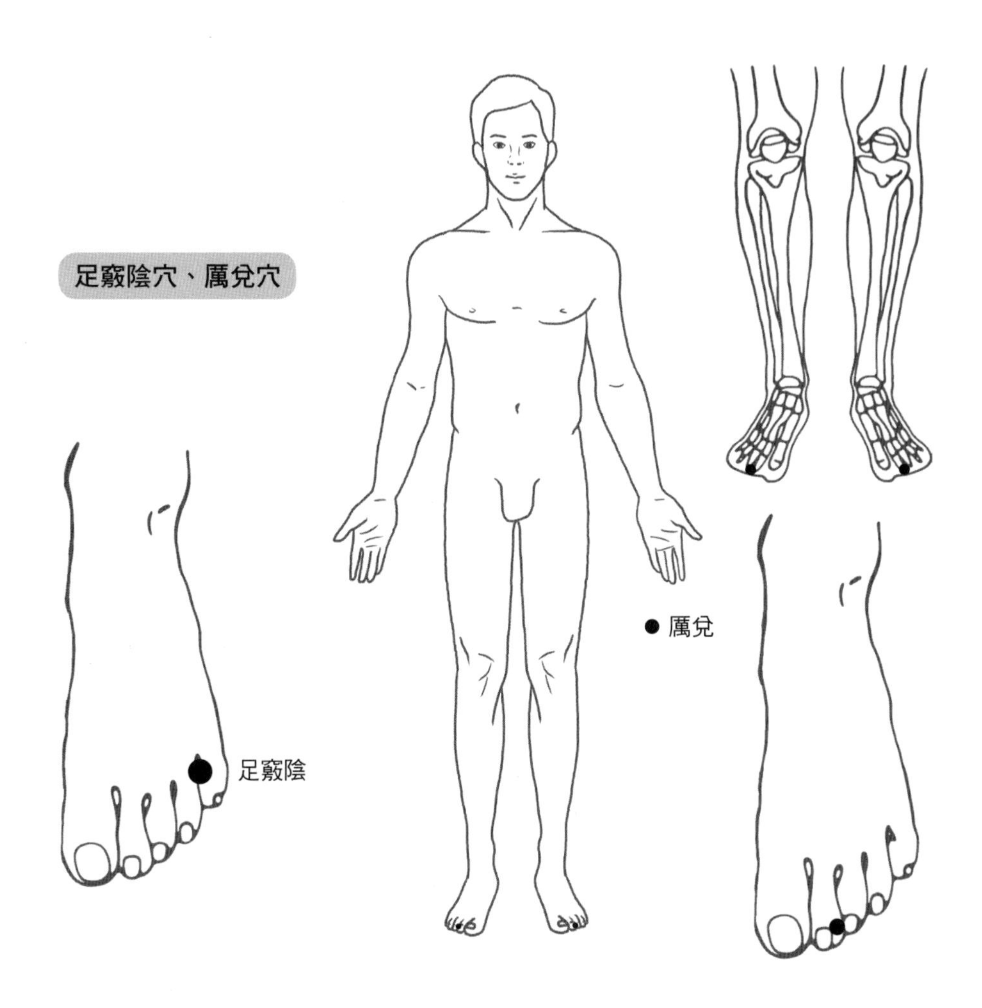

+ 知識補充站

心氣不足，心臟沒有足夠力量將血液順暢輸達四肢末梢；脾氣不足，脾胃虛弱，胃口不佳，消化不良，身體無法吸收足夠營養以轉化能量。有些藥物的副作用會造成四肢冰冷，如降血壓藥中的β阻斷劑，血壓降低，心跳變慢，血液氧氣較慢傳導到四肢末端，手腳無法產熱；腸胃道出血，身體在自主神經防衛機制下，會保證腦部、心臟有血液維持正常作用，四肢會被犧牲，以致冰冷。

6-6 七十四難：四時針刺之異

1.春刺井，夏刺滎，季夏刺俞，秋刺經，冬刺合者，
(1)春刺井者，邪在肝；
(2)夏刺滎者，邪在心；
(3)季夏刺俞者，邪在脾；
(4)秋刺經者，邪在肺；
(5)冬刺合者，邪在腎。
2.肝、心、脾、肺、腎而繫於春、夏、秋、冬者。
五藏一病，輒有五色，假令肝病，
(1)色青者肝，
(2)臊臭者肝，
(3)喜酸者肝，
(4)喜呼者肝，
(5)喜泣者肝，
其病眾多，不可盡言也。
四時有數，並繫於春、夏、秋、冬。
針之要妙，在於秋毫。

春刺井，夏刺滎，季夏刺俞，秋刺經，冬刺合者，隨著季節的推移，氣溫升降變化，春天溫暖，宜刺手腳末梢的井穴；因末梢肌膚薄、敏感、痛感強，較適合淺刺與短療程治療。冬天冷，刺肘、膝區的合穴，肘膝肌膚較厚，相較於手腳末梢，較不敏感、痛感不強，適合深刺與較長療程之治療。

厥逆，四肢冰冷，最常見於年長者與女性，此二族群手腳冰冷的主因不同，兩族群多伴見心臟血管不通暢的問題。十女九鬱，情緒波動，氣鬱、血液運行不暢通，自律神經失調；女性一旦神經緊張，交感神經作用太強，引發緊張、冒冷汗，引起血管收縮，血液循環即受阻不暢，再加上每個月的月經流量，手腳自然冰冷。當血液循環受阻，自主神經會先犧牲四肢，把血液送到腦部和心臟，以及較重要的臟器，四肢因此缺氧，無法順利產生熱能，手腳於是容易冰冷。

手腳冰冷，合併單邊手足無力、心絞痛等，要特別留意是否有動脈硬化現象。這類病人，約有七成出現心血管疾病，心肌梗塞與腦中風機率相對較高。常人腳的血壓會高於手部的血壓，受心肌梗塞等威脅的病人，因為血管不通，血液循環受阻，剛好相反。引起四肢冰冷的原因很多，如體型瘦弱、脂肪不足者，體質虛弱，末梢血液循環不良，多不易保暖；氣虛血少者，血液量不足，血液運行不通暢；肝氣鬱者，容易緊張，情緒鬱悶，陽氣無法通透，氣機不暢，阻鬱氣血運行至末梢，於是手腳冰冷，即使夏天亦是。

小博士解說

糖尿病患者，因血管神經病變，脂肪代謝不正常，血液循環不順暢，常有四肢冰冷現象。甲狀腺機能低下者，通常心跳較慢，新陳代謝率降低，無法把血液氧氣充分送達四肢，怕冷，也容易四肢冰冷。腦萎縮或是小兒麻痺等中樞神經病變患者，因腦部萎縮、患側萎縮，血管較細小，血液含氧量降低，產熱較慢，所以四肢冰冷，患側手腳會更冰冷。

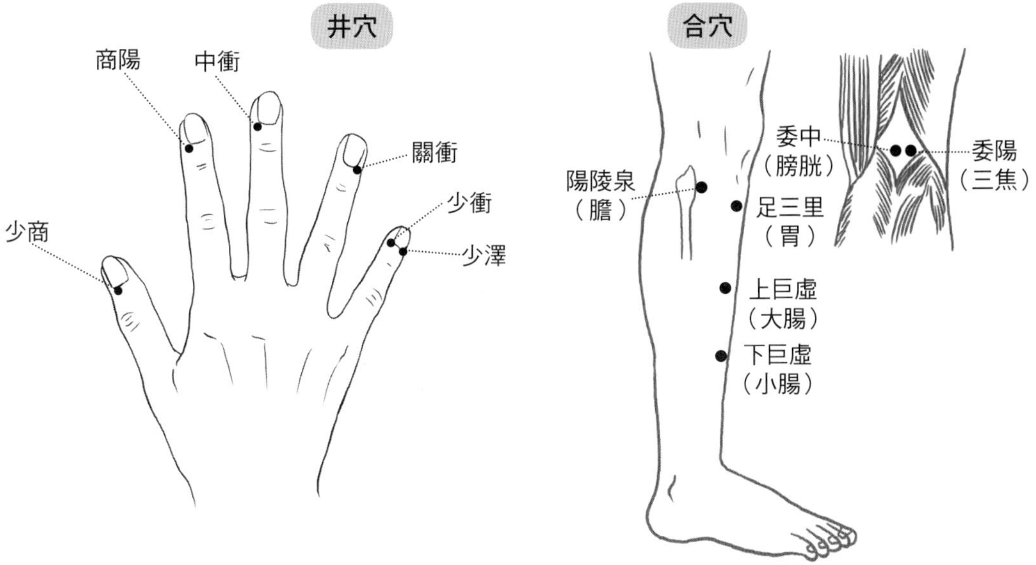

《內經．水熱穴論》四季取穴之比較

四季	取穴部位	四季取穴之辨證及施治
春	絡脈分肉	春者，木始治，肝氣始生，肝氣急，其風疾，經脈常深，其氣少，不能深入，故取絡脈分肉間
夏	盛經分腠	夏者，火始治，心氣始長，脈瘦氣弱，陽氣留溢，熱熏分腠，內至於經，故取盛經分腠，絕膚而病去者，邪居淺也，所謂盛經者，陽脈也
秋	經、俞	秋者，金始治，肺將收殺，金將勝火，陽氣在合，陰氣初勝，濕氣及體，陰氣未盛，未能深入，故取俞以瀉陰邪，取合以虛陽邪，陽氣始衰，故取於合
冬	井、滎	冬者，水始治，腎方閉，陽氣衰少，陰氣堅盛，巨陽伏沉，陽脈乃去，故取井以下陰逆，取滎以實陽氣。故曰：冬取井滎，春不鼽衄

＋ 知識補充站

手腳冰冷時，發現手足膚色轉為蒼白，一會兒變成藍紫色，最後充血成紅色，同時手指或腳趾感到麻木刺痛，可能是雷諾氏症。類風濕性關節炎，是自體免疫疾病，體內的一種抗體會讓血管出現暫時性的痙攣，以致手腳冰冷，尤其是冬天或是情緒激動時，一旦天氣變暖和，多會恢復正常。

亦見老菸槍也會手腳冰冷，是因為瞬間吸入大量尼古丁，讓血管收縮；長期抽菸者，體內含有多量尼古丁，也會造成末梢血液循環障礙；亦有因此腳趾頭逐漸壞死，嚴重病化到截肢的病例。

6-7 七十五難：肝實肺虛瀉火補水之道（參考七十九難、八十一難）

東方實，西方虛，瀉南方，補北方。
金木水火土，當更相平。
東方木也，西方金也。
木欲實，金當平之；火欲實，水當平之；土欲實，木當平之；金欲實，火當平之；水欲實，土當平之。
東方肝也，則知肝實，西方肺也，則知肺虛。
瀉南方火，補北方水。
南方火，火者，木之子也；北方水，水者，木之母也。水勝火，子能令母實，母能令子虛，故瀉火補水，欲令金不得平木也。
經曰：不能治其虛，何問其餘，此之謂也。

七十五難「肝實肺虛」、八十一難「肝實而肺虛」補水益腎，腎水為子，肺金為母，子能令母實，補腎水益肺金；補腎水，養益腎上腺皮質激素分泌機制，進而改善呼吸功能。瀉火益肝，肝木為母，心火為子，母能令子虛，瀉心火益肝木；瀉心火，順暢血管循環，進而改善肝功能。

東方實，西方虛，瀉南方，補北方者，木金火水欲更相平也；木火土金水之欲實，子能令母實，母能令子虛；瀉南方火，補北方水者，瀉火以抑其木(東方實)，補水以濟其金(西方虛)，取相制以求和順；瀉火補水，欲令金不得平木，瀉火補水則水勝火，火氣餒則取氣於木，木乃減而不復實。水為木母，母能令子虛，金不得平木，是不以金平木，則必瀉火補水而旁治之，使木金之氣自然兩平和順。

仲景云：「木行乘金，名曰橫。《內經．五運行大論》：『氣有餘，則制己所勝，而侮所不勝。』木實金虛，是木橫而淩金，侮所不勝也；木實本以金平之，然以其氣正強而橫，金平之則兩不相伏而戰，戰則實者亦傷，虛者亦敗，金虛，本資氣於土，然其時土亦受制，未足以資之，故取水為金之子，又為水之母，於是瀉火補水，使水勝火，則火餒而取氣於木，木乃減而不復實，水為木母，此母能令子虛也。所謂金不得平木，不得徑以金平其木，必瀉火補水而旁治之，使木金之氣自然兩平耳。」其中關鍵「取水為金之子，又為水之母，於是瀉火補水」是仲景經典醫論，五行生剋，確實運用於臨床上表現，延伸「瀉火補水」用之於日常生活的時候，就是開心的活動以(動)瀉(心)火，飲食苦澀而甘甜的(靜)補(腎)水。

小博士解說

肝臟與脾臟的藏血量，約可高達全身血液總量之70%，兩臟負責大部分的製造血液工作；飲食控制不良會妨礙它們的生理作業效率，「中工不曉相傳，見肝之病，不解實脾」，聚焦於肝臟之虛與實，來瀉肝臟之鬱，或補肝臟之虛，忽略了肝臟的能量來自消化道(脾臟與胃腸)，是臨床上會發生的事。另外，《傷寒論》「少陰病但欲寐」，急性少陰病多真武湯或四逆湯以補水，慢性少陰病多腎氣丸以補水益木，或補中益氣湯以益木，肝腎真陰總是母子連心。

五行生剋關係圖

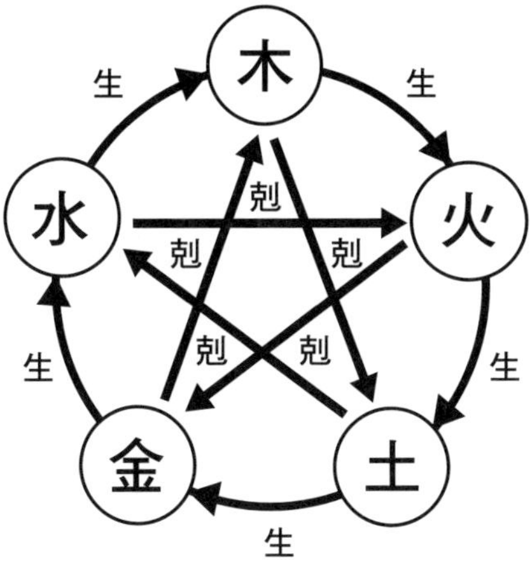

五臟與五行、五味及相關生命機能

五臟	五行	五味	生命機能
肝	木	酸	營養（飲食提供營養）
心	火	苦	血液（營養養益血液）
脾	土	甘	免疫（血液維護免疫）
肺	金	辛	氧氣（免疫保障氧氣）
腎	水	鹹	體液（氧氣助益體液）

✚ 知識補充站

大腦皮質與呼吸中樞可以隨意改變呼吸模式，做到短時間停止呼吸；停止呼吸的力量，仍受控於體內二氧化碳(CO_2)與氫離子(H^+)蓄積狀況，二氧化碳分壓(pCO_2)及濃度高則標準提高，強烈刺激呼氣中樞；神經傳動是透過腦神經及肋間神經送達吸氣肌，不論希望或不希望停止呼氣，都必須繼續呼吸。同時，下視丘及大腦邊緣系的神經傳動亦可刺激呼吸中樞，例如笑或哭等情緒激動變化，都會改變呼吸狀況，呼吸分成三階段：

1.大氣與肺泡間空氣的入（吸氣）與出（呼氣）。

2.肺泡與肺泡周圍微血管間的氣體交換（O_2 與CO_2）。

3.全身微血管內血液與組織細胞間的氣體交換。

6-8 七十六難：補瀉之法與步驟

何謂補瀉？當補之時，何所取氣？當瀉之時，何所置氣？

1.當補之時，從衛取氣；

2.當瀉之時，從榮置氣。

3.陽氣不足，陰氣有餘，當先補其陽，而後瀉其陰；

4.陰氣不足，陽氣有餘，當先補其陰，而後瀉其陽，

榮衛通行，此其要也。

「置氣」以調整氣血和諧，當補之時，從衛取氣，促進靜脈回流心臟；當瀉之時，從榮置氣，促進動脈輸離心臟。病之虛實不一，補瀉之道非一，陽氣不足，陰氣有餘，先補陽而後瀉陰以和之；陰氣不足，陽氣有餘，先補陰而後瀉陽以和之，則榮衛自然通行矣。如肝病者要顧好脾胃，以促進榮衛通行順暢。針灸治療與湯方服用都有補瀉之異。

《傷寒論》：「太陽病，頭痛至七日以上自愈者，以行其經盡故也。若欲作再經者，針足陽明，使經不傳則愈。」「針足陽明(顧脾、胃——消化器官)，使經不傳則愈」是經典治則。醫理上，「先刺風府、風池(顧督脈、肝、膽——消化附屬器官)，再與桂枝湯」，針刺於服湯方之前；「針足陽明，使經不傳則愈」，用於服湯方之後。

臨床上，滯者行其滯，虛者補其虛，可先針足陽明，起針之後再刺風府、風池。重證者則先瀉足陽明，再補足厥陰。

《內經．衛氣》：「五藏者，所以藏精神魂魄者也；六府者，所以受水穀而行化物者也。其氣內干五藏，而外絡肢節。其浮氣之不循經者，為衛氣；其精氣之行於經者，為榮氣。陰陽相隨，外內相貫，如環之無端。亭亭淳淳乎，孰能窮之。然其分別陰陽，皆有標本虛實所離之處。能別陰陽十二經者，知病之所生；候虛實之所在者，能得病之高下；知六府之氣街者，能知解結契紹於門戶；能知虛實之堅軟者，知補瀉之所在；能知六經標本者，可以無惑於天下。」

《內經．終始》：「陰盛而陽虛，先補其陽，後瀉其陰而和之。陰虛而陽盛，先補其陰，後瀉其陽而和之。三脈動於足大指之間，必審其實虛。虛而瀉之，是謂重虛，重虛病益甚。凡刺之者，以指按之，脈動而實且疾者疾瀉之，虛而徐者則補之。反此者，病益甚。」行間穴與太衝穴區的脈動，不在三部九候脈診之範圍，臨床上當掌握其微妙之處。

小博士解說

風府穴在枕骨與第一頸骨縫間，多壓按揉捏，改善腦部血液循環與橫膈膜吸氣功能，增強免疫力，是治療感冒風寒、自體免疫疾病第一要穴。

長強穴在尾骶骨縫內，多扣按揉壓，改善腹盆腔循環與盆膈膜輔助呼吸功能，並增強性功能，是養護男女性器官、性功能第一要穴。

風府穴區的皮下脂肪(贅肉)越多，腦心血管循環越不順暢，罹患腦心血管疾病機率相對較高，多按捏或刮梳此穴區，減少中風機會，並聰耳明目。

大椎穴區贅肉多，腎功能不良、腎上腺問題多，揉按此區，減少性功能障礙，並提神醒腦。

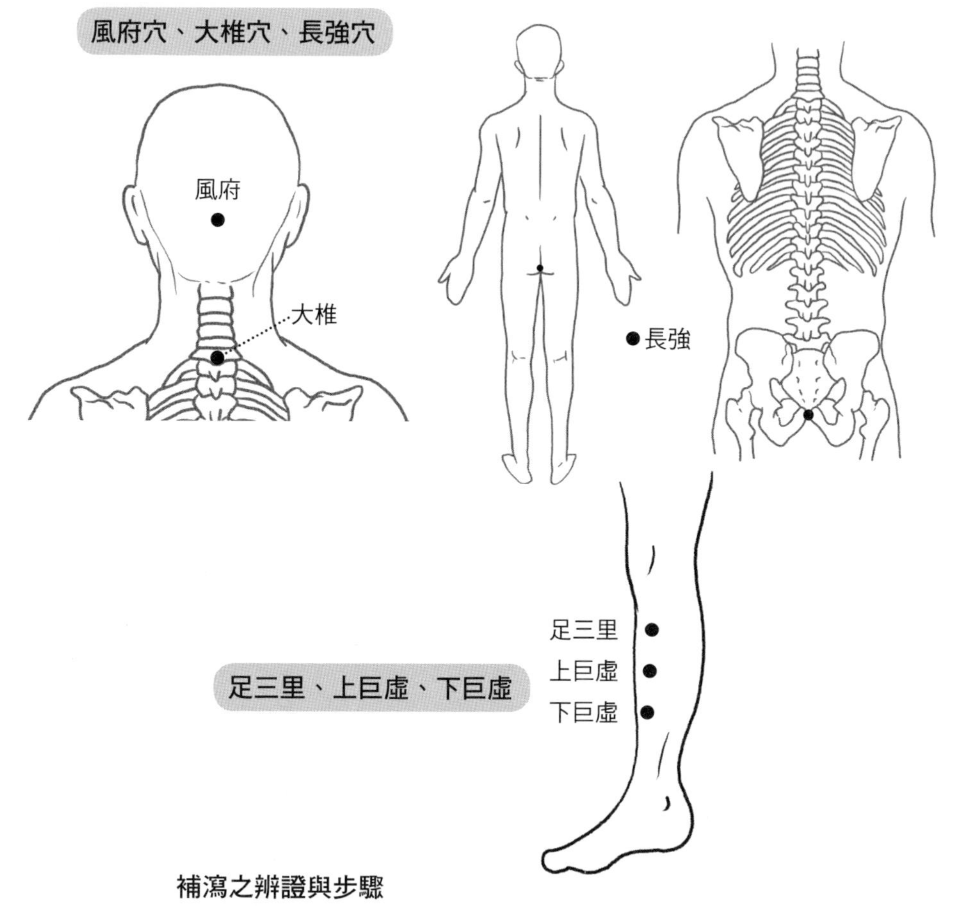

補瀉之辨證與步驟

補瀉	補瀉辨證及步驟
補	當補之時，從衛取氣，從胃腸顧護
瀉	當瀉之時，從榮置氣，從容不迫，除惡務盡
補陽瀉陰	陽氣不足，陰氣有餘，先補其陽，而後瀉其陰。先補不足再去有餘
補陰瀉陽	陰氣不足，陽氣有餘，先補其陰，而後瀉其陽。先補不足再去有餘

+ 知識補充站

肝臟負責多達五百多項精細的生理功能，生產合成血液供給心臟，加工轉化成優質的血液，儲存調整血液量，排泄血液中毒素與廢物，解毒改善血液品質。肝臟是人體最大的器官，是設備完整的化學工廠，分泌膽汁、代謝、解毒、免疫；在休息階段，人體一半以上的血液都儲存在肝臟裏，所以，休息與睡眠是最重要的。「溫藥服之」與「實可下之」以養脾胃，與「有見如入，有見如出」以「補瀉」，就是守神之大正道。

6-9 七十七難：上工中工之治病

上工治未病，中工治已病者，何謂也?

1.治未病者，見肝之病，則知肝當傳之與脾，故先實其脾氣，無令得受肝之邪也，故曰治未病焉。

2.中工治已病者，見肝之病，不曉相傳，但一心治肝，故曰治已病也。

六十一難「望聞問切與神聖工巧」，肝(消化附屬器官)病，先實其脾胃(消化器官)，強化身體營養與自體免疫能力，使邪無所入，為治未病，是為上工。見肝病，只治肝不顧脾胃，為中工。治療肝病要知道肝膽(消化副屬器官)與脾胃(消化器官)的從屬關係，要從養護消化器官——口腔、食道、胃、腸等著手，來治療肝病，尤其是慢性肝病。

慢性肝病或門脈高壓基礎疾病，多併見肺內血管異常擴張，如氣體交換障礙，動脈血氧合作用異常等，及潛在的肝肺症候群（Hepatopulmonary Syndrome，HPS），多肇因於生活習慣不良，少數是因為體質不良。不論肝實或肝虛，關鍵是精神層次要輕鬆愉悅。肝病傳予脾，故先實其脾氣；又，脾胃主掌意識與智慧，在行為層次面，修養好脾氣，要動腦筋——意識，養善習——智慧，實其脾氣，一方面從飲食與營養著手，一方面從動腦筋養善習下工夫。

肝肺症候群的特徵是直立位型呼吸困難、低氧血症、紫紺。經常無病呻吟又時有呼吸困難，與手腳末梢冰冷缺血色，就是肝臟與肺臟出問題了。肝實而肺虛，要瀉肝實補肺虛，瀉肝實以通暢消化系統機能，飲食方面要促進吸收與排泄機能；補肺虛要養護呼吸系統機能，良好的生活型態與空氣品質，需緩和運動與多活動。肺實而肝虛，要瀉肺實補肝虛，瀉肺實以通暢呼吸系統機能，要持恆大量有氧運動及促進汗尿通暢；補肝虛是要養護消化與循環系統機能，提升睡眠品質。肝膽主魂，關係潛意識與精神層面，不論肝實或肝虛，正向的精神層次比任何治療都重要。

小博士解說

《內經．小鍼解》：「所謂易陳者，易言也。難入者，難著於人也。粗守形者，守刺法也。上守神者，守人之血氣有餘不足，可補瀉也。神客者，正邪共會也。神者，正氣也。客者，邪氣也。在門者，邪循正氣之所出入也。……粗守關者，守四肢而不知血氣正邪之往來也。上守機者，知守氣也。機之動，不離其空中者，知氣之虛實，用針之徐疾也。空中之機清淨以微者，針以得氣，密意守氣勿失也。……工獨有之者，盡知針意也。」

《內經．逆順》：「上工刺其未病者也，其次刺其未盛者也，其次刺其已衰者也；下工刺其方襲者也，與其形之盛者，與其病之與脈相逆者也，故曰方其盛也，勿敢毀傷，刺其已衰，事必大昌，故曰上工治未病，不治已病。」

上工治病於未然，重預防勝於治療；下工治已病，臨證時能掌握望聞問切各項資訊，給予患者適證的治療，也堪稱善醫。

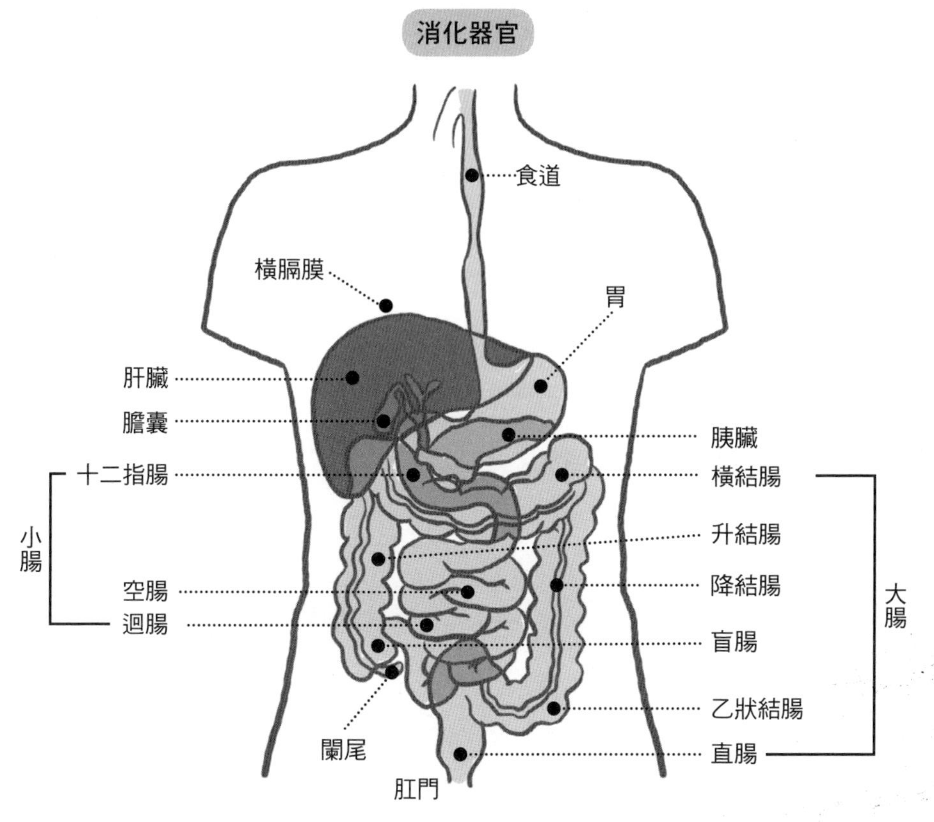

上工中工治病之差異

工	治法比較	配合治療之要求
上工	治未病者，見肝之病，則知肝當傳之與脾，故先實其脾氣，無令得受肝之邪	要求生活作息正常
中工	見肝之病，不曉相傳，但一心治肝	不叮嚀生活作息
下工	刺其方襲者，與其形之盛者，與其病之與脈相逆者	完全不顧生活作息

✚ 知識補充站

肝臟是沉默的器官，經常自覺乏力、疲勞或嗜睡，都可能是肝臟功能有狀況。古希臘醫聖希波克拉底Hippocrates說「Your food is the best medicine」，飲食是最好的藥。東方醫聖張仲景《傷寒論》厥陰病篇中指出「厥陰病，渴欲飲水，少少與之愈」與「厥陰之為病，消渴，氣上衝心，心中疼熱，饑不欲食，食則吐蚘，下之利不止」。

6-10 七十八難：針刺壓按與補瀉之道（參考八十難）

鍼有補瀉，何謂也？

1.補瀉之法，非必呼吸出內針也。

2.知為針者，信其左，不知為針者，信其右。

3.當刺之時，必先以左手壓按所針榮俞之處，彈而努之，爪而下之，其氣之來，如動脈之狀，順針而刺之。得氣因推而內之，是謂補；動而伸之，是謂瀉。

4.不得氣，乃與男外女內；不得氣，是謂十死不治也。

補瀉要配合呼吸出針或內針，醫者雙手先以左手壓按所針之處，檢查針刺穴區，穴區虛塌宜補之，穴區腫硬堅實宜瀉之，彈而努之，診察虛塌與堅實的差異程度；爪而下之，其氣之來，如動脈之狀，順針而刺之，得氣因推而內之，是謂補；動而伸之，其氣之去，如靜脈之狀，逆針而刺之，失氣以應動而伸之，是謂瀉。得氣與失氣即「有見如入，有見如出」之「守神」。

《內經．邪客》：「持鍼之道，欲端以正，安以靜，先知虛實，而行疾徐。左手執骨，右手循之，無與肉果，瀉欲端以正，補必閉膚，輔鍼導氣，邪得淫泆，真氣得居。扜皮開腠理，因其分肉，左別其膚，微內而徐端之，適神不散，邪氣得去。」

《內經．刺志論》：「氣盛身寒，得之傷寒。氣虛身熱，得之傷暑。穀入多而氣少者，得之有所脫血，濕居下也。穀入少而氣多者，邪在胃及與肺也。脈小血多者，飲中熱。脈大血少者，脈有風氣，水漿不入。實者氣入，虛者氣出；氣實者熱，氣虛者寒。入實者，左手開鍼空也；入虛者，左手閉鍼空也。」

《金匱要略》條文315.：「諸浮數脈，應當發熱，而反灑淅惡寒，若有痛處，當發其癰。」條文316.：「諸癰腫，欲知有膿無膿，以手掩腫上，熱者為有膿，不熱者為無膿。」診心臟之脈(切診)，病者「諸浮數脈」應當發熱，卻見「灑淅惡寒」現象，加上「若有痛處」，當「發癰」，為醫者，臨床上當明辨並掌握諸症狀。

小博士解說

「大拇指」有伸腕長肌、伸拇短肌與外拇展肌分布；偏歷穴位，在兩手虎口交叉食指盡端處(腕橫紋上三寸)；仔細觀察男性「大拇指」當其性功能有障礙時，前述肌肉多乏力，大拇指容易痠麻無力，嚴重者連舉筷都吃力；相對的，其下體球海綿體肌也乏善可陳。一般而言，大拇指周圍的青筋，隨著年齡老化多會浮現出來。

大拇指屬肺，拇指邊的少商穴與下緣的魚際穴是兩大要穴。魚際穴區經常痠麻無力，男性多見陽痿早洩，女人則是冷感。平日多做目瞪口呆表情，刺激地倉穴、迎香穴，促進消化排泄，孕婦可於排泄坐在馬桶上時動作，通暢汗尿屎、安胎神。平常坐臥或站立時多採腳尖著地動作，強化太衝穴、行間穴，可促進腹腔循環，孕婦可以養胎氣祝順產。

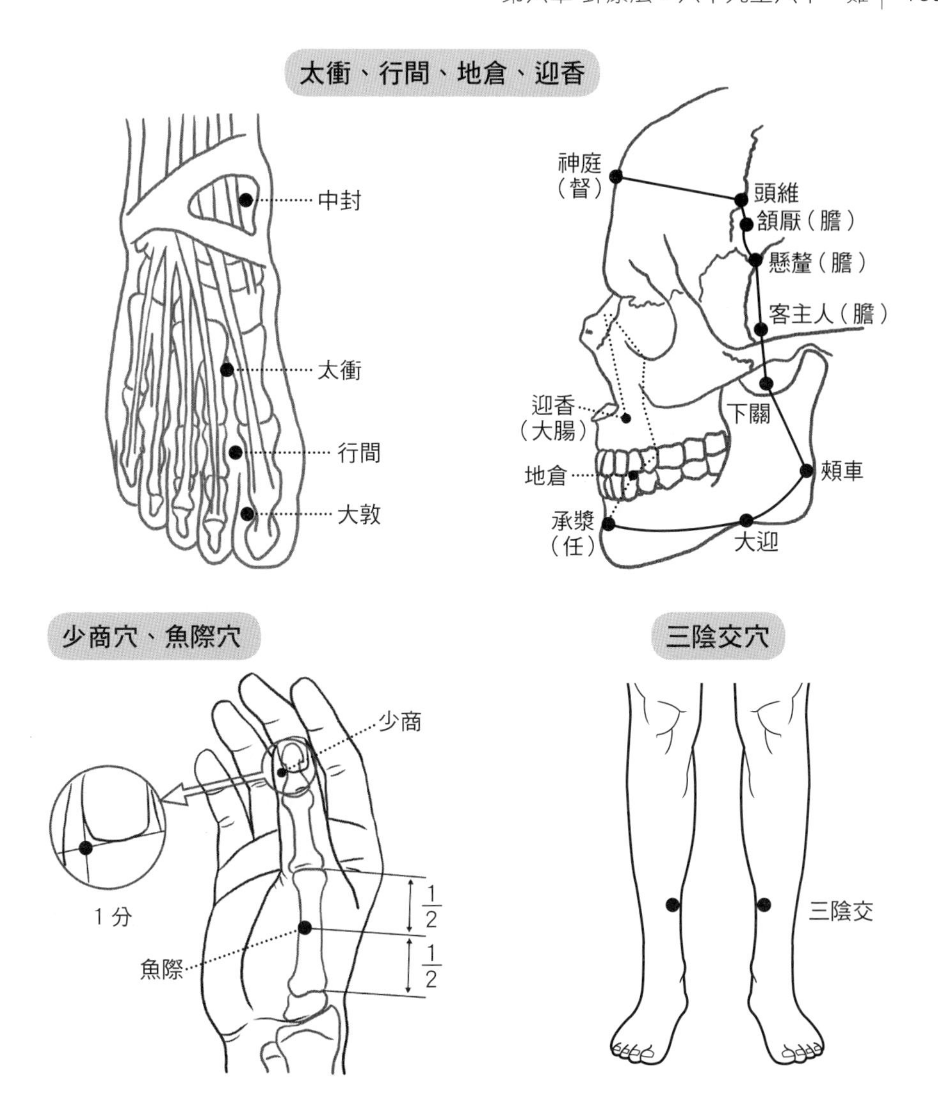

+ 知識補充站

女性的「腳大拇趾」翹不翹得起來，皮表乾不乾淨，顯現肝經脈與肝臟狀況。《內經·經脈》「肝足厥陰之脈，起於大趾叢毛之際，上循足跗上廉，去內踝一寸，上踝八寸，交出太陰之後，上膕內廉，循陰股入毛中，過陰器，抵小腹，挾胃，屬肝，絡膽，上貫膈，布脅肋，循喉嚨之後，上入頏顙，連目系，上出額，與督脈會於巔……。腳大拇趾指甲後的大敦穴，與其上的行間穴及太衝穴，是保健肝臟要穴。

肝經脈「上循足跗上廉，去內踝一寸」，張仲景最常用以診治的穴道就是肝經脈期門穴，是小隱靜脈上來之處，與腎經脈和脾經脈交會於內踝上三寸的三陰交穴，此管道是否通順，關係著腦筋清不清楚，和生命力的強弱度。

6-11 七十九難：迎隨補瀉之法（參考七十五難）

迎而奪之，安得無虛，隨而濟之，安得無實，虛之與實，若得若失，實之與虛，若有若無，
1.迎而奪之者，瀉其子也。
2.隨而濟之者，補其母也。
3.假令心病，
(1)瀉手心主俞，是謂迎而奪之者。
(2)補手心主井，是謂隨而濟之者。
4.所謂實之與虛者，牢濡之意也，
(1)氣來實牢者為得，
(2)濡虛者為失，故曰若得若失。

七十二難「知內外表裏，隨陰陽調之，曰調氣」，七十三難「火者，木之子，當刺井者，以榮瀉之」，七十四難「季夏刺俞者，邪在脾」，七十五難「肝實肺虛，『瀉』心火『補』腎水」，虛與實，若得若失，若得失之心。虛之於實，失而復得，皆大歡喜。實與虛，若有若無，若力之有無。實之於虛，得而復失，沒有了就剛好。心病，虛者，「補」手心主井，是謂隨而「濟」之者，氣來實牢者為得，主動脈(開始收縮)初輸出有力時，手心主井關衝穴脈動有力，緩慢和徐進針或拿捏，是「補」其母。心病，實者，「瀉」手心主俞，是謂迎而「奪」之者，脈動氣濡虛者為失，主動脈(收縮剛結束)輸出最乏力時，即手心主俞大陵穴脈動最乏力時，迅速用力進針或拿捏，是「瀉」其子。

《內經·離合真邪論》：「氣之盛衰，左右傾移，以上調下，以左調右，有餘不足，『補瀉』於榮輸。……榮衛之傾移，虛實之所生，非邪氣從外入於經也。」「邪之新客來也，未有定處，推之則前，引之則止，逢而『瀉』之，其病立已。」「吸則內鍼，無令氣忤；靜以久留，無令邪布；吸則轉鍼，以得氣為故；候呼引鍼，呼盡乃去；大氣皆出，故命曰『瀉』。」「必先捫而循之，切而散之，推而按之，彈而怒之，抓而下之，通而取之，外引其門，以閉其神。呼盡內鍼，靜以久留，以氣至為故。如待所貴，不知日暮，其氣以至，適而自護。候吸引鍼，氣不得出，各在其處，推闔其門，令神氣存，大氣留止，故命曰『補』。」

邪氣侵犯人體後，若在真氣與邪氣尚未結合前，應該及時採用瀉法，病情即可受到控制而治癒。但若真氣與邪氣已經結合了，就應該探究虛實而補瀉之。臨床上，醫者當根據病人的神氣情況，明辨病邪，選穴精刺，講究補瀉手法，善用針刺治療。

小博士解說

手六井穴，攸關手經脈所繫臟腑之安危及相關功能：
•少商穴屬肺，色澤不良，呼吸器官問題多，免疫力較低。
•商陽穴屬大腸，色澤不良，排泄問題多，腰腳易痠痛，難行遠久坐。
•中衝穴屬心包，色澤不良，性功能問題多，情緒常陷低潮。
•關衝穴屬三焦，色澤不良，精神問題多，容易疲憊、精神不濟。
•少衝穴屬心，色澤不良，心臟血管問題多，心情起伏大。
•少澤穴屬小腸，色澤不良，營養問題多，精力無法集中。

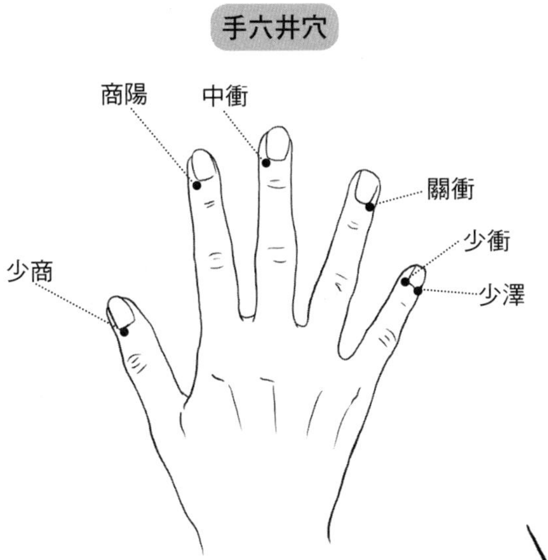

手六井穴

商陽
中衝
關衝
少衝
少商
少澤

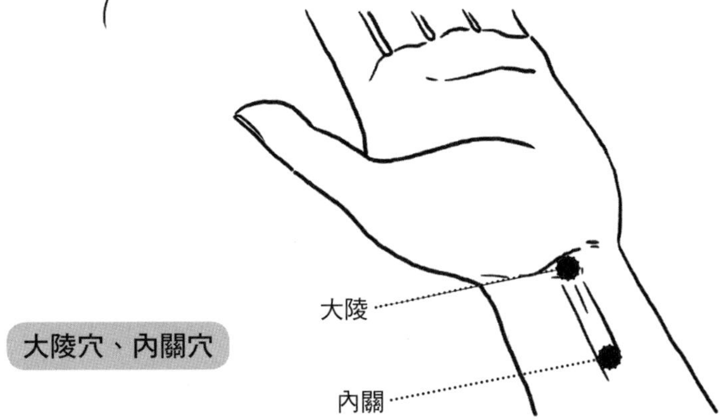

大陵
大陵穴、內關穴
內關

✚ 知識補充站

《內經·小鍼解》「迎而奪之者，『瀉』也。追而濟之者，『補』也。……宛陳則除之，去血脈也。邪勝則虛之，諸經有盛者，皆瀉其邪。徐而疾則實者，徐內而疾出。疾而徐則虛者，言疾內而徐出也。言實與虛若有若無者，言實者有氣，虛者無氣也。察後與先若存若亡者，言氣之虛實，『補瀉』之先後也，察其氣之已下與常存也。為虛與實，若得若失者，言『補』者佖然若有得也，『瀉』則怳然若有失也。」

6-12 八十難：入針出針之法(參考七十八難)

有見如入，有見如出者，何謂也？

1.所謂有見如入者，謂左手見氣來至乃內針，

2.針入見氣盡乃出針，是謂有見如入，有見如出也。

「有見如入」，左手見氣來至，右手乃內針。「有見如出」，針入見氣盡乃出針；「有見如入，有見如出」是呼吸出針內針，「如入」是真有見，「如出」是沒見似有見，若有若無，似有似無。七十八難：「其氣之來，如動脈之狀，順針而刺之，得氣因推而內之，是謂『補』；動而伸之，是謂『瀉』。」順氣勢如入如出，順暢無阻。「見氣來與見氣盡」是「氣之來，如動脈之狀」，血壓收縮是在主動脈輸出的霎那間。「氣之盡，如靜脈之狀」，血壓舒張是主動脈結束輸出的霎那間。常人的全身動脈都是在主動脈開始輸出的霎那間啟動，當主動脈輸出結束那一霎那，就換動脈稍歇而擠壓觸動臨旁的靜脈，就是「氣來與氣盡」、「氣來如動脈狀與氣盡如靜脈狀」。換言之，臨床上，以左手按穴待氣來至乃下針，針入後候其氣應盡而出針。

《內經．九鍼十二原》「『瀉』曰必持內之，放而出之，排陽得針，邪氣得泄，按而引針，是謂內溫，血不得散，氣不得出也。『補』曰隨之，隨之意若妄之，若行若按，如蚊虻止，如留如還，去如弦絕，令左屬右，其氣故止，外門已閉，中氣乃實，必無留血，急取誅之。」快速進針可減輕疼痛，但未必能刺激患者的機體反應，或神經末梢的回傳訊息；慢速進針或會產生痛感，惟可刺激機體反應。臨床上，「有見如入，有見如出」重要的是「守神」，可要求患者的呼吸配合入針與出針，是以左手觸碰，有見氣動入針、氣盡出針。另一說法，快進針之「瀉」，可治療慢性疾病，慢進針之「補」，可治療急性疾病；原則上，慢性疾病快進針非「瀉」不可，急性疾病慢進針非「補」不可，「補瀉」是要「有見如入，有見如出」，要「守神」正道。

《內經．九鍼十二原》「徐而疾則實，疾而徐則虛」，徐緩進針而疾速出針時，正氣會充實，不使正氣外泄為「補」；反之，疾快進針而緩慢出針，邪氣便會隨針而外泄，邪氣由盛轉虛為「瀉」。「補」與「瀉」關係著飲食態樣，從問診，管理病患飲食作息，治未病才是醫者王道。

小博士解說

《內經．八正神明論》申論針法「守其門戶」之要領，要確知三部九候之病脈，恪守進出針與呼吸「補瀉」之方圓規矩。知診三部九候之病脈，處而「治之」；三部九候之氣，盡調不敗而「救之」。三部九候為之「原」，九鍼之論「不必存」也。三部九候是本，九鍼是末，不可捨本逐末，本末倒置，診斷正確率高，治療少遺誤。「補瀉」保留正氣或消除邪氣，明白陰陽二十五人，知曉血氣之所在，左右上下，診斷治療畢全。

扎針補瀉要領

針之補瀉	針向之方圓	進針轉針之呼吸	出針之呼吸
補	圓	呼氣	吸氣
瀉	方	吸氣	呼氣

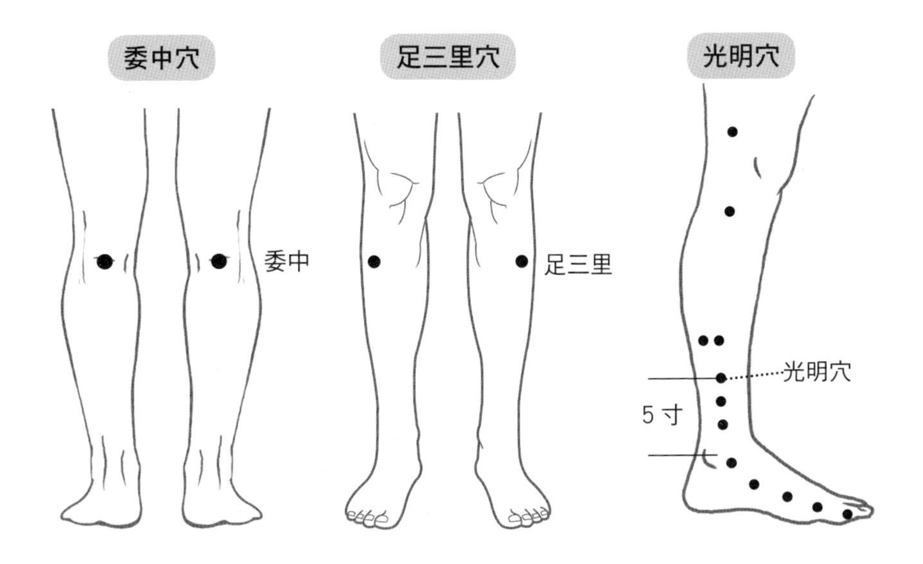

✚ 知識補充站

「補瀉」是為保留正氣、消除邪氣，慢進針而快出針是保留正氣，快進針而慢出針是消除邪氣。「瀉」法進針要快，得氣時緩慢出針，不按閉針孔，搖動毫針使針孔放大，邪從針孔排出，以泄去邪氣。「補」法進針，隨經脈循行走向，行針導氣或按穴下針的時候，手法緩慢輕巧，如被蚊蟲叮般似有似無；出針時迅速起針，右手出針時，左手隨即按住針孔，以留正氣。

6-13 八十一難：實實虛虛之害(參考一難、十二難、四十八難、七十五難、七十七難)

無實實虛虛，損不足而益有餘，是寸口脈耶？將病自有虛實耶？其損益奈何？

1.是病，非謂寸口脈也，謂病自有虛實。

2.假令肝實而肺虛，肝者木也，肺者金也，金木當更相平，當知金平木。

3.假令肺實而肝虛，微少氣，用針不補其肝，而反重實其肺。

4.故曰實實虛虛，損不足而益有餘，此者中工之所害。

《金匱要略》第10章腹滿寒疝宿食病的八條文「虛虛實實，補不足，損有餘」，養脾胃與管理生活作息是治病首務。

條文106.：「趺陽脈微弦，法當腹滿，不滿者必便難，兩胠疼痛，此虛寒從下上也，當與『溫藥服之』。」條文107.：「病者腹滿，按之不痛為虛，痛者為實，『可下之』；舌黃未下者，下之黃自去。」條文108.：「腹滿時減，復如故，此為寒，當『與溫藥』。」條文115.：「腹中寒氣，雷鳴切痛，胸脅逆滿，嘔吐，附子粳米湯主之。」(溫藥服之)條文117.：「按之心下滿痛，此為實也，『當下之』，宜大柴胡湯。」條文118.：「腹滿不減，減不足言，當『須下之』，宜大承氣湯。」條文119.：「心胸中大寒痛，嘔不能飲食，腹中滿，……上下痛而不可觸近，大建中湯主之。」(溫藥服之)條文120.：「脅下偏痛，發熱，其脈緊弦，此寒也，以『溫藥下之』，宜大黃附子湯。」

「溫藥服之」與「可下之」，正是用藥「補瀉」、「守神」之道。

病者「腹滿，按之不痛為虛，痛者為實」是診病時首當確診以知虛實，比脈診、問診更確切。腹不滿則便難，當與溫藥。腹滿時減，當與溫藥。腹中寒氣，附子粳米湯。心胸中大寒痛，大建中湯。脅下偏痛，大黃附子湯。都是「溫藥服之」，附子粳米湯有米類，大建中湯有蜀椒，大黃附子湯有附子，由此可見，腸道的黏膜組織需要溫養，始能保護其黏膜，提升免疫防病機制。

肝病，多肇因於生活作息日久不規律，或飲食出問題，或休息、睡眠不足，源自於先天體質、基因不良或是感染的比例相對較低。因此，見肝之病，知肝傳脾，當先實脾。「溫藥服之」與「可下之」以養脾胃與調整生活作息是治肝病首務。

病自有虛實，肝之於魂，是反應營養與休息睡眠狀況，暴飲暴食傷肝多實證，休息睡眠不足多虛證。肺之於魄，是環境空氣與運動的情況。環境空氣不良多實證，運動不足多虛證。

小博士解說

《金匱要略》延續八十一難「實實虛虛」之精髓。「肝病，補用酸，助用焦苦，益用甘味之藥調之。酸入肝，焦苦入心，甘入脾。脾能傷腎，腎氣微弱水不行；水不行則心火氣盛；心火氣盛則傷肺，肺被傷則金氣不行；金氣不行則肝氣盛。故實脾則肝自愈。此治肝補脾之要妙。肝虛用此法，肝實則不可用之。」總之，臨證時虛實之辨最重要，否則難以對證施治。

附子粳米湯、大柴胡湯、大承氣湯、大建中湯、大黃附子湯之比較

湯方	組成	煮服法	治療病證	診治重點
附子粳米湯	附子一枚（炮）、半夏半升、甘草一兩、大棗十枚、粳米半升	水八升，煮米熟，湯成，去滓，溫服一升，日三服	腹中寒氣，雷鳴切痛，胸脅逆滿嘔吐	關元穴輕壓疼痛，稍重壓不疼痛甚至舒服
大柴胡湯	柴胡半斤、黃芩三兩、芍藥三兩、半夏半升（洗）、枳實四枚（炙）、大黃二兩、大棗十二枚、生薑五兩	水一斗二升，煮取六升，去滓，再煎，溫服一升，日三服	按之心下滿痛者，此為實也，當下之	右不容穴、左天樞穴、中脘穴輕壓就疼痛，不堪重壓，尤其是右不容穴
大承氣湯	大黃四兩（酒洗）、厚朴半斤（炙去皮）、枳實五枚、芒硝三合（朴枳大芒）	水一斗，先煮枳朴，取五升，去滓，內大黃，煮取二升，去滓，內芒硝，更上微火一二沸，分溫再服，得下止服	腹滿不減，減不足言，當須下之	左天樞穴、中脘穴、關元穴壓之疼痛，不堪重壓，尤其是左天樞穴
大建中湯	蜀椒二合（去汗）、乾薑四兩、人參二兩	水四升，煮取三升，去滓，內膠飴一升，微火煎取一升半，分溫再服；如一炊頃，可飲粥二升，後更服，當一日食糜，溫覆之	心胸中大寒痛，嘔不能飲食，腹中滿，上衝皮起，出見有頭足，上下痛而不可觸近	左天樞穴、中脘穴、關元穴輕壓就很疼痛，緩緩重壓不會很疼痛，尤其是中脘穴輕緩的重壓會很舒服
大黃附子湯	大黃三兩、附子三枚（炮）、細辛二兩	水五升，煮取二升，分溫三服；若強人煮取二升半，分溫三服，服後如人行四、五里，進一服	脅下偏痛，發熱，其脈緊弦，此寒也，以溫藥下之	右不容、左天樞穴、關元穴壓之疼痛，左天樞穴越壓越痛，右不容穴緩緩重壓，越壓越舒服

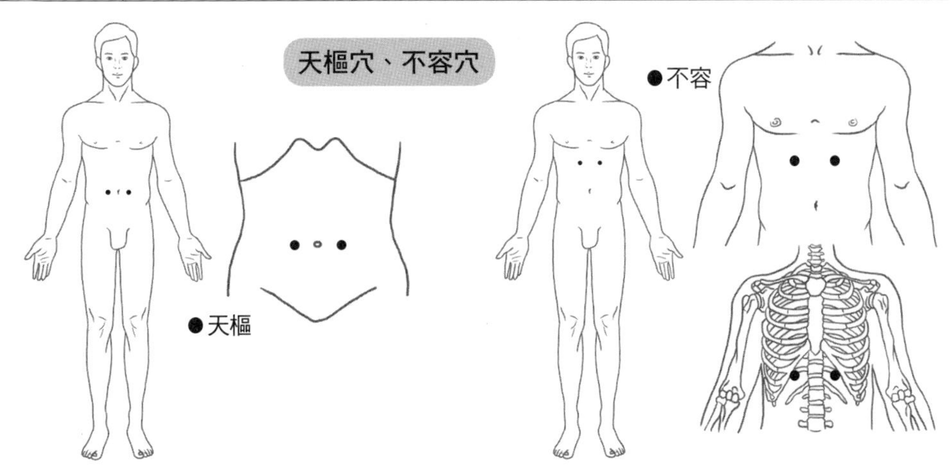

後記

《三國志．蜀書．先主傳》有言：「勿以善小而不為，勿以惡小而為之。」劉備臨終前，以這兩句話叮囑兒子劉禪，字字珠璣。個人的領悟是好事由小事做起，壞事也要從小事防範。

脈動之善小與惡小，「勿以善小而不為，勿以惡小而為之」屬中性詞句，起心動念從善如流，言語行為不負忠恕。生活的感情色彩，為之而不為，不為而為之，少孤獨多溫馨。

《論語．先進》子貢問：「師與商也孰賢？」子曰：「師也過，商也不及。」曰：「然則師愈與？」子曰：「過猶不及。」此中庸詞句，言行舉止，五臟六腑脈動之輕重緩急，貴於安然自在。生命的感情色彩，人際互動關係在於：出入之虛實（肢語）、言不言之虛實（言語）、緩急之虛實（行動），一探究竟，過猶不及。

生活經營損益表（Profit and Loss Account）

1. 德（心靈），度假與運動情形，活動力大小、時數、持恆度
2. 智（腦子），讀書與睡眠情形
3. 體（身體），飲食與作息情形
4. 群（住家），人際關係
5. 美（表現），生活型態等等「與之化矣」

睡眠時間損益表

年齡	睡眠時間點	睡眠時數	睡眠品質	損益結算
30 歲前	12 點前			
	12 點後			
60 歲前	11 點前			
	11 點後			
60 歲後	10 點前			
	10 點後			

輾轉難眠（睡眠品質不良）、沉睡昏睡（睡眠品質中等）、睡足睡飽（睡眠品質優良）
6 小時以下（不良）、6~8 小時（正常）、8 小時以上（優良）

睡眠品質損益表(滿分 10 分)

時間點	時數	品質	損益結算
12 點前 (2)	6 小時以下 (2)	輾轉難眠 (2)	6 分:不優 8 分:優 10 分:最優
	6-8 小時 (3)	沉睡昏睡 (3)	
	8 小時以上 (4)	睡足睡飽 (4)	
12 點後 (1)	6 小時以下 (2)	輾轉難眠 (2)	5 分:劣 7 分:優 9 分:最優
	6-8 小時 (3)	沉睡昏睡 (3)	
	8 小時以上 (4)	睡足睡飽 (4)	

還沒睡：0 分，累積 0 分多者，各種疾病上身機率很大，肝臟、心臟損傷日漸嚴重，甚至可能導致臟器衰竭。

早餐的時間決定了生命的精彩度，早餐的狀況左右著生活的品質。勤奮者多長壽，不吃豐富營養的早餐，無人能勤奮的活動。熬夜不能如期起床用早餐，自是傷身。肝癌與心肌梗塞猝死者，多是廢寢忘食、拚命一族。

八點以前吃早餐，內容變化多，營養豐富，生活作息多滿分；九點以後吃早餐，生活作息多不正常；三餐之外，常吃零食、點心與消夜，難免有營養不均衡、飲食品質不良之偏頗。

三餐飲食狀況自我評分表

(一)三餐的狀況

飲食時間	飲食量	地點	計分	總分	備註
三餐定時	定量	食物種類與口味多變化	5 分		4 分以上，可 6 分以上，良 8 分以上，優 3 分以下，不良 如不改善，罹患生活習慣慢性病機率升高。
		進食地點多變化	4 分或 5 分		
		少變化或固定化	4 分		
	不定量	多變化	3 分		
		少變化	2 分		
三餐不定時	定量	多變化	3 分		
		少變化	2 分		
	不定量	多變化	1 分或 2 分		
		少變化	1 分		

（二）加減分表

持續時間加分	扣分情況
持續兩個月以上 5 分	有一餐沒一餐扣 2 分
持續一個半月以上 4 分	麥麩食物，果糖食多扣 1 分
持續一個月以上 3 分	暴飲暴食或狼吞虎嚥扣 1 分
持續二週以上 2 分	邊走邊吃扣 1 分
持續一週以上 1 分	常吃消夜、零食、點心扣 1 分

男性女性運動量自我評分

男性運動量自我評分

正常心跳量 = (200- 年齡)×80%	維持 20 分鐘以上的天數	持恆	總分
達 130%(5 分)	一週至少五天以上 (5 分)	持續三個月以上 (5 分)	
達 115%(4 分)	一週至少四天以上 (4 分)	持續二個月以上 (4 分)	
達 100%(3 分)	一週至少三天以上 (3 分)	持續一個月以上 (3 分)	
達 85%(2 分)	一週至少二天以上 (2 分)	持續一個月以上 (2 分)	
達 70%(1 分)	一週至少一天 (1 分)	持續二週以上 (1 分)	

女性運動量自我評分

正常心跳量 = (220- 年齡)×80%	維持 20 分鐘以上的天數	持恆	總分
達 130%(5 分)	一週至少五天以上 (5 分)	持續三個月以上 (5 分)	
達 115%(4 分)	一週至少四天以上 (4 分)	持續二個月以上 (4 分)	
達 100%(3 分)	一週至少三天以上 (3 分)	持續一個月以上 (3 分)	
達 85%(2 分)	一週至少二天以上 (2 分)	持續一個月以上 (2 分)	
達 70%(1 分)	一週至少一天 (1 分)	持續二週以上 (1 分)	

李家雄於臺北診所

國家圖書館出版品預行編目資料

圖解難經／李家雄著. ——二版. ——臺北
市：五南圖書出版股份有限公司, 2023.03
面；　公分
ISBN 978-626-343-805-7（平裝）

1.CST: 難經　2.CST: 注釋

413.12　　112001310

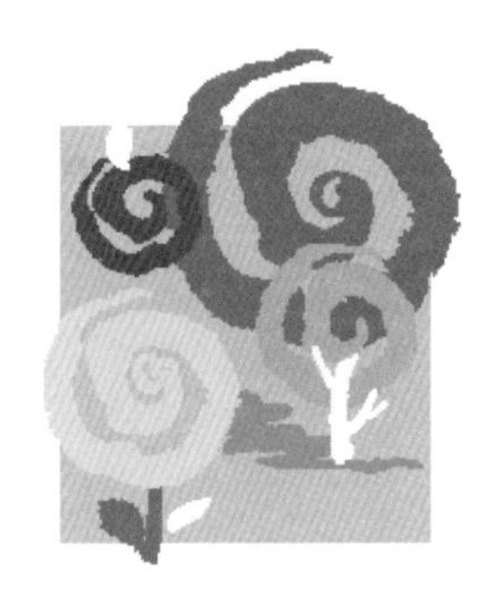

5L0B

圖解難經

作　　者— 李家雄（92.1）
發 行 人— 楊榮川
總 經 理— 楊士清
總 編 輯— 楊秀麗
副總編輯— 王俐文
責任編輯— 金明芬
封面設計— 王麗娟
出 版 者— 五南圖書出版股份有限公司
地　　址：106臺北市大安區和平東路二段339號4樓
電　　話：(02)2705-5066　　傳　　真：(02)2706-6100
網　　址：https://www.wunan.com.tw
電子郵件：wunan@wunan.com.tw
劃撥帳號：01068953
戶　　名：五南圖書出版股份有限公司

法律顧問　林勝安律師

出版日期　2020年11月初版一刷
　　　　　2023年3月二版一刷
定　　價　新臺幣350元